“歩く”運動療法

正しいパワーウォーキングで
免疫力、自然治癒力をつけて
病気にかからない健康体を持続させる!!

ニーナ・バロウ 著
今井 由美子 訳

Walking for fitness

To all those who put their trust in me and Walked the Walk

Project Editor Jennifer Lane
Art Editor Ruth Hope
Senior Editor Jennifer Jones
Managing Editor Gillian Roberts
Managing Art Editor Karen Sawyer
Art Director Carole Ash
Category Publisher Mary-Clare Jerram
DTP Designer Sonia Charbonnier
Production Controller Rita Sinha
Photographer Russell Sadur

First published in the Great Britain in 2003
by Dorling Kindersley Ltd
80 Strand, London WC2R 0RL
Penguin Group (UK)

本書掲載の情報については、正確を期すため最大限の努力をいたしました。しかし、出版社も著者も、この本が読者の皆様ひとりひとりに対する専門家のアドバイスやサービスに代わるものとは考えておりません。本書に書かれているトレーニングや食事のプログラムを実行する際、健康面で何らかの不安がある方は、必ず事前に医師に相談してください。

Printed in Portugal

目次

著者より

パワーウォーキングとは何か、そしてこのウォーキング法がもたらしてくれる多くの効果についてまとめたのが、この本です。パワーウォーキングを通じて、身体の仕組みが学べるのはもちろん、自分の生き方や信念、日頃の食べ物や飲み物、さらに呼吸の仕方までもが、自分という存在を生み出している要素なのだと認識する機会を得ることができます。意識して、ほんの些細な変化を起こすだけで、のちのちの健康、体力、生活の質がどれほど大きく変わるか、このウォーキング法が気付かせてくれるでしょう。

1997年に、私は乳ガンと診断されました。この病は私の世界を打ち砕きました。長年持ち続けていたすべての信条や理想が一瞬にして揺るがされ、試されたのです。ほんの数ヶ月前に「ウォーク・ザ・ウォーク」というチャリティを始めたばかりの時でした。このチャリティを私が支援したのか、それともされたのか定かではありませんが、私が自分の健康管理に全神経を集中させるようになり、パワー・ウォーキングの驚くべき効果を実感するきっかけとなったのが、このウォーキングイベントでした。それだけは間違いありません。

治療を受けていた頃、ガンをコントロールし克服しようと、私はパワーウォーキングだけでなく、食餌療法、ビタミン摂取、プラス思考、ビジュアライゼーション（視覚化）も行っていました。その結果、私はそれまでの人生でもっとも体力とエネルギーにあふれ、元気が出て、精神的に安定しました。

私にとって、ウォーキングは魔法です。歩き始めるとほんの数分で、肩の力が抜け、胸が開き、呼吸が深くなり、肺が空気で満たされます。何よりうれしいのは、重い上着を脱ぎ捨てるように、その日1日の面倒なことをすべて忘れてしまえるのです。30分パワー・ウォーキングをしたあとは、たいへんなこと、嫌なことなど何もないように思え、大きな喜びを感じます。この本を読まれた方が、玄関のドアを開けウォーキングに出るきっかけを作りたい、そして人生のあらゆる面に目を向けてもらえれば……。それがこの本に託した私の一番の願いです。

エンジョイ、ウォーキング！

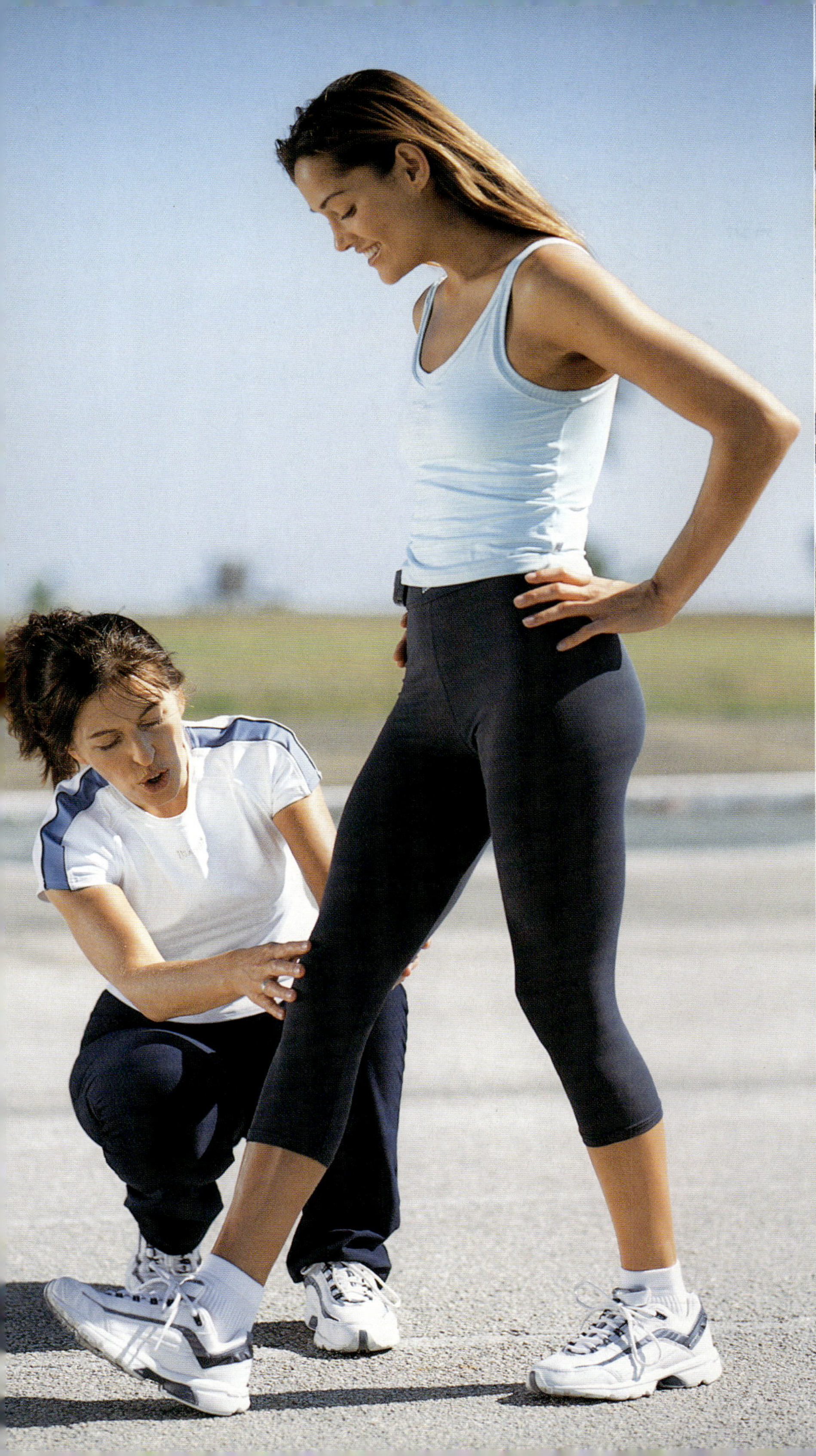
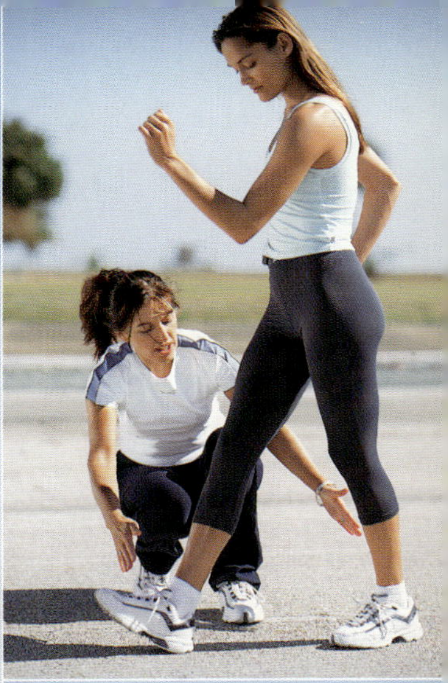
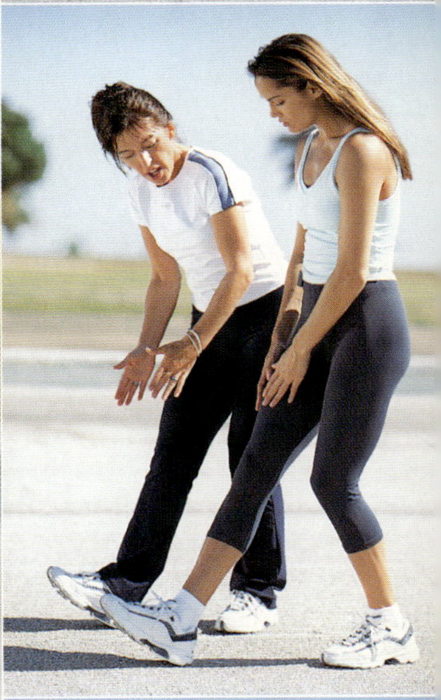
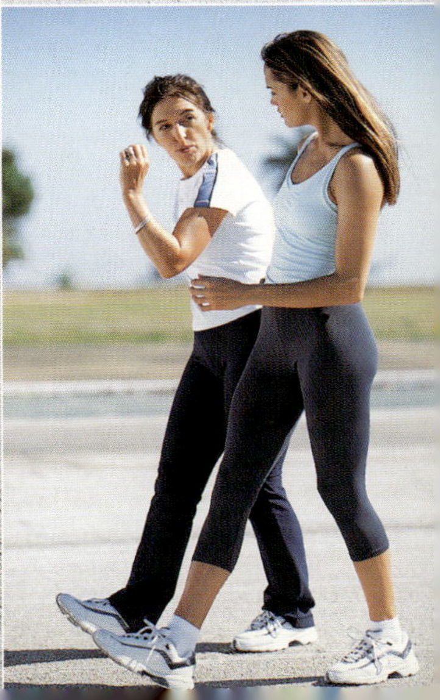

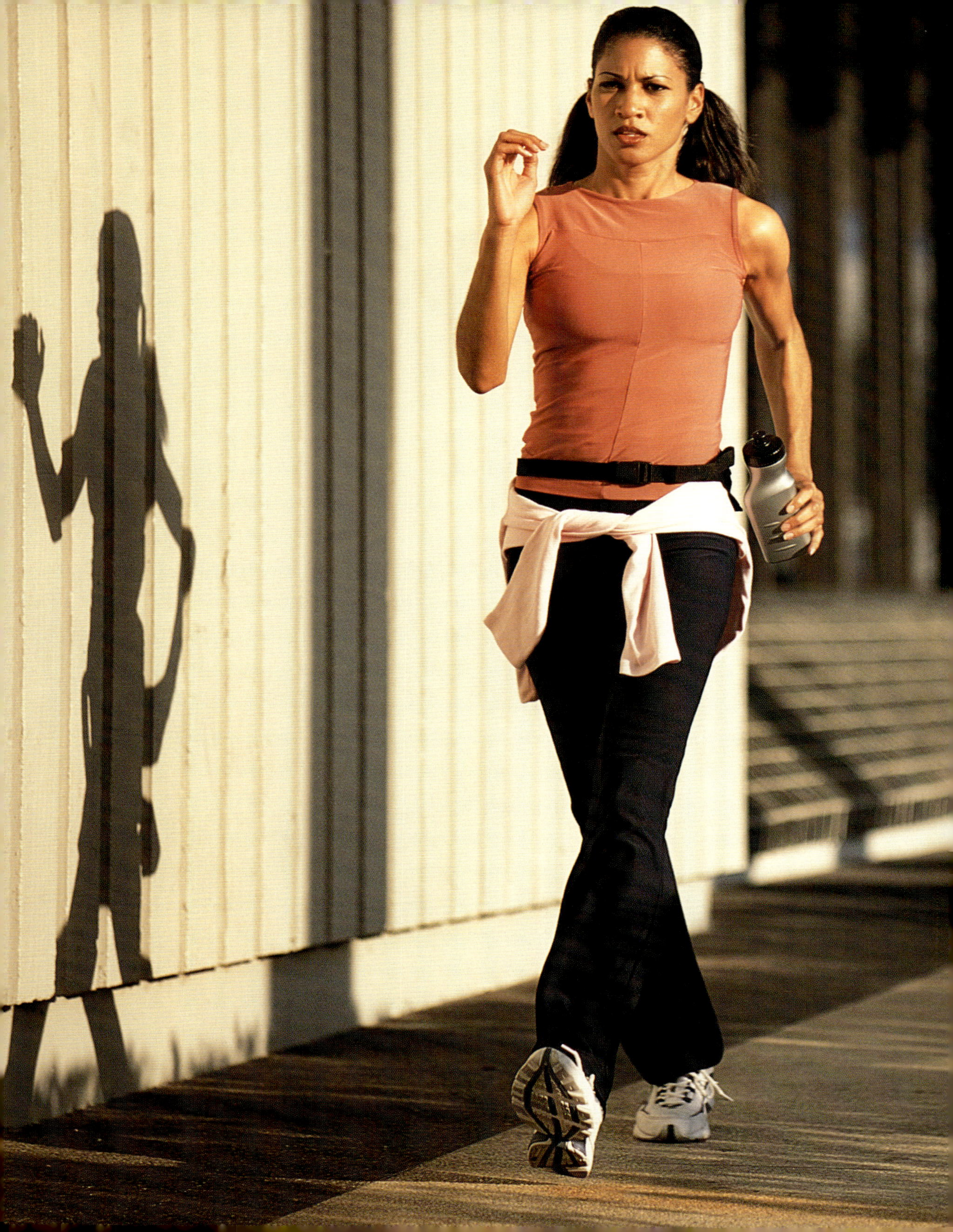

ウォーキングの力

誰しも、体力をつけたい。引き締まった身体になりたい。健康でエネルギーあふれた状態になりたい。という夢をもっているものです。パワーウォーキングには、このような効果がすべて期待できます。また、ウォーキングは技術的に簡単なうえ、全身に充分な運動量を与えられる効果的な方法です。実践した人の多くが経験しているとおり、パワーウォーキングは、あなたにとっていくつもの未知なる体験へのドアを開き、肉体的な健康と同様に、心の健康ももたらしてくれるでしょう。

「20年後には、自分がしたことよりも、
しなかったことへの落胆が大きいだろう。
さあ、もやいを外し、安全な港から船を出そう。
その帆に貿易風を受けるのだ。
探検しよう。夢を見よう。発見しよう」
マーク・トウェイン

パワーウォーキングとは？

歩行は人間の意識的な動作の中で、もっとも自然で基本的な動きです。片方の足をもう一方の足の前に出しながら、腕を足の反対方向へ動かし、およそ5Km/時のスピードで、身体を前へ前へと押し進めます。「ウォーキング」の前に「パワー」を付け加えましょう。ウォーキングの目的を変え、技術を取り入れれば、8Km/時までスピードアップできるはず。この、全身の筋肉を使った有酸素運動は、体力作りと心身の健康に最大の効果を発揮します。

趣味として、また体力作りの手段として、ウォーキングを行っている人が多いのは、とても手軽にできる運動だからです。ウォーキングは関節をひどく圧迫したり、緊張させることのないローインパクト（衝撃の少ない）運動です。ですから、ケガをする可能性は、あまりありません。また、他のスポーツと違って 苦痛閾《いき》を経験する必要がありません。どこに目標を設定するか、自分で決めればよいのです。

ウォーキングのカテゴリー

ウォーキングのスタイルには主に5種類ありますが、呼び方は統一されていません。たとえば、アスレチック・ウォーキング、フィットネス・ウォーキング、ダイナミック・ウォーキングは、どれもパワーウォーキングを指す呼び名です。しかし、5種類のカテゴリーは、速度と技術によって、明確に定義されています。

ストロール　のんびりしたペース。平均的な歩行速度よりも遅めです。ストロールで歩くと、1Km歩くのに20分以上かかります。

アベレージ・ウォーク　人それぞれ、日常生活においての自分なりの歩行速度があるものですが、アベレージ（平均的）の場合、およそ5Km/時とされています。ですから、1Kmを12分のペースで歩くのがアベレージ・ウォークです。ただ、1時間以上このペースを維持できる人は少ないでしょう。

パワーウォーキング　ストロールとアベレージ・ウォークは単純に速度だけで定義されています。というのも、これらのカテゴリーでは、技術はたいした問題ではないからです。自然に腕を振って足と逆側を前に出せば、バランスが取れ、前進しやすくなります。しかし、さらにスピードの速いパワーウォーキングになると、速度を上げるための技術が重要になってきます。

パワーウォーキングでは、努力次第で8Km/時の速さに達することができます。つまり、1Kmを8分足らずで歩くペースです。速度を上げるために、まっすぐ伸ばした後ろ足のつま先から次の一歩を押し出して、推進力と安定性を増します。この歩き方こそが「パワー」の源であり、押し出しが非常に大切である理由もここにあります。速度を上げ、勢いをつけるためには、腕の動きも重要な要素です。両肘を直角に曲げ、前に、後ろに、とピストンのように強く振り動かします。詳しい歩き方は、P.42－49をご覧下さい。

スピードウォーキング　パワーウォーキングから、さらにスピードアップしたカテゴリーです。スピードウォーカーは、8Km/時以上のペースで歩きます。このカテゴリーを説明するなら、スピードウォーキングとレースウォーキング（競歩）の違いは、ジョギングと陸上競技のランニングの違いに似ていると言えばわかりやすいでしょう。パワーウォーキングを続けていると、自然にこの段階まで到達します。

ウォーキング人気の高まり

以前、ウォーキングとは楽な運動のひとつとみなされたり、単にA地点からB地点へと移動する手段に過ぎないと考えられていました。しかし現在では、健康と体力作りを目的としたウォーキングは、あらゆる年齢層で非常に人気の高いスポーツとなり、全世界で何百万という人々が、ひとりで、もしくはグループでウォーキングを行っています。このようにパワーウォーキング（フィットネスウォーキング）の人気が高まっている今日では、ランニングよりもウォーキングを通じての体力作りが一般的になってきました。

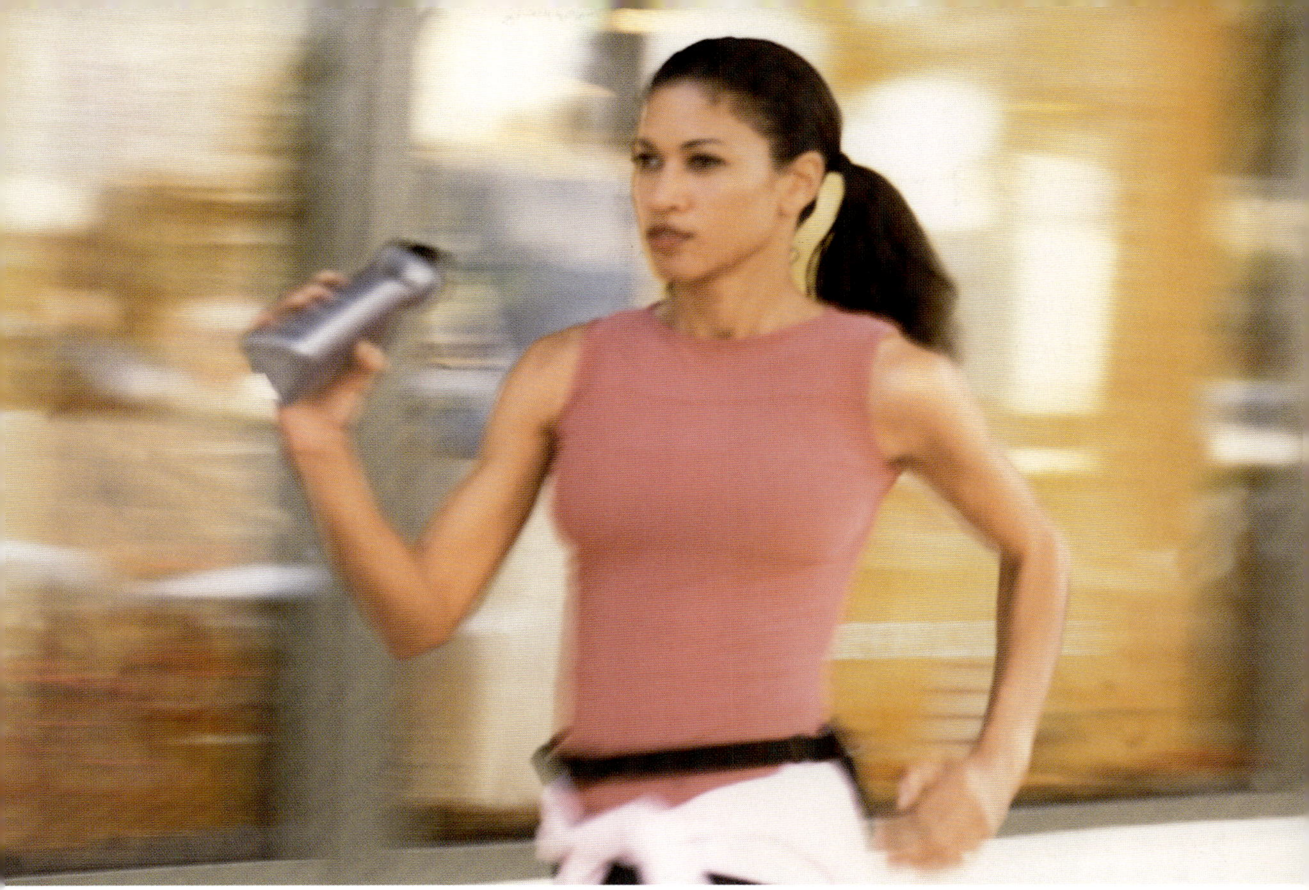

パワーウォーカーを見ていると、いつも、大きな目的と決意をもって、一歩一歩を踏み出している印象を受けます。

レースウォーキング　「競歩」というオリンピック種目で知られており、速度に関して、これに勝るウォーキングはありません。レースウォーカーのスピードは14.5Km/時以上であり、このカテゴリーでは、速度と競技としてのかけひきが重視されます（P.106－107に競技ルールが掲載されています）。競技には厳しいルールがあります。選手は独自のスタイルで歩き、お尻を振り、胴をねじりながら進みます。パワーウォーキングという言葉を聞けば、まず思い浮かぶのはこの歩き方ではないでしょうか。パワーウォーキングに必要な技術は、レースウォーキングという「先祖」を簡素化したものです。

ペースを上げていく

パワーウォーキングの素晴らしさは、数週間も続ければ、アベレージウォーカーからパワーウォーカーにレベルアップできる点です。ただのんびり歩くのではなく、少しがんばってパワーウォーキングをすれば、心拍数はかなり増えるはずです。このように、心臓を活発に働かせる作用があるため、パワーウォーキングは心臓血管に働きかける有酸素運動でもあり、体調を整え、健康を保つために申し分のないエクササイズです（P.34－35参照）。パワーウォーキングで消費するカロリーは、ランニングと変わりません。多くの人が、健康面への効果と肉体的な消耗を求めてランニングをしていますが、身体に強い衝撃を与えたいなどと考えないでください。健康増進、肉体の消耗、どちらの目的をもつ人にも、パワーウォーキングはぴったりです。

パワーウォーキングはその効果（P.12－15参照）ゆえに多くの国で、ウォーキング法の主流になりつつあると同時に、きわめて人気の高いスポーツになってきました。ウォーキングはたいへん自然な形のエクササイズであり、道具がほとんど必要ないのに、その効果は絶大です。

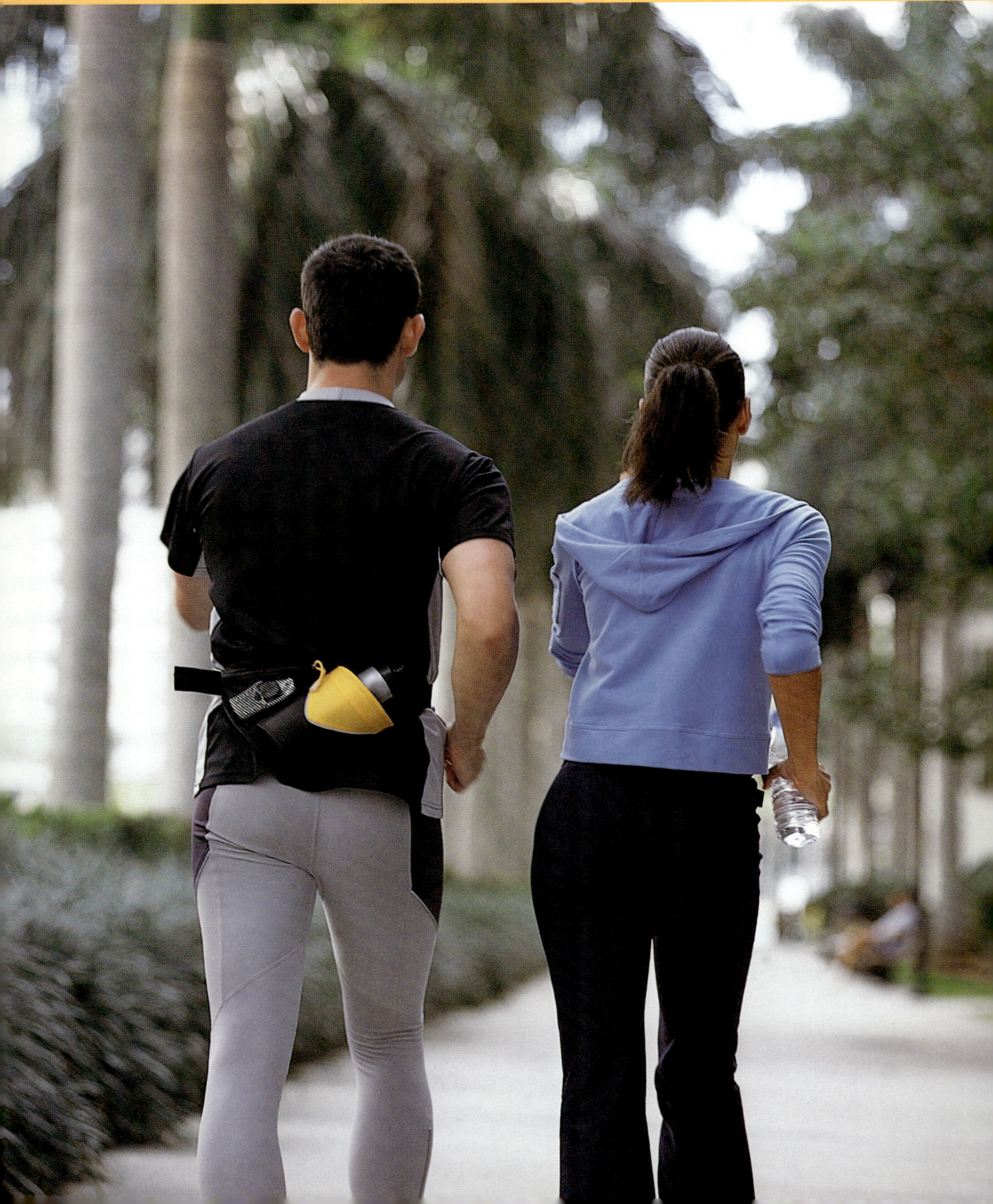

パワーウォーキングの大きな効果

スポーツや体力作りを専門とする研究者たちは、ウォーキングを「完ぺきな運動にもっとも近い活動」と表現しています。ウォーキングはあまりにも簡単なので、大多数の人にとっては、特に苦もない「歩く」という基本的技術に、大きな意味があるとは考えにくいようです。しかし、身体の仕組みとウォーキングの効果について学べば、これがまぎれもない真実であることが理解できるでしょう。ウォーキングの動きは簡単ですが、健康や日常生活に対する効果は、計り知れないほどです。

腰掛けている時間がますます長くなり、肥満が増える一方なのが現代社会です。歩かずに車に乗り、長時間のデスクワークをし、コンピュータの進歩のおかげで、外出しなくても様々な買い物ができるようになりました。当然のなりゆきとして、姿勢からくる身体の痛みを訴える人は増すばかりです。実際、来る日も来る日もエネルギーややる気を追い求めなければならないようでは、生活を楽しむ余裕など持てないでしょう。現代人は、ある重要なポイントを忘れつつあるのです。すなわち、どのような生活スタイルであろうと、運動は人生に欠かせない要素であり、してもしなくても、どちらでも構わないというものではない、ということです。

運動を義務づける

運動とは、ビール腹を解消するためや、ワンサイズ下の洋服を着るために、とりわけ夏に取り組むもの、とみなされがちです。気分をすっきりさせたり、楽しいからという理由で運動をしているという人の話は、あまり聞いたことがないでしょう。でも、これは真実です。知力、体力、精神力は、固く結びついています。身体とは、互いの角を支え合っている三角形だと考えてください。もし1カ所でも支えが外れてしまえば、他の2カ所は、バランスを取るために激しい緊張を強いられます。身体の中では、このような試練が日常的に起きていますが、このときにバランスを取る力になってくれるのがウォーキングです。

ひとりで、またはグループでウォーキングを行いましょう。筋力がアップし、心臓が強くなり、体力がつき、集中力が出て、頭が冴える。このような効果が得られる最高のエクササイズです。

運動を始めようとするいきさつは、ダイエットと非常に似ています。定期的にやりたい、という欲求が起きては消えます。皆さんにも経験があるでしょう。運動すべきだとわかっていても、なかなかやる気が起きません。やがて強い変身願望にかられる日が訪れます。ジムに通い始めたり、数週間、または数ヶ月の運動プログラムをやり遂げると誓いを立てます。しかし、何らかの理由で誓いは破られ、また振り出しに戻り、身体のために何かやらなければとの思いをめぐらせ始めるのです。

多くの人にとってなじみ深いこのサイクルは、ダイエットの失敗とよく似ています。結局、身につかないのです。堂々巡りを断ち切るために、まず自分にこう問いかけてみましょう。「なぜ、続かなかったのか？」と。よくある答えは、「つまらなかった」、「目標が達成できなかった」、「すぐに効果が出なかった」といったもの。一生続けられるスポーツをみつけるための鍵は、楽しく、目的があり、単調でなく、自分が望むレベルの試練もあり、肉体的な効果が得られ、自分の身体に向き、生活に取り入れやすいものを選ぶことです。健康を維持するためにはアクティブでなければなりません。運動を続けていれば、80歳を過ぎてもパワーウォーキングができるでしょうし、高齢になっても日々の生活を十二分に楽しむことが可能なのです。

スタートへの第一歩

歩くときの姿勢を見直し、背中をより強くしなやかにするのが、パワーウォーキングへの第一歩です。ウォーキングは有酸素運動（エアロビクス）でもあります。

これは、筋肉に血液を送り届けて、エネルギーとして消費させる作用のある運動を指します。ウォーキングは腕、脚、胴を始め、多くの筋肉を使うため、定期的なウォーキングを行えば、距離の長短にかかわらず、心臓血管の強度を増す効果があります。心臓血管が強くなると、疲れを感じずに物ごとを多くこなせるようになります。そして多くの物事をこなすと筋力がつきますので、さらにエネルギーを長く維持することができるようになります。想像してみてください。日常的な仕事をさっさと済ませたうえに、外出して数キロ歩くだけの体力が残っているのです。ウォーキングは、すべての筋肉を働かせるわけではありませんが、身体の背面をかなり使います。特に使うのは、ふくらはぎ、ハムストリングス（太もも背面の筋肉群）、臀筋、背筋、肩筋です。しかし、他の部分の筋肉も運動させて、しなやかに保つ必要があります。そのため、この本ではウォーキングを補う日常的なストレッチやポーズも紹介し、全身のトレーニングができるように構成しました。

パワーウォーキングの効果

- 緊張感、ストレス、不安が減り、心が落ち着く。
- 筋肉の調子が整い、強くなる。
- 筋力がつき、しなやかさが増す。
- 体重コントロールができ、体脂肪が減る。
- 免疫力が高まる。
- 月経前緊張の症状がやわらぐ。
- 骨の強度が増し、骨粗鬆症を予防できる。
- ガンにかかるリスクが減る。
- 心臓血管を強化するため、心臓病や脳卒中のリスクを減らすことができる。
- 社交的な楽しみがある。
- 体内の解毒を促し、皮膚の感触がよくなる。
- 熟睡を促す。
- 関節炎の痛みやこわばりをやわらげる。
- 生活習慣による糖尿病にかかりにくくなる。
- 血中のHDL（善玉コレステロール）量を増し、高血圧になりにくくする。
- 禁煙を助け、健康的な食生活を促す。
- エネルギー量が増し、自信がつく。
- 腰痛をやわらげたり、予防する。

病気を防ぐ

歩いて体重をかけることで骨や関節は強くなりますので、ウォーキングは骨粗鬆症の予防につながります。年齢を重ねると骨がもろく、つぶれやすくなるため、この疾患は高齢者に多いのが特徴です。骨の貯金は、早くから始めるに越したことはありませんが、何歳からでも、増やしていけます。

ウォーキングには血行を促し、代謝を速める効果もあります。単に消費カロリーが増えるというだけではありません。身体が、食品から栄養素をより効率よく吸収できるようになるのです。すると、より多くの水分を身体が欲するようになります。水分の摂取不足は、様々な不調につながります。水分を多く摂ると、消化が促され、解毒され、組織が清浄されます。その他の効果としては、身体がより効率よく機能し、肌に輝きが生まれます。

1日に30分間ウォーキングをするだけで免疫力が高まるとは、にわかに信じがたいでしょう。免疫系が強化されると、病気に対する防御力がより高まります。風邪、インフルエンザ、公害、ストレスから、心臓病やガンに至るまで、私たちの身体が日々立ち向かわざるを得ないあらゆる病の源から、身体をガードしてくれるのが免疫系です。ですから、免疫系は最大限に機能するよう維持していくことが大切です。

心と身体の関係

自分の身体にしっかりと意識を向けると、運動らしい運動をしない生活を続けていると、心身ともにだるく、やる気が出なくなることに気付くと思います。心穏やかで自然な眠りは心地よいものですが、パワーウォーキングを始めるとすぐに現れるもっとも大きな効果は深い眠りです。人それぞれ、必要な睡眠時間は異なりますが、熟睡すると心が穏やかになり、感情のコントロールがしやすく、寛容で忍耐強くなり、新たな物ごとや試練に挑戦する意欲が出て、心が楽しさと満足感にあふれます。心地よい眠りは、生活の質を向上させる魔法の鍵になり得るのです。

ストレスは、私たちの精神を消耗させ、喘息、高血圧から、抑うつ、不安まであらゆる種類の疾患を引き起こします。ウォーキングはストレスをやわらげ、自信を高める実践的な方法のひとつであると証明されています。また、考える余地を与え、問題を解決し、発想を明快にしてくれます。自然が身近に感じられる公園などをウォーキングすれば、きっと苦しみを抱えた心にも平和が訪れるでしょう。

月経前緊張は、肉体的な変化が原因なのでしょうが、ほとんどの女性は感情面への影響を経験しています。しかし、ウォーキングや運動はこの症状を軽減しますので、気分を左右されることもなくなります。

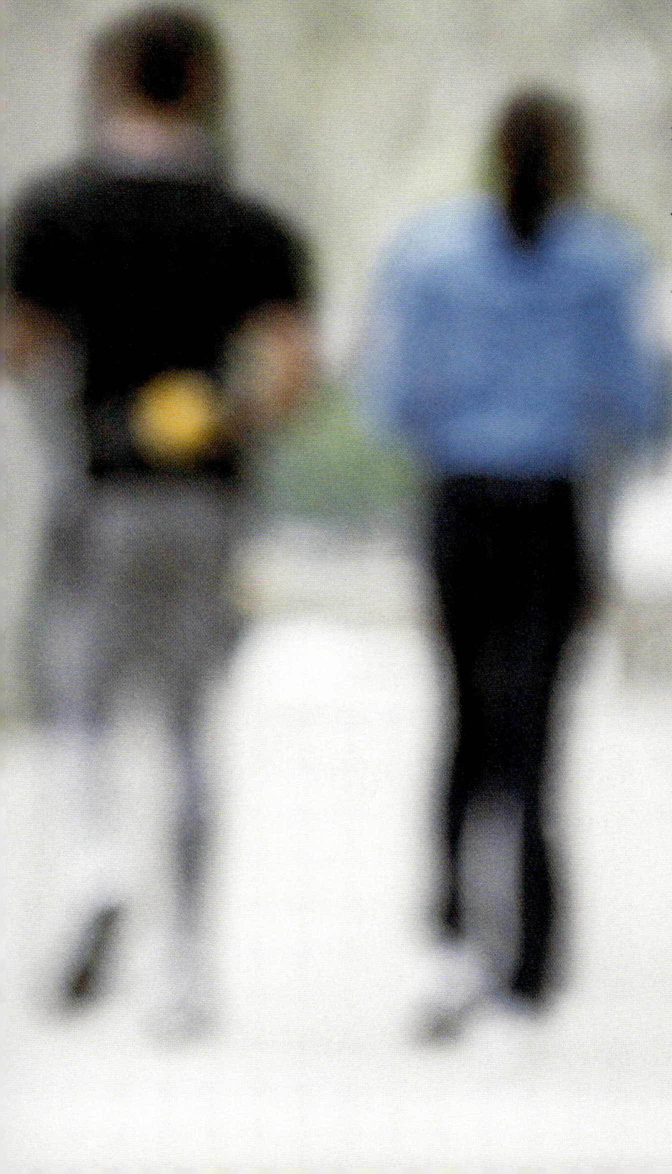

人生は楽しい

健康な身体と、充分な睡眠、そして冴えた頭があれば、足取りが軽くなり、人生が楽しいと感じずにはいられません。身体を動かした後に爽快な気分になるのは、運動によって「幸せのホルモン」と呼ばれるエンドルフィンが放出されるからです。友達や家族と一緒に楽しくウォーキングをして、エンドルフィンが放出されれば、充足感はこの上ないはずです。また、自分の創造性を発揮したいと思えば、ひとりでウォーキングをし、自然のもつエネルギーからインスピレーションを受けましょう。

健康になり、体力が向上すれば、たとえば減量するとか、マラソンに参加するといった人生におけるチャレンジにも、楽しんで取り組めるようになると思います。もちろん人によって可能性は違いますが、誰にでも共通しているのは、人生を楽しんだり、自分の夢が実現するイメージを思い浮かべるためには、バイタリティが必要だということです。もともとは、健康のためにパワーウォーキングを始めたという人の多くが、ウォーキングを通じて豊かな経験を重ねていく様子を私は目の当たりにしてきました。本当です。開花していく様をこの目で見られることほど、エキサイティングな経験はありません。

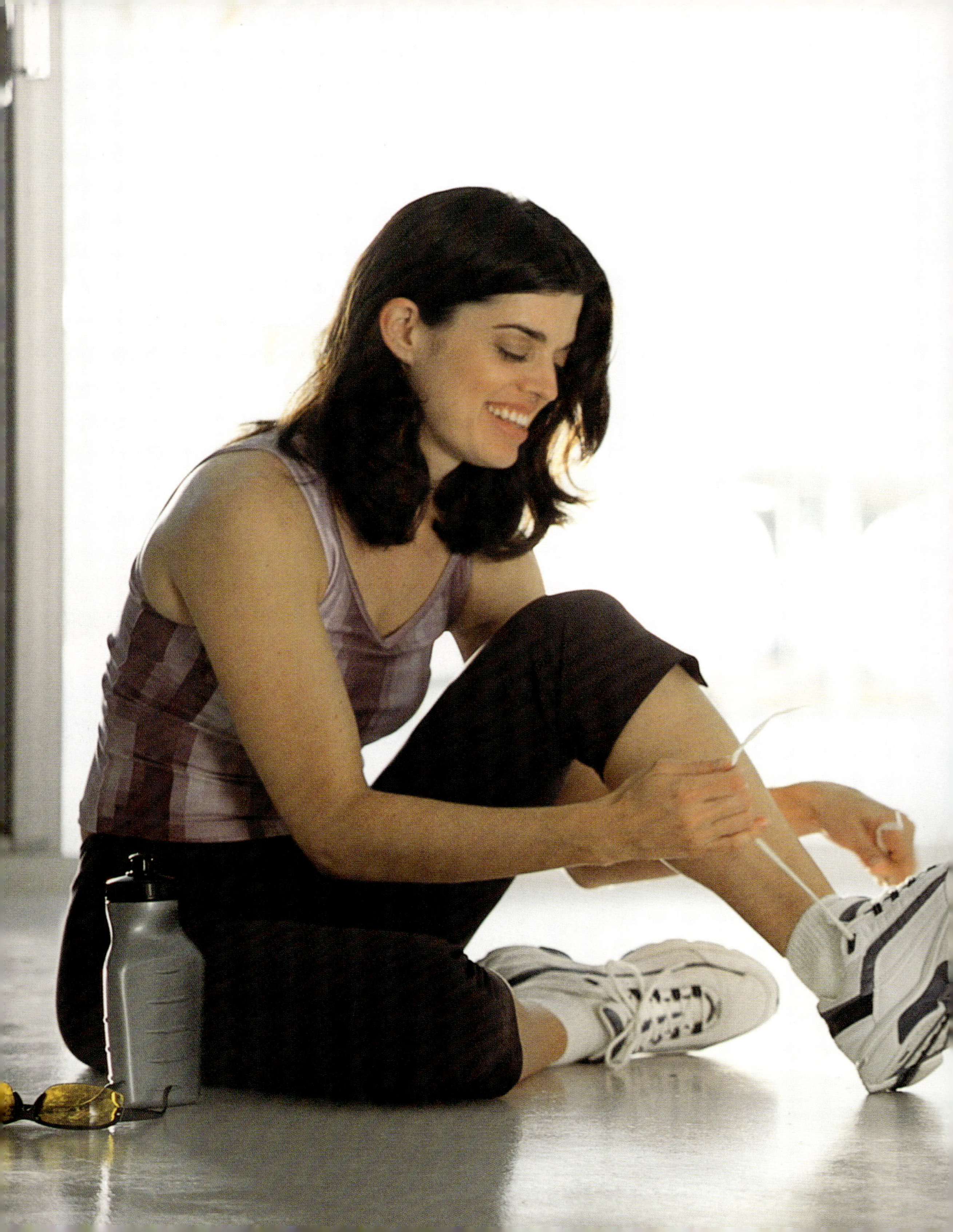

まずは
準備から

パワーウォークを始めるにあたって、特にウエアや用具を購入する必要はありませんが、シューズだけは、品質のよいものを用意してください。シューズがよければ、あなたのもつ最大限の能力が引き出せます。片足を着地させるたびに、その足には体重の2.25倍の負担がかかることを思えば、いかにシューズ選びが大切かお分かりいただけると思います。比較的よく身体を動かす人を例に取ると、1日に8千から1万の歩数がありますので、一生で、およそ13万3千Km歩くことになります。

（足は）「最高の機械であり、芸術作品だ」

レオナルド・ダ・ヴィンチ

シューズ選び

足は、身体の中でもっとも複雑な部分のひとつです。26本の骨と32カ所の関節、何百という神経末端、足の裏と甲の間を占める4層の筋肉によって足は形成されています。加えて足の形や大きさは千差万別です。足をうまく使いたいと思えば、ふさわしいシューズを選ぶ必要があるということを、心しておかねばなりません。

歩き方のくせ

ほとんどの人の足は、3タイプのいずれかに分類されます。すなわち、回内、回外、中立です。シューズ選びをする際に、自分の足のタイプを知っておくことが大切です。というのも、過剰な回内、回外を矯正するインソールが付いたシューズも販売されているからです。自分の足がどのタイプか見極めるために、次のように、足を濡らしてテストする方法を試してみてください。

足形の分析

足を水につけたあと、余分な水分を振り落とします。大きな厚紙か、濃い色のタイル床の上を歩いて足形をつけましょう。

もしその足形が平面的で、すき間のない帯状だったら、あなたの足は回内タイプです。土踏まずのアーチが低かったり、扁平足だと、回内がひどくなりがちです。これはもっとも一般的な足の着き方であり、ある程度の回内、つまり足が内側に回転して土踏まずが平らになる程度なら正常なのですが、過剰な回内（オーバープロネーションとも言う）では、着地するときに、足の内側の回転がきわだちます。この場合は、足、すね、ひざ、腰をねじることになり、身体全体に圧力がかかります。また回内が過剰だと、足裏半ばの内側の端やかかと部分の皮膚が固くなるのが特徴的です。

靴底の減り方

いま履いているシューズの底を見る方法でも、歩き方のくせがわかります。シューズのかかとを揃え、目の高さに持ち上げます。もしかかとの内側がすり減って内側に傾いていたら、あなたの足は回内タイプです。もしかかとの外側がすり減ってシューズが外側に傾いていたら、回外タイプです。特にどちら側のかかとも目立つほど減っていなければ、あなたの足は中立タイプです。

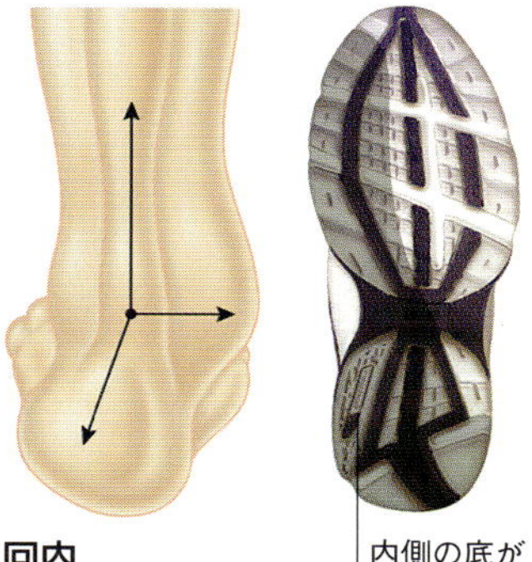

回内
（左足）

内側の底が
すり減る

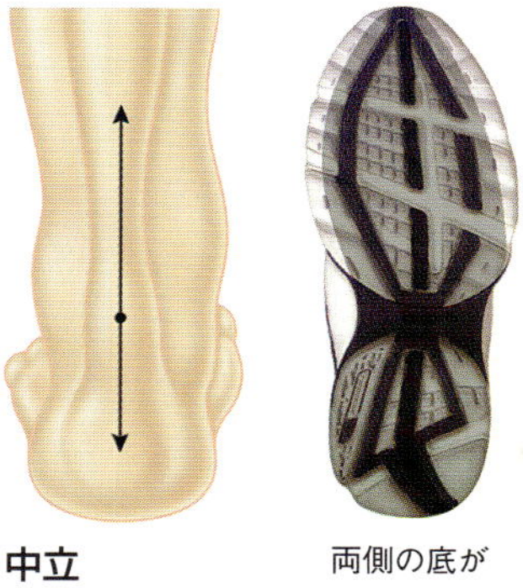

中立
（左足）

両側の底が
均等に減る

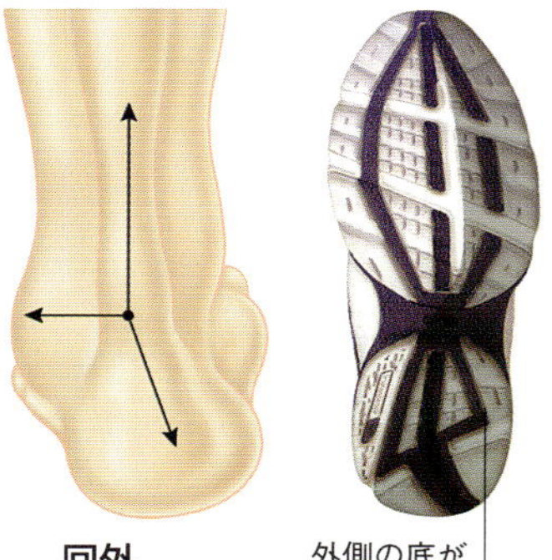

回外
（左足）

外側の底が
すり減る

もし足形が、指先、指の付け根のふくらみ、かかとの部分だけだったら、あなたは回外タイプです。回外(アンダープロネーションとも呼ばれます)では、足が充分に内側に動かず、着地後に足の外端に向かって、足が回転しています。その結果、足裏の外側の端が固くなりがちです。

足形が上に書いた2種類のタイプの中間だったら、あなたの足は中立タイプです(プロネーション・ニュートラル)。この場合は、足がとりわけ回内でも、回外でもなく、かかとの中心を地面に着けています。履いている靴の底を見ても、自分の歩き方のくせがよくわかります。靴底の減り方は、左ページの図をご覧ください。

原因と対策

回内と回外が過剰になる原因は、実に様々です。たとえば、魚の目、外反母趾といった足のトラブル、またひざのトラブルや肥満が挙げられます。中立から幾分かずれた状態で歩行すると、身体にそれだけ負担がかかり、全体的な調整が狂ってしまいます。過剰な回内を矯正するには、足裏の内側の端をサポートし、かかとの安定性を高めたシューズを選んでください。回外タイプの場合は、かかとの安定性にすぐれ、足指付け根のふくらんだ部分にクッションを効かせたシューズを履くのが理想的です。中立タイプなら、品質のよいシューズを選べば問題ありません。

わずかな回内や回外なら、矯正用のインソールや装具を使えば自分で管理できます。これらは、足の必要な部分をサポートし、着地の仕方を矯正してケガを防ぎます。とは言え、不安がある場合は自己診断しようとせず、足の専門医を受診し、生体力学的評価を受けましょう。また、足の専門医は、あなたの足に合わせた専用の装具を作ってくれるはずです。

シューズ購入前のチェックポイント

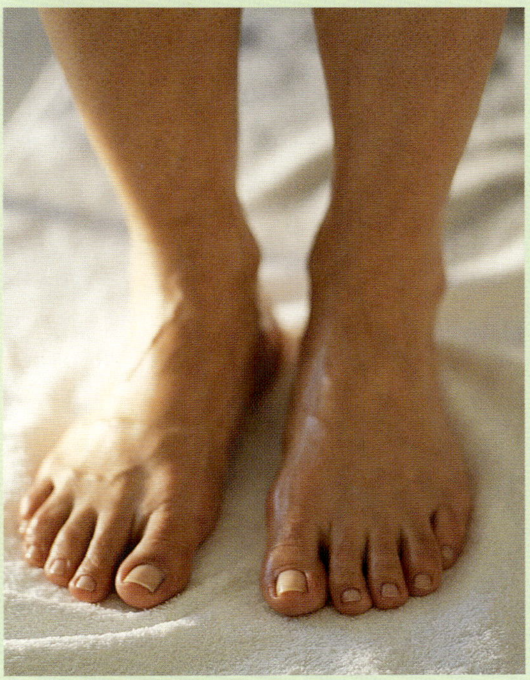

- どちらの足が大きいですか？　左右の足のサイズは違っているのが一般的です。大きいほうの足に合わせてシューズを購入し、小さいほうの足にはインソールを入れて調整します。
- どの指が一番長いですか？　通常は親指ですが、人差し指が一番長いという人もいます。もっとも長い指の先端からシューズの先端との間に指2本分のすき間があるのが理想的です(P.20参照)。
- 足幅は広いですか、狭いですか？　ほとんどのシューズはワイズ(幅)が1種類しかありませんが、靴ひもの締め具合でフィット感を多少調整することができます(P.22ー23参照)。しかし、足幅がかなり広い、または狭いという場合は、ワイズにバリエーションのあるシューズの中から選びましょう。
- かかとが小さいですか？　これは女性によく見られる特徴です。かかとの小さい人は、ワイズが広めであることが少なくありません。かかとがずれないように靴ひもをしっかり締めると、フィット感がよくなります(P.23参照)。
- 外反母趾で、足指の関節がふくらんでいますか？　このような症状があるなら、シューズ選びに関して、足の専門医に相談したほうがよいでしょう。

ウォーキング用のシューズ

こういう質問をよく受けます。「パワーウォーキングをするとき、シューズはランニング用でもいいですか？」と。サッカーシューズをはいてテニスをしても、あまりよい結果は期待できないでしょう。ウォーキングとジョギングシューズの関係もそれと同じです。パワーウォーキングをするときは、やわらかいシューズを履かなければなりません。このウォーキング法では、ランニング時よりも、足をけり出すときのつま先が、ほぼ2倍の角度に曲がります。ですから、かかとからつま先への動きにともなう、足のしなりを妨げないシューズでなくてはなりません。ウォーカーはかかとから着地しますので、かかとの部分が衝撃をやわらげるクッション性にすぐれている点も必須条件です。また、かかとは低めでなければなりません。ランニングシューズはかかとの高いものが多いのです。パワーウォーキングでこのようなシューズを使うと、すねの筋肉に負担がかかり、ケガにつながります。

ウォーキング用が手に入らなければ、次の候補はランニングシューズです。その場合は、できるだけ多くの条件をクリアしているシューズを探してください（右ページ参照）。クロスカントリー用のシューズは、底が固すぎてパワーウォーキングには不向きですので、避けてください。

シューズを購入する

スタッフの知識が豊富で、評判のよいスポーツシューズ専門店で購入しましょう。経験豊富なスタッフなら、足の状態を見て、あなたに合うシューズを何種類か選んでくれるはずです。良心的な店にはランニングマシーンが置いてあり、歩いたときの具合を試せるようになっています。なかには店外に出て、アスファルト上での「テストウォーキング」をさせてくれる店もあります。

シューズは午後に買いましょう。日中に精力的に歩くと、足は少しむくみます。ですから、試し履きは、足が一番大きくなっている状態のときに行わなければなりません。自分の足に関する詳しいメモを持っていくようにすれば、大切なポイントを見落としてしまう心配もありません（P.19参照）。過去、そして今現在の足のケガもメモしておいてください。ケガによっては、シューズ選びに影響が出るかもしれません。右ページを読み、自分の選ぶべきシューズの特徴をメモしておきましょう。ウォーキング用のソックスを用意してください。シューズと相性のよいソックスを選ぶことが大切です。また、矯正用のインソールを使うなら、シューズを買いに行くときに、必ず持参してください。最後に、様々な価格帯の商品がありますが、高いシューズが必ずしも自分に最適な商品とは限らないことを覚えておきましょう。

矯正用インソール

矯正用のインソールは、足の動きを変えるよう設計されています。特に、過剰な回内を補正し、扁平足や外反母趾のような足の変形を食い止める役目を果たしてくれます。既製品はお店で販売されていますが、特注品は、足専門医に生体力学的観点から診断を受けたあと、製作してもらうことになります。特注品は、その人の足専用に作られていますので、かかとの部分に厚みがある、などそれぞれの特徴があります。

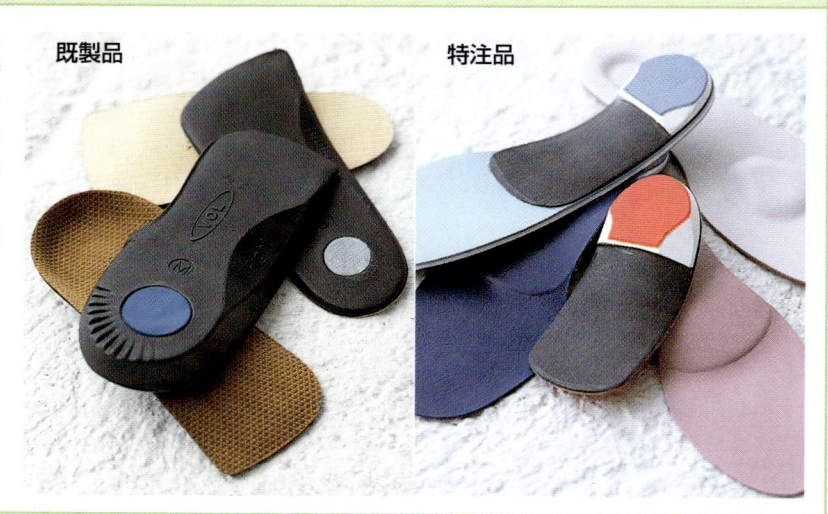

既製品

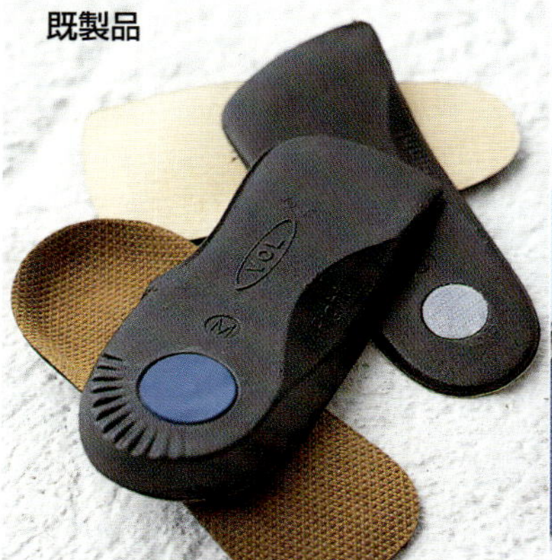

特注品

ウォーキングシューズのチェックポイント

パワーウォーキングに向くのは、軽量でやわらかく、様々な足の動きに沿うシューズです。つま先部分に余裕があり、足の指が自由に動かせるものにしましょう。足幅が特別に狭い人以外は、つま先が細くなっているタイプは避けてください。一番長い足指とシューズの先端との間に少なくとも手指2本分の余裕が必要です。つま先に余裕がないと、けり出す動きが楽にできません。

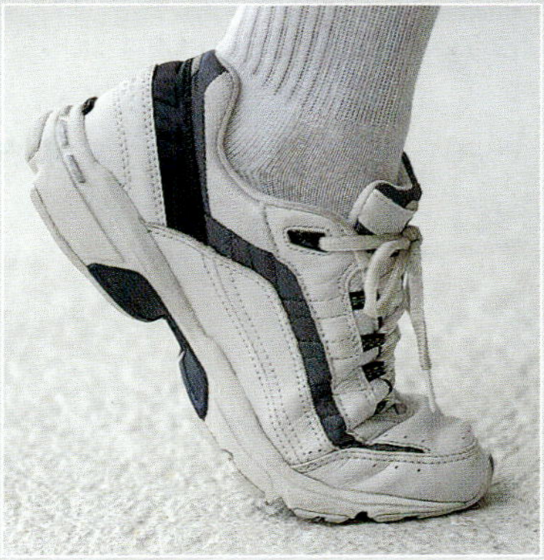

やわらかさ
すぐれたウォーキングシューズは、やわらかいのに足をきちんと保護し、かかとからつま先までの足の動きを一切妨げない

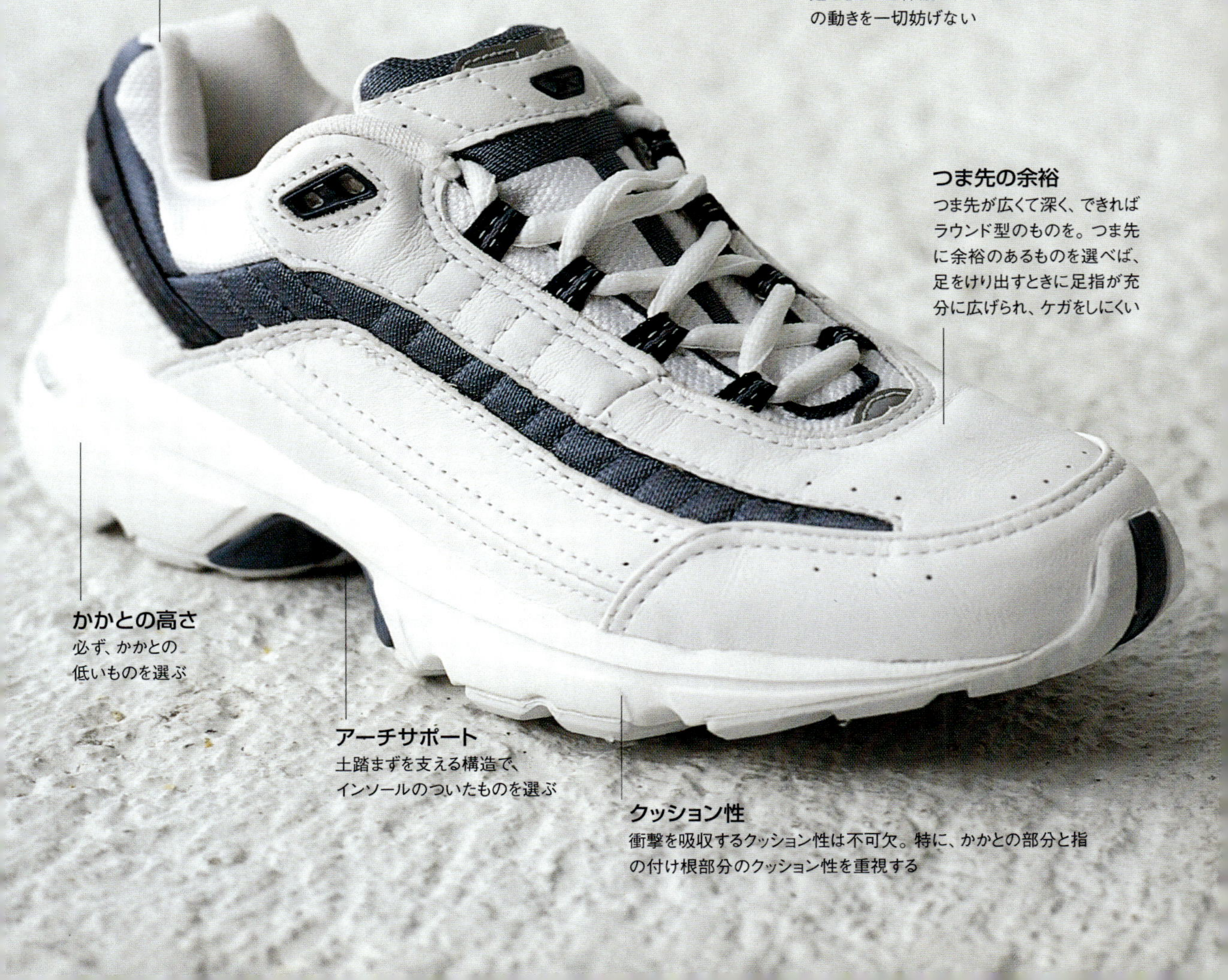

ローカット
アキレス腱に食い込まないカット。足をけり出すときに、かかとがずれないよう、クッション性があるものを選ぶ

軽さ
身体に不必要な重みをかけないほうがよい

つま先の余裕
つま先が広くて深く、できればラウンド型のものを。つま先に余裕のあるものを選べば、足をけり出すときに足指が充分に広げられ、ケガをしにくい

かかとの高さ
必ず、かかとの低いものを選ぶ

アーチサポート
土踏まずを支える構造で、インソールのついたものを選ぶ

クッション性
衝撃を吸収するクッション性は不可欠。特に、かかとの部分と指の付け根部分のクッション性を重視する

試し履きをしたとき、しっかりとしたサポート感と足が守られている安心感があり、履き心地がよく、圧迫感がどこにもなく、かかとが安定し、充分に土踏まずが支えられている感覚のあるものにしましょう。他のスポーツシューズにも当てはまる傾向ですが、ウォーキングシューズは、サイズ表記よりも小さめなのを覚えておいてください。普段のサイズよりも、1〜2サイズ大きめのものを試してみるとよいでしょう。

つま先の部分には特に注意を払ってください。シューズによっては、つま先がとても細くなっています。足幅が非常に細い人を除いては、こういうシューズを履くと指同士がくっつく感じになります。お店では気にならないかもしれませんが、しばらく歩くとすぐに指がシューズと擦れ、水疱や傷ができてしまいます。一番長い足の指とシューズとの間に手指が2本入るだけの余裕があるかどうか、忘れずに確認してください。

試し履きをして、ほんの少しでも痛みや擦れを感じたら、すぐに棚に戻しましょう。100万マイルでも歩けそうなシューズを見つけてお店を出たいものです。

シューズの手入れ

申し分ないシューズを手に入れたら、少しでも長持ちするよう手入れをしましょう。濡れてしまったらインソールを外し、別々に乾かします。湿気を取るために新聞紙を中に詰め、直接的な熱を使わず、ゆっくりと乾かします。数時間後、充分に湿気を吸い取った新聞紙を抜き

靴ひもの結び方

ひもの結び方次第で、シューズのフィット感は格段にアップします。特に、足幅が広い割にかかとが小さい人などは、ひもの結び方を工夫するとたいへん効果的です。

履く前には、必ずひもを緩めましょう。そうしないと、アイレットに負担がかかると同時に、かかとの上部が傷んでしまいます。ひもは、つま先に近いほうから、順に締めていきます。アイレットひと組ごとにしっかり締めてから次に移りましょう。

靴ひもを交差させるスタンダードな結び方はほとんどの人に合い、ひもが水平に並ぶ結び方よりも、均等に締めやすくなります。ウォーキングシューズの大半は、上部のアイレットがダブルになっています。足幅の狭い人が、シューズをしっかりフィットさせるためにはダブルで使いますが、甲が高かったり、足幅の広い人は、トップのアイレットは使いません。

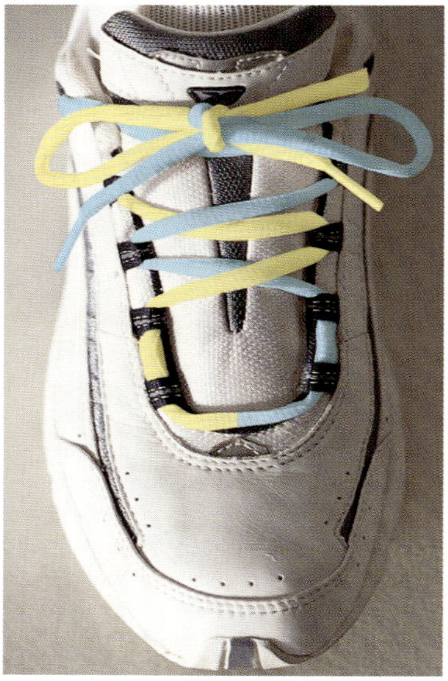

ワイズの広い人向け

シューズのワイズを広めにする結び方です。一番下のループ（またはアイレット）に、いつもどおりひもをかけます。次にそのひもをすぐ上のループに通し、交差させません。中ほどの位置のループから一番上までは、いつもどおり交差させます。

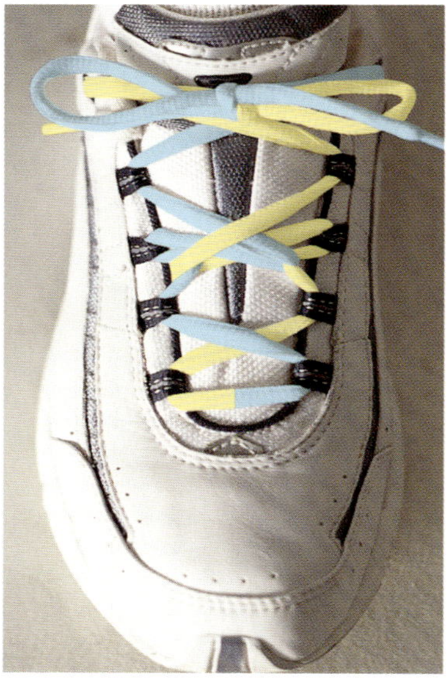

ワイズの狭い人向け

下から2組のループには、通常どおり交差させてひもを通しますが、その次は、すぐ上のループにひもを通します。そのひもを交差させ、2番目と3番目のループの間に縦に通っているひもにかけて、しっかり引き締めます。そこから上までは、いつもどおり、交差させて通します。

取ります。早く乾かそうと、濡れたままのシューズを履いたり、ラジエーターなどの熱源に近付けたりしないでください。素材がひび割れたり、弱くなります。洗濯機も使わないでください。やはり、シューズの素材が早く傷んでしまいます。濡らした布で汚れを拭き取り、自然乾燥させます。泥汚れがひどいときは、ぬるま湯を流しながら軽くこすり洗いし、上記の方法で乾燥させます。保管するときに、ビニール袋やプラスチックケースは使わないでください。履かないときは、風通しのよい場所に置いておきます。できれば2足買って、交互に履くようにしましょう。

800～1,125Kmの歩行距離を目安にシューズを交換します。シューズの内側に購入した日を書いておけば、忘れることもありません。このくらいの距離を歩いても、まだ外見的には傷んでいるように見えないかもしれません。しかし、内部は、足を適切にサポートできないほど傷みが進んでいるはずです。私のシューズは、いつも取り替え時を知らせてくれます。快適この上なかったシューズが、突然マメを作る原因になったり、かかとのサポートが効かなくなるために、足首に痛みを感じたりするようになるからです。

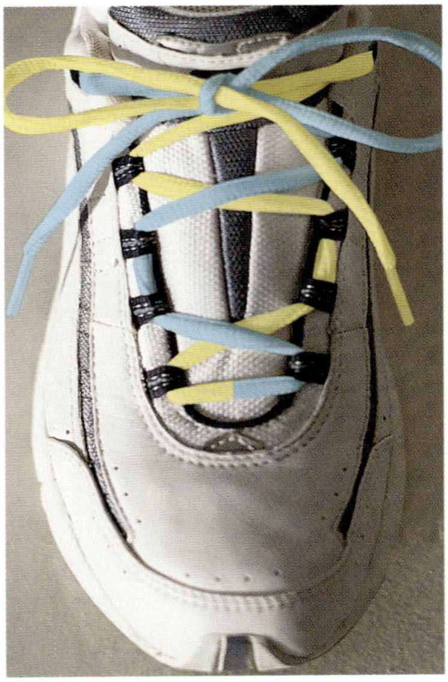

土踏まずが幅広だったり、高い人向け

下から2組のループは、通常どおり交差させてひもを通しますが、次の組は交差させず、すぐ上のループにひもを通します。そのあとは、いつもどおり交差させて通します。

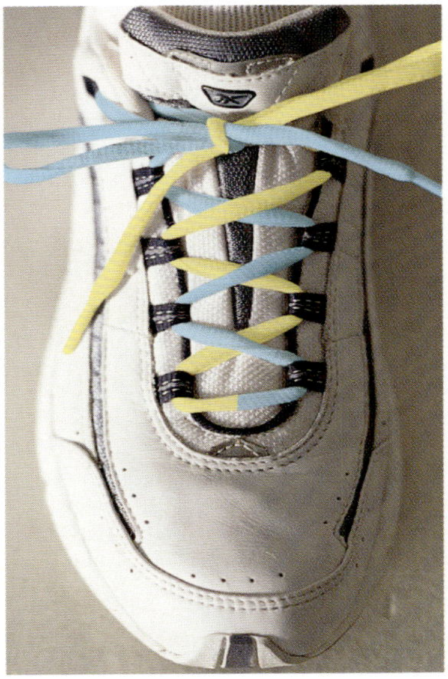

かかとが小さかったり、靴がぬげやすい人向け

通常どおりにひもをかけていきますが、最後の1組だけ、かけ方を変えます。ワイズの狭い人向けと同じように、最後の1組はまず上の穴に通してから交差させ、縦に通っているひもにかけて、引き締めます。結び方は、いつもと同じようにしてください。

ハイキング用

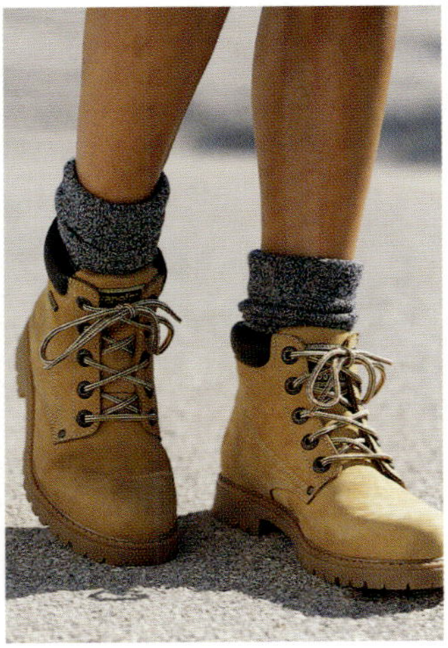

ハイキングブーツでパワーウォークをした結果、足の痛みを訴える人を、私は多く見てきました。起伏の激しい場所で長時間歩くのに理想的とされるハイキングブーツの特徴――固いソール、足首をしっかり支える形状――は、パワーウォーキングでは、足に大きなトラブルをもたらします。必ず、正しいシューズ選びをしてください。

ウエア選び

パワーウォーキング用のウエアは、着心地のよさと実用性で選びます。最終目的は、楽しくウォーキングできて、自分が何を身につけているのか、まったく意識しないでいられること――これこそが、本当に役立つウエアなのです。寒さの厳しい日のウォーキング・ウエアについては、P.114−115に詳しく出ています。

ボトムの選び方と重ね着のコツ

ウォーキングの際に着用するものの中で、シューズの次に重要なのはボトムです。スパッツかショーツを選びましょう。素材は合繊か合繊のミックスされたストレッチ性のあるもので、皮膚呼吸を妨げず、汗を吸い取って発散させる素材が理想的です。ウエスト回りに余裕があるものにしてください。また、はぎ目ができるだけ少なく、縫い代が折り伏せ縫いで始末されているかどうかも大切です。ウォーキングでは、はさみの開閉のような動きをするので、ジョギングパンツやジーンズのように、裏側の縫い目がゴロゴロしていると太ももの内側が擦れてとても不快です。

パワーウォーキングを始めるとき、上半身に着込みすぎるのは、よくある間違いです。体温は、歩いている間に劇的に変化しますので、薄着にするのがコツです。まずノースリーブかTシャツを着て、その上に薄手のスウェットシャツかジャケットを重ねるのがおすすめです（右の囲みを参照）。上に長袖を着れば、脱いでも腰に巻くことができます。メーカーによっては、脱いだジャケットをたたむとバッグになり、バックル付きのストラップを通せば、腰に巻けるタイプの商品を作っています。

繰り返しますが、素材は合織か、合織と天然繊維のミックスで、皮膚呼吸を妨げず、汗を外に放出させる機能性素材を選びましょう。綿は、袖を通したときはたいへん心地よいのですが、汗をかいたり体温が上がると、身体にはりつき湿って冷たくなります。ウォーキングが終わったら、必ず重ね着してください。できればウエアは明るい色で、蛍光テープのついたものにすれば、夕暮れ時や夜の暗闇でも、目立ちやすくなります（安全にウォーキングするための注意については、P.116−117に詳しく出ています）。

ウエアのおすすめアイテムは、ベースボールキャップです。お天気のよい日には直射日光から目を守ってくれますし、寒い日には保温効果もあります。キャップの素材も、やはり綿よりも即乾性にすぐれた合織を選んでください。

雨や風の日のウォーキング

- 雨降りの日は、防水なのに汗を発散させるゴアテックスのような合成繊維の薄いジャケットが必要です。これは、ウォータープルーフと呼ばれる撥水加工とは異なります。撥水加工では、たちまちジャケットの内側がサウナ状態になってしまいます。
- 袖口から雨が入らないよう、袖口がしっかり締められるタイプの商品を選んでください。上着は、お尻がすっぽり隠れる長めの丈にします。また、首回りから雨が入ってこないように襟は高く、フードにひさしが付いていて、顔に雨がかからないタイプを選びましょう。
- 雨の強さや季節によっては、合織でできた薄手の手袋をはめてもよいでしょう（P.114−115参照）。
- 風の強い日には、風の吹き込みを防ぐドローストリングが付いたジャケットが必要です。このタイプのジャケットも、やはり素材は丈夫で軽い合織が最適です。

ウォーキング向けのウエア

温かい日のパワーウォーキングには、ノースリーブのトップにストレッチショーツという組み合わせが理想的です。長袖を1枚ウエストに巻いておけば、ウォーキングが終わったときにすぐ重ね着でき、身体が急に冷えることもありません。肌寒い日には、長袖Tシャツで温かさを保ち、上には軽いジャケットを着て、ボトムはスパッツにします。

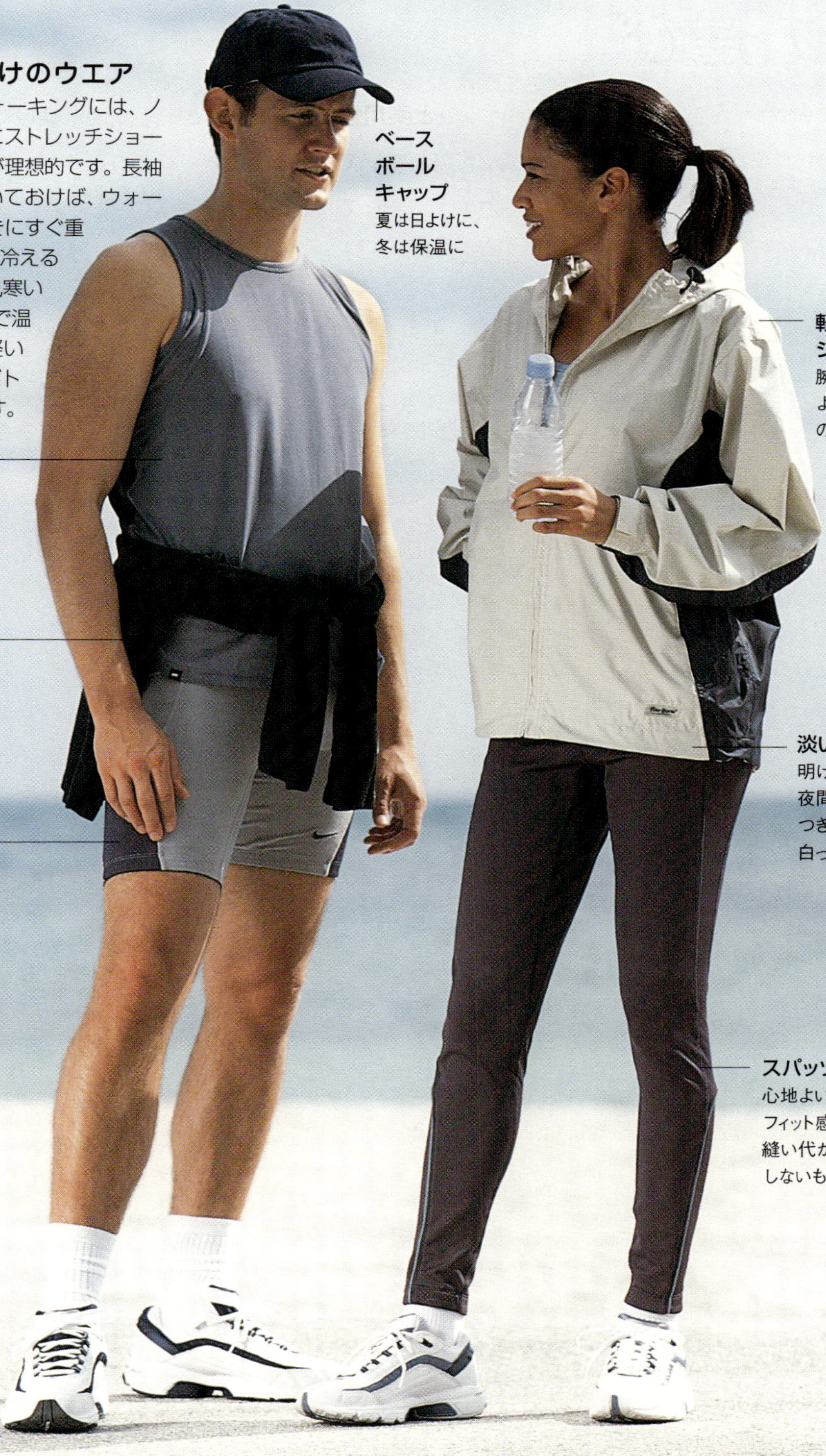

ベースボールキャップ
夏は日よけに、冬は保温に

ノースリーブ
重ね着のしやすい、おすすめの基本アイテム

スウェットシャツ
薄手で長袖のトップが1枚あれば、いつでも重ね着できる

ショーツ
ストレッチショーツははきやすいうえ、脚の内側でずり上がらない

軽量のジャケット
腕が振りやすいよう、袖が太めのものを選ぶ

淡い色
明け方、夕暮れ、夜間に人目につきやすいよう白っぽい色のものを

スパッツ
心地よいフィット感があり、縫い代がゴロゴロしないものを選ぶ

インナーウエア選び

女性は、胸の大きさを問わずスポーツブラを着用しましょう。スポーツブラは必要不可欠です。サイズが合っていて着け心地がよい、というだけでなく、必要なサポートをきちんとしてくれるブラを探すのが大切です。胸は繊細な組織で形成されており、筋肉ではありません。激しい動きをすると、この組織を伸ばしたり引き裂いてしまうことがありますし、胸の組織には自然に修復する力がありません。だからこそサポートブラは大切なのです。

ブラのサイズがぴったり合っているかどうか、よく確かめましょう。およそ70%の女性がサイズの合っていないブラを着けていると言われています。ですから、よくわからないときはお店の人に測ってもらいましょう。定期的な運動をしていると、まず間違いなく体型は変わっていきます。一朝一夕で変化するわけではありませんが、ブラのサイズも変わるかもしれません。

スポーツブラの中には、運動強度が軽度、中度、強度のうちのどれにもっとも向いているか、表示されている商品があります。パワーウォーキングは、その人の設定する目標次第で、中度から強度に分類される運動だと私は考えています。素材は合繊か、合繊と天然素材の組み合わせが最適です。その理由は、汗を放出させ、皮膚呼吸を妨げないからです。中には、制菌作用があると言われている銀の繊維が織り込まれた商品もあります。また、心拍計をしまえるようデザインされたブラもあります。運動時に心拍数を計りたい人には便利な1枚です。

スポーツブラを2枚購入しておけば、洗濯中に、ウォーキングを休む必要がありません。6～12カ月使ったら、新しいものに買い替えましょう。とりわけ週に3～4回ウォーキングするなら、もって12カ月です。身につけているうちに、収縮性がなくなって緩くなったと感じるでしょう。それが取り替え時です。

スポーツブラ

身体に合ったスポーツブラなら、着け心地がよく、息苦しさを感じるような締め付け感がありません。幅広で収縮性のないストラップを選べば、肩に食い込みません。詰め物の入ったストラップは、特に快適です。ブラのアンダーバンドが胸郭のまわりにしっかりフィットしているかどうか確かめてください。この部分が緩めだと、ウォーキングをしたり、背伸びをしたときに、ブラがずり上がってきます。

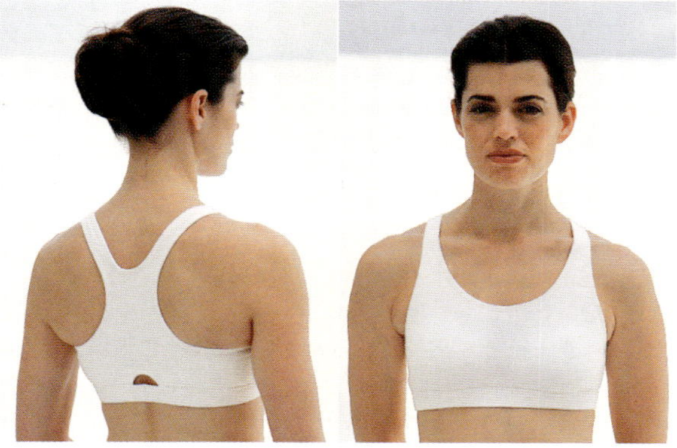

軽めのサポート タンクトップを短くしたようなデザインで、アウターとしても着用できます。内側に平らなカップが付いています。胸を身体に押しつけて揺れを最小限に抑えるタイプで、胸が小さめの人に向きます。このタイプではほとんどに、暗い場所でも人目につくよう、反射テープが付いています。背中が「Yバック」だと、胸の大きさに関わらず、しっかりサポートできます。

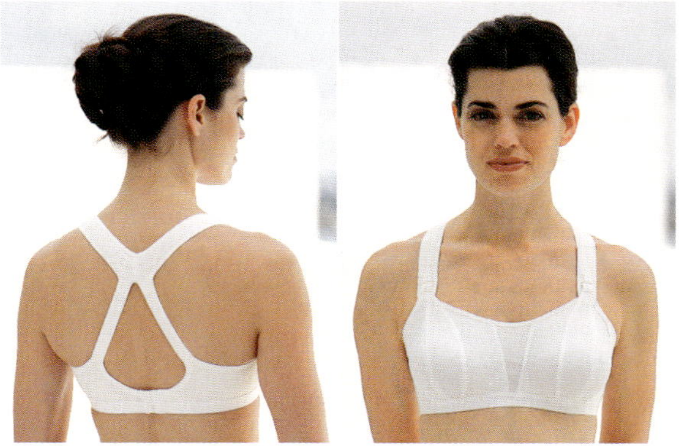

しっかりサポート 胸をしっかり守るモールドカップ（成形されたカップ）付き。サポート力がより強く、胸の大きい人にぴったりです。スポーツブラでは、フロントホックを避けてください。サポートが弱まり、胸が揺れやすくなります。かぶるタイプか、ホックが後ろにあるものを選びます。こちらも背中は「Yバック」でしっかりサポートできるうえ、皮膚呼吸をできるだけ妨げないよう、中央の空きが広くなっています。

ソックス

パワーウォーカーの間で、意見の食い違いが避けられないのがスポーツソックス選びです。薄いソックス以外は履かないという人もいますが、個人的には、ソックスが薄いと充分に足が守れない感じがするので、厚手で底にパッドが入ったものをおすすめします（下の写真参照）。どのようなタイプのソックスを選んでも、汗を素速く吸収して、乾きも速い合繊素材にしてください。綿や毛のソックスは、湿ると靴擦れの原因になります。窮屈で足が動かしにくいといったことがないよう、サイズをよくチェックしましょう。またアキレス腱の隠れる長さのものを選んでください。かかとの部分など、どこかが薄くなってきたら、すぐに新しいものに取り替えてください。ソックスなしでシューズを履くのは絶対にやめましょう。すぐに靴擦れができたり、水虫になったりします――シューズが臭ってくるのは、言うまでもありません。

短いソックス

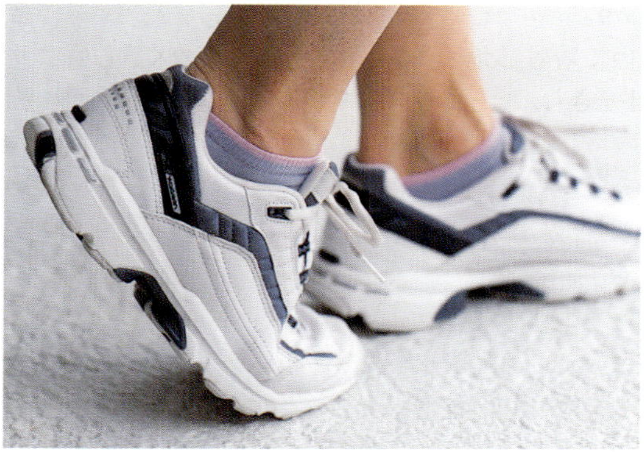

見映えは上品かもしれませんが、極端に短いソックスは、パワーウォーキングにはおすすめできません。足を一歩出すたびに、アキレス腱がシューズの後ろにぶつかります。足首の隠れるソックスをはかないと、靴擦れする可能性が高くなります。

どのソックスを選ぶか

現在では、多種多様なスポーツソックスが販売されています。自分に合う商品が見つかるまで、色々なタイプを試してみましょう、というアドバイスしかできません。高品質なウォーキングソックスは値段が高めですが、投資するだけの価値があります。質のよいソックスと、ぴったり足にフィットするシューズを身につける喜びに勝るものはありません。素材は必ず、天然のものでなく、合繊にしてください。合繊のソックスなら、足が湿っぽくなりません。

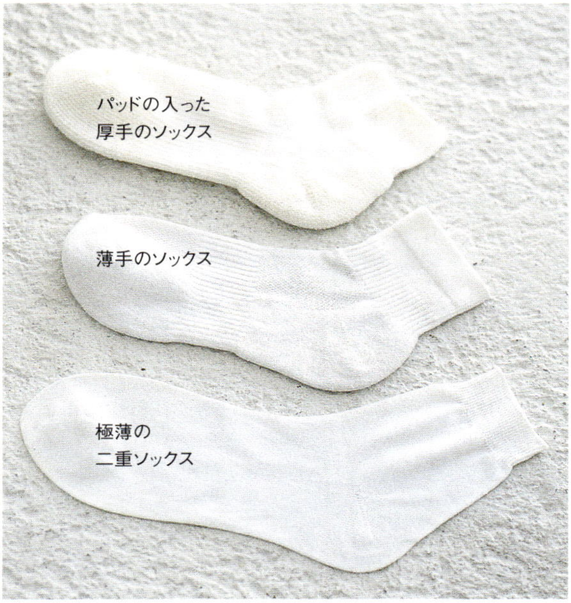

パッドの入った厚手のソックス 私はこのタイプを愛用しています。ソフトでぜいたくな履き心地です。足裏の力のかかる部分、すなわち足指の付け根の部分やかかと、商品によっては土踏まずの部分にパッドをつけ、クッションを効かせています。厚手のソックスを履くと、シューズがハーフサイズ変わってしまうことがあるので、シューズと一緒に購入しましょう。

薄手のソックス 縫い目がない、またはできるだけ少ないものを探し、素材が合繊であることを確かめます。綿素材の薄いソックスはすぐに湿っぽくなり、やわらかさを失います。薄いソックスでは、充分に足を保護できず、靴擦れの原因になると言う人もいます。しかし、多くの人は、好んで薄いソックスを履いてウォーキングしていますので、自分に合うかどうか試してみてください。

二重ソックス 素材を2枚重ねて、靴擦れしにくいよう開発されたソックスです。足を動かしたときに2枚の素材が互いにこすれ合うため、足が擦れにくいというのが理論です。ウォーキングよりもランニングの際により効果があるのでは、と感じています。

基本の用具

パワーウォーキングの利点のひとつは、特別な用具がいらないことです。質のよいシューズさえあれば、玄関ドアを開けてすぐウォーキングに出発できます。ただ、快適さや安全面を考慮したり、自分の進歩を正確に記録するために、また、ウォーキングのイベントに参加したいと思っているなら、役に立つ基本的な用具がいくつかあります。

歩数計

まったくの初心者でも、パワーウォーキングのベテランでも、歩数計は非常に役に立ちます。この小さな装置の基本機能は歩数の記録であり、また歩数と歩幅をかけて、歩いた距離を求めることもできます（歩数計についての詳しい情報や歩幅の計り方は、P.36－37を参照してください）。歩数計は、スパッツやショーツのウエストの部分にクリップで留めたり、腰に巻いたベルトに取りつけて使います。

坂道に使える機種でない限り、一定の歩幅が保てる平地でのウォーキングに使ったほうが、正しい記録が取れます。歩数計には自分の進歩が数値として表れるので、初心者にとってはウォーキングを継続させるための、また経験を積んだパワーウォーカーにとっては、目標達成を助ける理想的な道具になってくれます。デジタル表示の機種もありますが、アナログ表示の歩数計も悪くありません。ウォーキングを始めるときには、ベーシックな歩数計があれば充分ですが、様々な機能のついた商品もあります。たとえば、燃焼カロリーが計算できる、定期的に歩いた距離を知らせてくれる、心拍数のモニターもできる、など。試しに、丸1日歩数計を付け、どのくらいの距離を歩いているか調べてみてください。歩数計を使わないとしたら、時計を使って、自分のウォーキングペースを計り、距離を計算する方法もあります（P.37参照）。

バッグやその他の小物

安全面から、パワーウォーキングに出るときは必ずヒップバッグをつけましょう。ほんの短い距離しかウォーキングするつもりがなくても同じです。このバッグには、鍵、お金、リップクリーム、サングラス、さらに携帯電話といった必需品を入れておきます（P.116－117も参照）。快適に歩けるよう、バッグは腰のくびれにフィットさせ、歩いているうちにずれてくることがないようにします。できれば、ボトルホルダー付きのタイプを選びましょう。

腰には何も着けたくないという人は、リストポーチを使ってください。これは、ジッパーで開閉する小さな財布で、鍵と現金を入れるのにちょうどよいサイズです。マジックテープで手首にぴったり巻き付けることができます。

リュックを背負うのはやめましょう。姿勢によくありませんし、たとえ軽量のものでも肩に食い込みます。ただし山歩きをする場合は、ストラップにパッドが入っている、軽量のバッグパックを購入してもよいかもしれません。

水のボトル

運動するときは、水分補給が欠かせません。ウォーキングに出るときは、たとえ短時間の予定でも、必ず水のボトルを持っていきます（P.84－85に水についてより詳しい情報があります）。

扱いやすさの点では、「D型」のボトルが手になじみます。また、スポーツドリンクタイプの飲み口がついたボトルも、飲みやすくおすすめです。

繰り返し使用できるボトルの中には、ベルトに留められるホルダー付きのものがあります。ボトルホルダー付きのヒップバッグを使ってもよいでしょう。

アウトドアの必携アイテム

ヒップバッグや水のボトルに加えて、パワーウォーキングに必要なアイテムが2つあります。ひとつは、UVプロテクト効果のあるサングラス、もう1つはウォータープルーフの日焼け止めです。皮膚を守るために、たとえ季節が冬でも、ウォータープルーフの日焼け止めを塗ってからウォーキングを始めましょう(P.114－115も参照)。長時間ウォーキングする予定の日は、バッグの中に日焼け止めを入れておき、必要に応じて塗り直します。

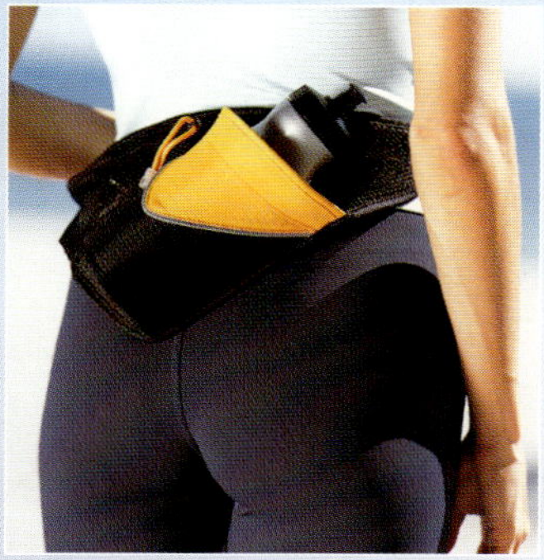

水のボトルなど、自分なりのウォーキング必需品をすべて入れられるヒップバッグを探しましょう。両手には一切物を持ちません。

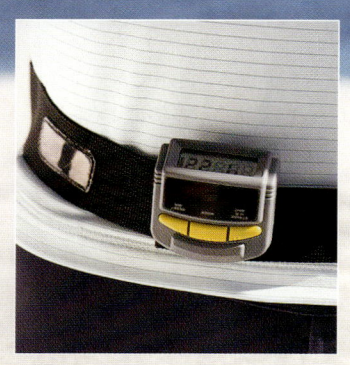

歩数計をヒップバッグに取りつけます。ただし、バッグが腰のくびれにフィットしているかどうか確かめてください。もしバッグの締め方が緩いと、歩数計が正しく働きません。

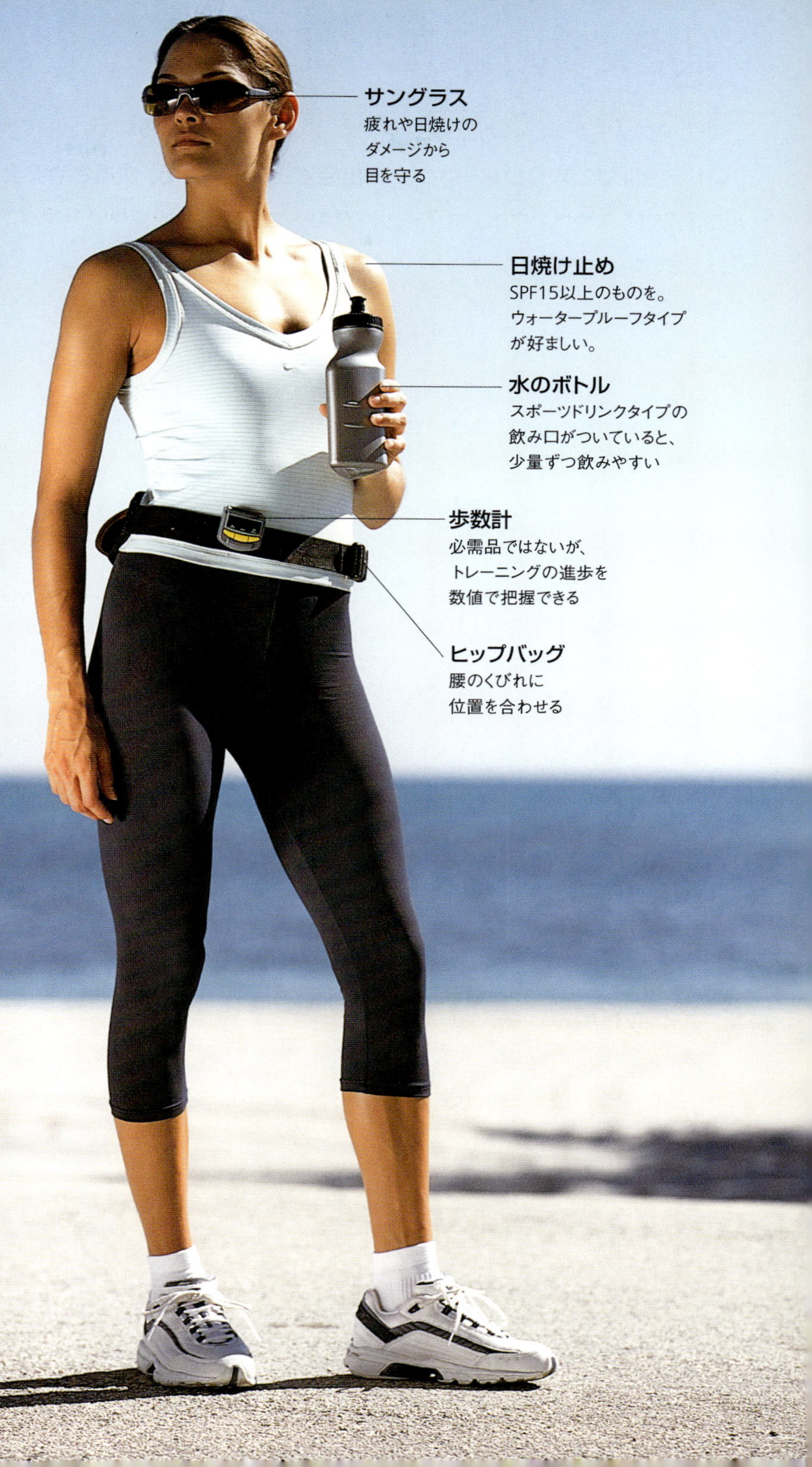
サングラス
疲れや日焼けのダメージから目を守る
日焼け止め
SPF15以上のものを。ウォータープルーフタイプが好ましい。
水のボトル
スポーツドリンクタイプの飲み口がついていると、少量ずつ飲みやすい
歩数計
必需品ではないが、トレーニングの進歩を数値で把握できる
ヒップバッグ
腰のくびれに位置を合わせる

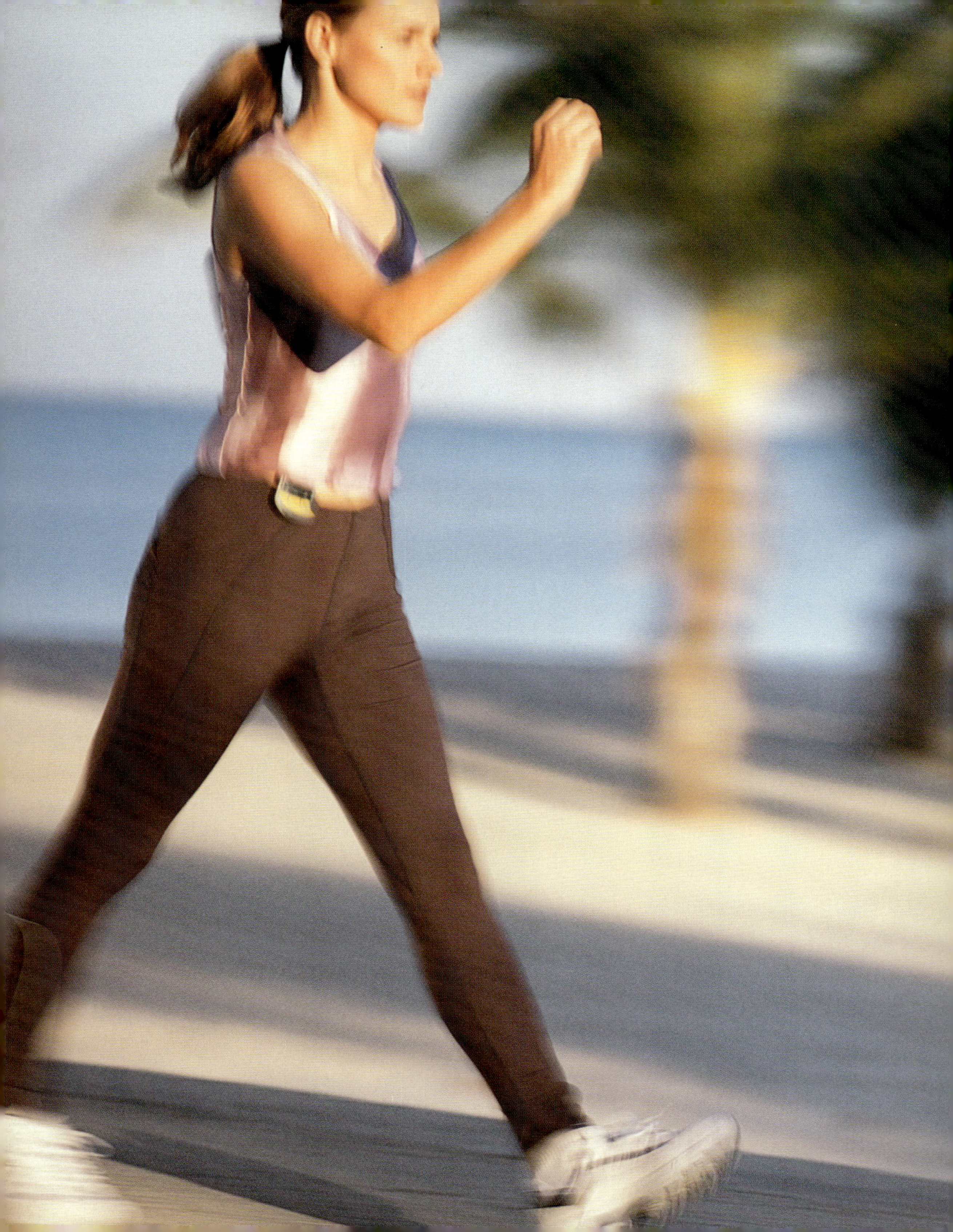

ウォーキングを始めましょう

新しい運動を始めるときは、事前に自分の体力や柔軟性を知っておくことが大切です。そうすれば、自分に合ったレベルから運動を始められます。この章に書いてある手順を踏めば、すぐに正しいウォーキング技術が身に付くでしょう。技術に加え、最適なルートを計画する能力があれば、ウォーキングに出る準備は完了です。

「千里の道も一歩から」
老子

体力をチェックする

日頃から運動しなれている人も、そうでない人も、新しいタイプの運動を始めるにあたって柔軟性と筋力をテストしておけば、筋肉を使いすぎたり、レベルの高すぎるトレーニングを自らに課す心配がありません。パワーウォーキングの場合、必要な体力を正確に判断するのは難しいかもしれません。たとえば、週に3回エアロビクスに通っていたら、充分な持久力はついているでしょうが、ウォーキングで使う筋肉は弱いかもしれません。反対に、毎日バス停まで歩いていたら、持久力はともかく脚は丈夫かもしれません。

柔軟性と筋力

筋肉と腱をしなやかにするためには、ストレッチを日課にしたり、ウォームアップやクールダウンにストレッチを取り入れます(P.52－53、P.68－72参照)。筋肉や腱のしなやかさは、日常生活を送るうえで重要ですし、すぐれたウォーキング技術を身につけ、実践するためには、必要不可欠です。

パワーウォーキングでは、ふくらはぎの筋肉、アキレス腱、すねの下部の筋肉を使います。これらの部分の柔軟性を、次の方法でチェックできます。脚を前に投げ出して床に座ります。足首を曲げ、つま先をできるだけ手前に倒してください。この時、つま先と床との角度が鋭角になれば、素晴らしい柔軟性の持ち主です。ちょうど90度なら合格点ですが、90度まで曲がらなければ、脚の筋肉の柔軟性を高める運動をしなければなりません。

自分の筋力を知ると、どの段階のトレーニングから始めるべきか、判断する手がかりになります(P.52－53参照)。コアマッスル(体の軸を支える筋肉群)の強度は姿勢に大きく影響しますし、姿勢のよさと安定感は、パワーウォーキングに欠かせない要素のひとつです。右ページのテストを行うと、体幹の安定性を判断できるでしょう。

腰の柔軟性テスト

パワーウォーキングには、腰と太もも背面の筋肉が重要です。次のテストで、これらの部分の柔軟性を調べましょう。脚を前に投げ出して床に座ります。足首を曲げ、壁に足裏をぴったりと付けます。両手を壁に向かって伸ばします。もし手のひらが壁にぴったり付けば、柔軟性は「たいへんよい」、指の関節まで付けば「よい」、指先なら「普通」。まったく指が触れなかった人は、ストレッチに励みましょう。

体力診断

心臓は、体内でもっとも重要な筋肉であり、1日に10万回以上拍動しています。体内で唯一の動力源である心臓は、肺から全身の筋肉へ、血液を送り込みます。肺は、血液に酸素を送り込む役目を果たし、各部の筋肉では、酸素がエネルギーとして消費されます。心臓も、他の筋肉と同様に、丈夫で健康に保つための運動を必要としています。心臓血管の調整運動、たとえばパワーウォーキングは、身体が必要とする酸素量を増やし、心臓の鼓動を速めて、心筋を運動させます。年齢や体力レベルは心拍数に影響するもっとも大きな要因です。ウォーキング中に充分に水分を摂っていない場合や、ウォーキング前の食事内容、疲れや不安といった要素はすべて体調をを変化させる原因となり、心拍数に影響を及ぼします。

心拍数と運動強度

運動を始める際には、自分の心臓の強度を知り、運動の強さを調整して安全を期すことが大切です。安静時の心拍数は、心臓の強度を知るうえでの重要な手がかりとなります。心臓が強ければ強いほど、拍動するたびに多くの血液が体内に送り込まれます。ですから、体力のない人に比べると、心臓の強い人は、安静時も、運動時も、心拍数が少なくなります。

コアマッスル・テスト

体軸を支える筋肉の強さをチェックできるエクササイズです。もし最初から最後まで背中が手にぴったり付いたままで、脚を下げても弓なりにならなければ、筋力が強いと考えて間違いありません。筋肉が弱ければ弱いほど、背中が弓なりになります（P.54—59参照）。この運動を頻繁に行って、進歩の度合いを確かめてください。脚を下げていき、背中のつっぱりに絶えられないと感じた脚の高さで、テストを終了します。

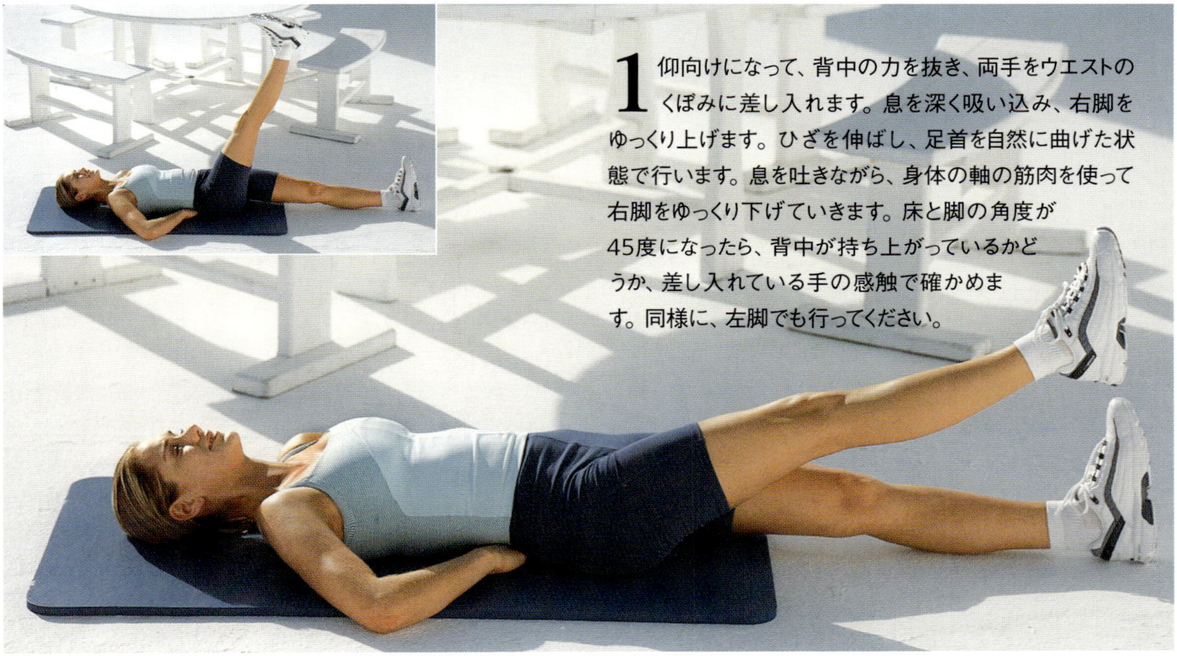

1 仰向けになって、背中の力を抜き、両手をウエストのくぼみに差し入れます。息を深く吸い込み、右脚をゆっくり上げます。ひざを伸ばし、足首を自然に曲げた状態で行います。息を吐きながら、身体の軸の筋肉を使って右脚をゆっくり下げていきます。床と脚の角度が45度になったら、背中が持ち上がっているかどうか、差し入れている手の感触で確かめます。同様に、左脚でも行ってください。

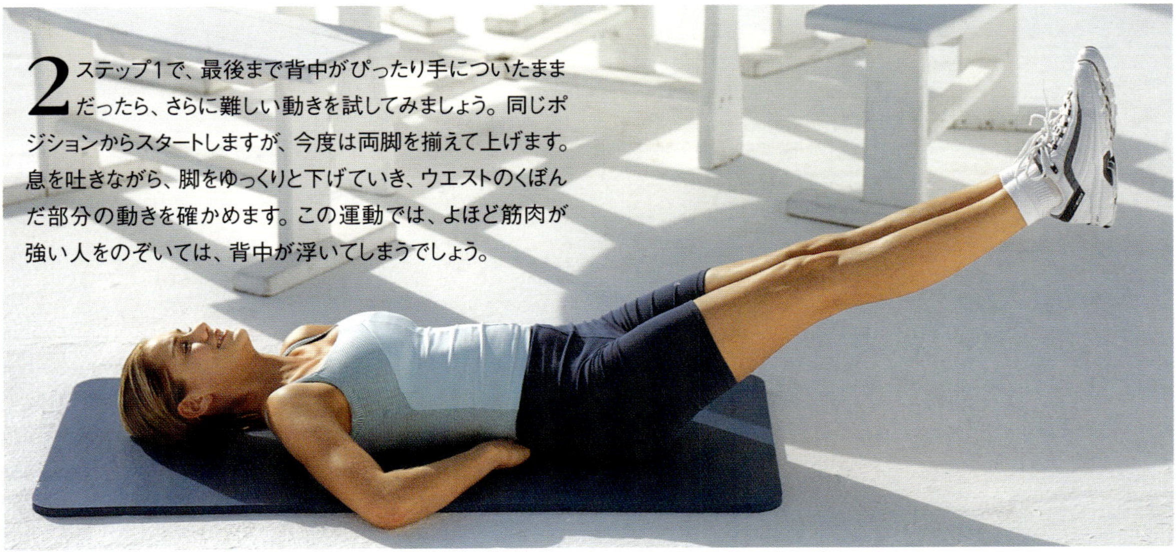

2 ステップ1で、最後まで背中がぴったり手についたままだったら、さらに難しい動きを試してみましょう。同じポジションからスタートしますが、今度は両脚を揃えて上げます。息を吐きながら、脚をゆっくりと下げていき、ウエストのくぼんだ部分の動きを確かめます。この運動では、よほど筋肉が強い人をのぞいては、背中が浮いてしまうでしょう。

安静時の心拍数をチェックするときは、少なくとも10分間座ってから、手首(橈骨《とうこつ》動脈)で脈を取ります。手のひらを上向きにし、反対側の手の親指で手首を下から支えて、1〜2本の指を手首に軽く当てます。脈拍を10秒間数え、その数を6倍して1分間の平均的な心拍数を出します。

成人で体力がある人の場合、安静時の心拍数は1分間に50〜60回です。平均的体力の成人では72回で、体力のない成人では80〜90回です。しかし、生まれつき心拍数の少ない人、多い人がいるのも確かです。

心拍計

心拍数をチェックするもっとも正確な方法は、心拍計の使用です(右ページ参照)。心拍計は使い方が簡単で、たいへん便利です。ほとんどの機種では、性別、年齢、身長、体重といった情報の入力ができ、自分にふさわしいトレーニングの強度を知らせてくれます。

安静時の心拍数がわかれば、自分にとってもっとも効果的なトレーニングゾーンが把握できます(左下の囲みを参照)。体力のない人は、トレーニングゾーンの下限の心拍数を目安に運動を行うとよいでしょう。体力的にかなり劣る人は、自分の最大心拍数の55〜50%まで落とした数を運動の目安にしてください。継続的に体力を向上させるために、自分のトレーニングゾーンの範囲内で、運動強度を高めていきましょう。ストラップ付きの心拍計は、運動時の心拍数をチェックするための、もっとも便利な方法です。

ボルグスケール

運動強度を示す尺度のひとつに、ボルグスケールがあります(下を参照)。ボルグスケールでは、運動しているときに、どの程度、きついか楽かいった肉体の消耗感が尺度になっています。ですから、自分の行っている運動がどの程度ハードか、素早く判断できます。日頃から運動しなれており、かなり体力のある人にとっては正確な判断材料になりますが、初心者だと、実際の運動強度よりも強く感じがちですので、ボルグスケールでは正確な判断が難しいでしょう。

きびきびとしたペースでウォーキングを行うと、大半の人は、ボルグスケールの4〜7段階の運動強度であると感じます。平均的体力の人だと、7段階が、適当なきつさだと感じます。運動がハードすぎると感じたら、ペースを落としてください。反対に、運動が軽すぎると感じたら、スピードを上げましょう。

最適なトレーニングゾーン

心臓と肺をもっとも効率よく働かせるためには、自分の最大心拍数(MHR)の65%〜85%の数値に合わせて運動しましょう。男性は220－年齢、女性は226－年齢という式で求めた数が、それぞれの最大心拍数となります。たとえば40歳の女性なら、186回/分(bpm)が最大心拍数です。
自分に最適なトレーニングゾーンは、最大心拍数に上限と下限のパーセンテージをかけて求めます。たとえば40歳の女性では、
186の65%(0.65x186)……120bpm
186の85%(0.85x186)……158bpm
となり、最適のトレーニングゾーンは、120bpm〜158bpmの範囲内となります。
上限の数値、つまり最大心拍数の85%を越える数値まで心拍数が上がる運動は身体にむだなストレスを与えますので、する必要はありません。下限の数値、すなわち最大心拍数の65%を下回る数値までしか心拍数が上がらない運動は、強度が不充分であり、ウォーキングプログラムによる本来の運動効果は、何ら得られないでしょう。

ボルグによる自覚的運動強度(RPE)

RPE	運動強度
0	(安静)
0.5	最高に楽である
1	かなり楽である
2	楽である
3	少し楽である
4	少しきつい――持久力トレーニング
5-6	きつい――持久力トレーニング
7-9	かなりきつい――筋力トレーニング
10	最高にきつい
*	極限

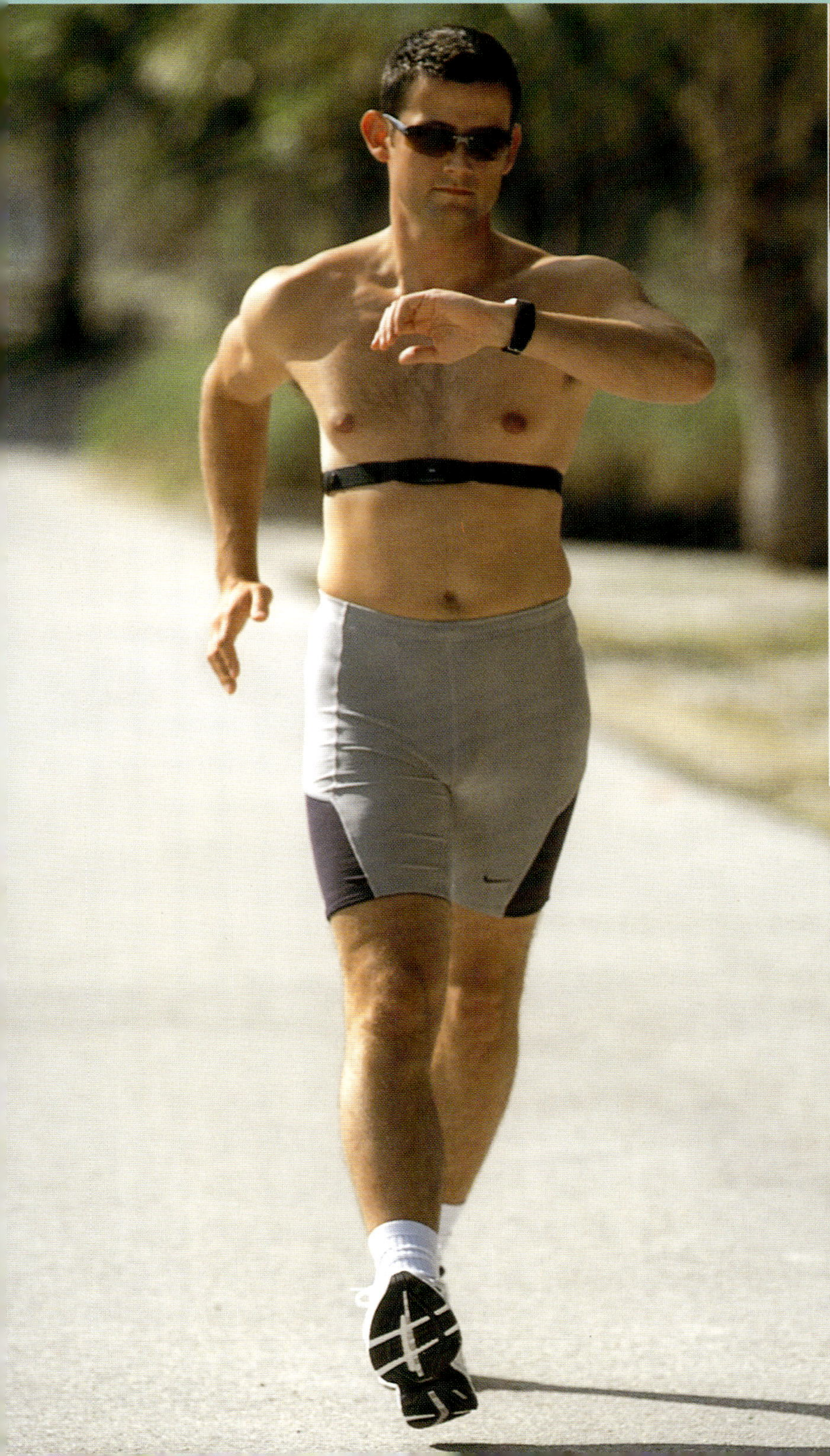

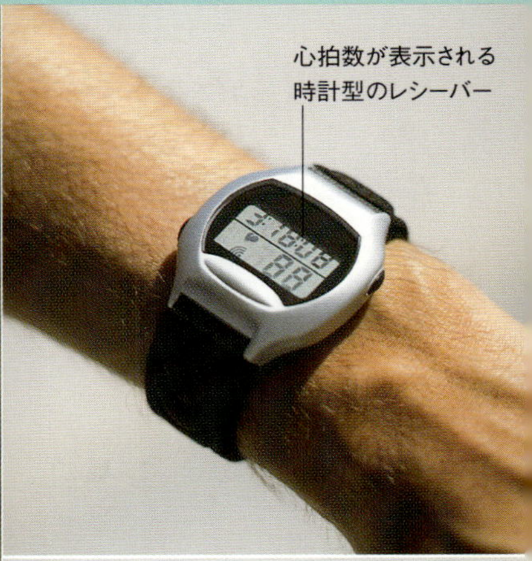
心拍数が表示される
時計型のレシーバー

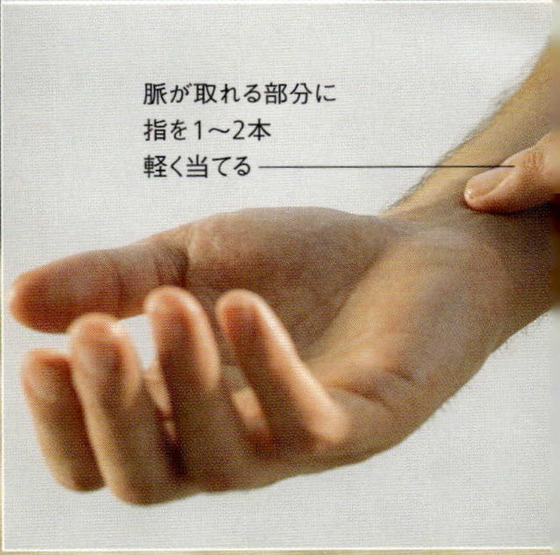
脈が取れる部分に
指を1〜2本
軽く当てる

もっとも一般的なタイプの心拍計（写真上）。トランスミッター付きのストラップを胸に巻いて心臓の電気的活動を計測し、腕のレシーバーに無線信号を送ります。器具を使わずに心拍数を調べるときは、手首に指を当てて脈を取ります（写真上）。

ウォーキングでもっとも効果を上げるために、体力の100％を使い切る必要はありません。自分の最大心拍数の65〜85％の範囲まで心拍数が上がるペースで歩くのが理想です。

歩幅を決める

体力向上にパワーウォーキングを最大限活用するためには、自分の基本的なウォーキング速度を決めなければなりません。その次に、時間をかけて速度を上げていき、体力アップを図りましょう。このとき、歩幅は大切な要素です——平均的な歩幅がわかれば、自分の歩ける距離や速度が計算できます。

歩幅と回数

歩幅は脚の長さから大まかに判断できますが、太ももの背面にある筋肉群、ハムストリングスの柔軟度と、お尻の可動性も歩幅に影響します。これらの筋肉が固い場合は、歩けば歩くほど、また筋肉のストレッチをすればするほど、効果が上がります。パワーウォーキングでは、自然で無理のない歩幅にしましょう。初心者は、速く進むために歩幅を広めにしなければと思いがちですが、正解はその逆です。スピードを上げるには、心地よい歩幅を保ちながら、足を速く出して1分当たりの歩数を増やすようにします。もし歩いているときに身体が弾むように感じるなら、歩幅が広すぎますので、少し狭めてください。色々と試して、自分に最適な歩幅を決めましょう。片足からもう一方の足へと流れるような動きを途切れさせることなく前進できる歩幅にしましょう。

歩幅を計る

メジャーを用意しましょう。家族や友達に計測を頼みます。また直線で20歩ほど歩ける場所に行ってください。ウォーキングのリズムが安定するまで自然な歩幅で歩きましょう。足がもっとも開いているときに静止します。歩幅が一番広がっている瞬間です。前足のかかとから後ろ足のつま先までの距離を測ってもらいます。何度か計測して平均的な歩幅を計算してもよいでしょう。初心者なら、始めて数週間で歩幅に変化が出やすいので、日常的にウォーキングを始めてから数週間後にもう一度歩幅

歩数計とは？

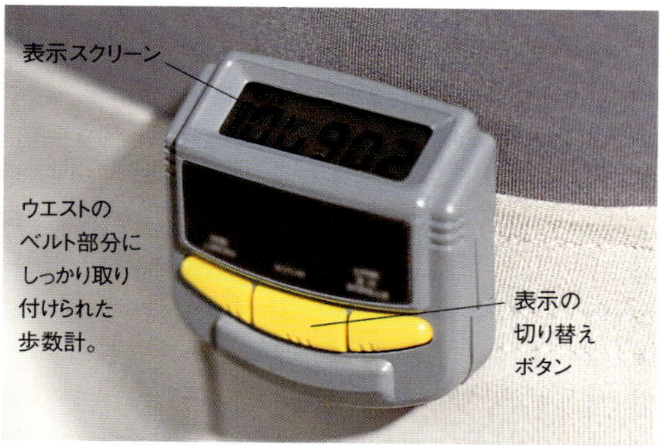

距離　歩数計の主な機能は、歩いた距離の計算です。歩幅を入力しておけば、歩数をカウントし、歩いた距離を計算してくれます。

現在では、歩数計の多くに特徴的な機能が付いています。次に紹介するのもその一部ですが、トレーニングの目的によっては、またダイエット中には特に便利な機能だと、私が感じているものをご紹介します。

カロリー　体重に基づいて、消費したカロリーを見積もってくれます。ダイエット中の人にとっては、たいへんやる気の出る機能です。

時間　多くの歩数計は歩き始めたときにスタートさせるストップウォッチ機能が付いています（リセットもOK）。日付の表示が出るものもあります。

速度　1分間当たりの歩数に基づき、平均的な速度を計算してくれる機種もあります。

アラーム　ウォーキングにインターバル・トレーニング（P.136参照）を取り入れている人には、便利な機能です。ペースを変えるタイミングをアラームで知らせるよう、セットすることができます。

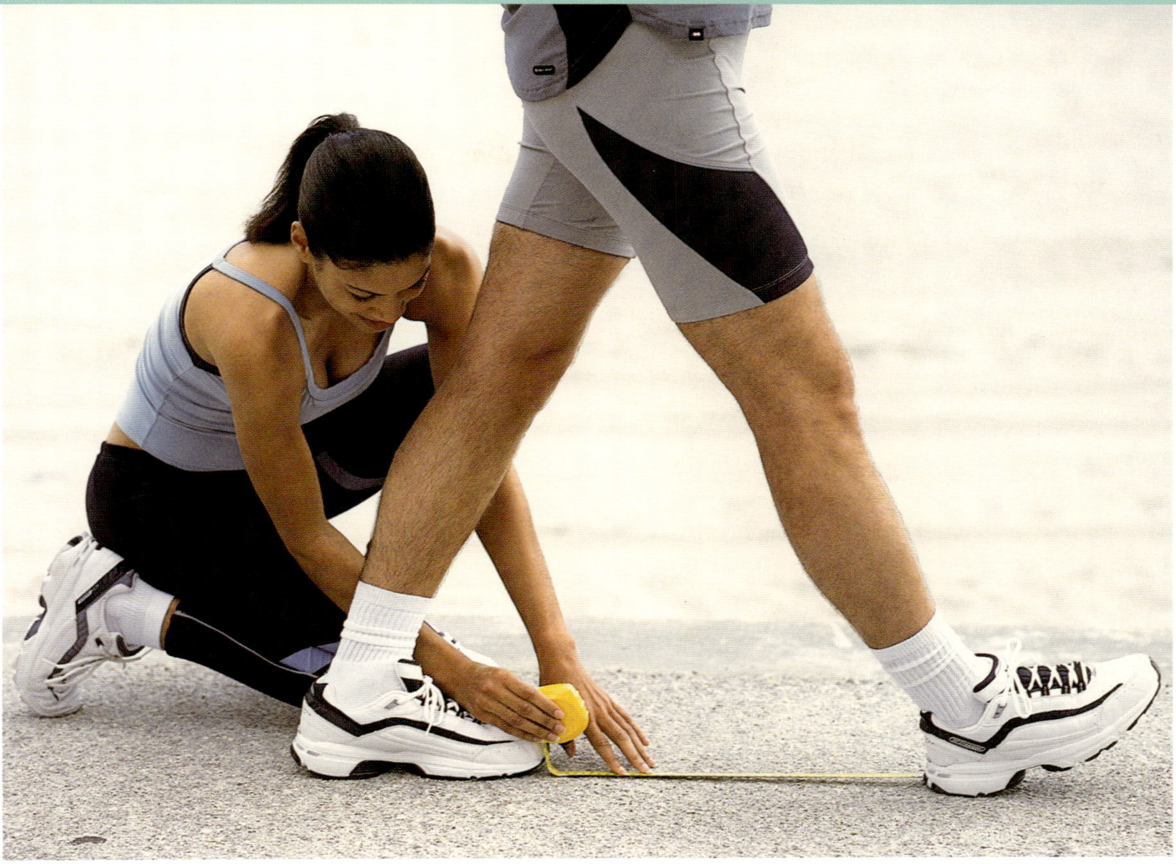

歩いている途中に止まって、前足のかかとから後ろ足のつま先までの幅を計ってもらい、歩幅を確認します。

を計ったほうがよいでしょう。技術が向上すると自然にペースが上がり、歩幅は若干広くなります。また、脚とお尻の筋肉が伸びて、強くなっているはずです。

1分間当たりの歩数

歩数計(左ページ参照)を使わずに歩いた距離を計算するなら、歩幅を計っておかなければなりません。片足の歩数を1分数えておき、その数を2倍して1分間当たりの歩数を計算します。この歩数を歩幅とかけて、1分間に歩いた距離を算出します。一般的な男女別のウォーキングペースは下表のとおりです。

ウォーキングペース	女性	男性
	1.6Km(1マイル)のウォーキングにかかる時間	
ゆっくり	17〜19分以上	16〜18分以上
並	13〜16分	12〜15分
速い	12分	11分

ウォーキングルートの計画

気の向くままにウォーキングに出かけるのはたいへん楽しいものですが、気軽に出かけて失敗してしまうこともあります。どの程度の距離を歩くかという判断は難しく、時にはあまりにも早くウォーキングが終わってしまったり、予定していたゴール地点の先まで行ってしまうことがあるでしょう。ウォーキングを楽しみ、成功させるための鍵は、第一に自分のウォーキング力を知ること、第二に自分の体力に合うルートをいくつか計画することです。ルートを紙に書きだすと、あなたのウォーキング力が上がるに連れ、そのリストは長くなっていくでしょう。

他のスポーツを通じて自分の体力がどの程度かわかっていても、パワーウォーキングが初めてなら、ルートを計画する前に自分のウォーキング力を知らなければなりません。そのためには、1.6km（1マイル）歩いて、かかった時間と歩き終えたときの気分を記録する方法が一番です。1.6Kmは遠く思えるかもしれませんが、週末に買い物に出かけると、平均で4.8Km歩いているということです。

ウォーキング力を知る

一定の距離を歩く速度を計り、ウォーキング力を試すための理想的な場所は、陸上競技用トラックです。学校や公園にこのようなトラックが設けられているでしょう。使わせてもらうためには、許可がいるかもしれません。一般的な陸上のルールでは、標準トラックのもっとも内側のコースは1周402m（440ヤード）と定められていますが、トラックによって様々なので、必ず距離を確かめてください。1.6Km歩くためには、内側のトラックを4周しなければなりません。内側のコースから外側に1本ずつ移動するたびに距離が7m（7.5ヤード）長くなります。ウォーキング力を調べるのにトラックが便利なのは、集中力を妨げる車や歩行者がいない、トイレや水道といった施設がそばにある、気分が悪くなったときにいつ立ち止まっても安全である、という理由からです。もし近所にトラックがなかったら、車か自転車で路上を走って1.6Kmを測り、そのコースを歩きます。その際、円を描くようなコースにしておけば、疲れたり、何らかの理由で中止する場合を除いて、自宅のそばでゴールできます。無理のない程度にできるだけ速いペースで歩き、タイムを計ります（ウォームアップとクールダウンを忘れずに。P.68－72参照）。15分、いや30分以上かかるかもしれませんし、中止しなければならないかもしれません。歩き終えたら経過をチェックします。たとえば、最後まで歩き通せたか、脚は痛いか、つらかったか、息が切れたかなど。これらの問いに対する答えは、今後のウォーキングの進め方を決める材料になります。1.6Kmが楽に歩けたら、ウォーキングプログラム（P.142－153参照）のいずれかを実行する準備ができています。プログラムをスタートさせるときは、自分の身体の声に耳を傾け、もしそのプログラムが自分には楽すぎたり、きつすぎると感じるなら、レベルの違うプログラムにトライしてみましょう。ウォーキングを始めて数週間経ったら、またこのウォーキングテストに挑戦し、ウォーキング力の伸び具合をチェックしてみてください。

もし1.6Kmを歩ききるのが難しかったら、ウォーキングに慣れるために、数週間は自分のペースで歩ける距離をウォーキングしてみるとよいでしょう。たとえば、トラック1周だけとか、0.4km（1/4マイル）か0.8Km（1/2マイル）分だけ歩き、この地点まで歩くことができたら、そこから距離を伸ばしていけばよいのです。

次のステップ

自分のウォーキング力と、スタート時の距離が把握できたら、2～3とおりのルート作りをします。ルートによって、歩きやすさに差があるでしょうし、気に入ったルートを複数見つけるまでは、しばらく時間がかかるでしょう。ルート作りは、あくまで現実的に。もしそのルートに、あまりにも注意しなければならない点が多かったり、その地区についてよく知らないのなら、歩かないのが一番です。周囲の環境を楽しめることが大切なのです。歩きやすさ、変化の多さ、楽しさがウォーキングルートを計画する際の目安だと思います。

都会を歩く

街でウォーキングをする利点のひとつは、平らな道が多く、一定の歩幅を保ちやすい点です。また、広い公園、校庭のある学校、時には運河もあり、ウォーキングルートに変化がつけられます。自分の住む町について調べ、名所旧跡を通るルートが作れないか検討しましょう。地域の地図を見て、ウォーキングルートに入れられるような湖や森がないか、またウォーキングしながら眺められるような美しい景色のある場所をチェックしてみてください。地域の環境を知り、新しい体験をするきっかけにパワーウォーキングを活用しましょう。

米国でたいへん人気のある「ショッピングモール・ウォーキング」もひとつの選択肢です。ショッピングモールを歩くメリットは、安全性、天候に左右されない環境、そしてトイレなどの施設が完備されている点です。メインストリートとこの通りに交差する通路との組み合わせ次第で、ルートに多くのバリエーションがつけられますし、距離の設定も思いのままです。混み合う時間帯を避ければ、買い物客の邪魔にもなりませんし、歩くスペースも充分取れます――ウォーキングにふさわしいのは早朝や平日です。

街なかのウォーキングのマイナス面は、安全性です。安全に歩くための情報については、P.116－117に詳しく出ています。

素晴らしきアウトドア

田舎に住んでいるなら、ウォーキングのルートは、農場や森林、丘、海辺などになるでしょう。田舎ほど素晴らしいウォーキング環境はありません。周囲に広がる自然の景色や音色に心が落ち着きますし、道すがら小鳥や他の野生動物の姿をみつければ、運動のハードさをしばし忘れてしまうでしょう。

田舎でウォーキングする際、坂道や舗装されていない道をルートに入れれば、運動の質に少し変化が生じ、平らな路面を歩くよりもハードになります。乗馬道はウォーキングにも向きますが、馬の歩いたあとはでこぼこになっているので、足元に注意しなければなりません。坂道や歩きづらい小道では、同じ距離を歩いても、平坦な道を行くよりも筋肉を使います。予想よりもきついと感じることがあるでしょうから、覚えておいてください。

街を歩くよりも交通量が少なく空気もきれいですが、ドライバーは都会よりも田舎のほうがスピードを上げて運転しがちです。また、道路は狭く、歩道がない場合も多い点に注意しましょう。

ルート作りのポイント

様々な距離のルートを設定してください。たとえ経験の長いウォーカーでも、あまり時間のないときは、短いルートを選ぶものです。

静かな公園から賑やかな通りまで、雰囲気の違うルートを用意しておきます。

自宅の玄関からウォーキングを始めるか、それとも乗り物で別の地域まで出かけてから歩き始めるか、決めましょう。

夜のウォーキングでは、その地域が安全か、歩道や街灯が整備されているか、確かめましょう。たとえ日中でも、問題のある場所は避けてください。

なかには、時間帯によって交通量がたいへん多く空気が汚れているルートもあります。そのような時間帯はできるだけ避けて歩きます。

そのルートにトイレや水を買えるお店があるか、またその正確な場所をチェックしておきましょう。

自然公園を通り抜ける予定なら、開園時間を確かめておきましょう。

姿勢と呼吸

労働の場に現代の科学技術が取り入れられてから、多くの人が長時間の座り仕事を余儀なくされています。机に向かって背中を丸めた姿勢は、よくない姿勢を生み出す筋肉を、知らず知らずのうちに鍛える結果になっています。このような姿勢を矯正する最良の手段は、ウォーキングのように、よい姿勢と呼吸法が重要な要素になっている運動を行うことです。

姿勢の大切さ

背中と腹部にあるコアマッスル（P.52-53参照）は、身体を直立させる役目を果たしています。しかし、これらの筋肉は、コンスタントに、しかも適切に使わないと締まりが悪くなり、効率よく働かなくなってしまいます。背筋を伸ばして立ち、よい姿勢を保とうとしても、ぎこちなさや苦痛を感じてしまいがちなのは、これらの筋肉に、慣れない動きを指示しているからです。背筋を伸ばして立ち、お腹を引き締め、おへそを背骨に引き寄せるようにしてください。背骨が自然に伸びる感覚を身につけましょう。この動きを日常的に行っていると、姿勢がよくなるだけでなく、腹筋を強化し、引き締めることもでき、背が高く見え、すっきりとした立ち姿になります。

頭―首―背中の関係は、よい姿勢の鍵です。身体は頭に従って動くので、頭を突き出すと背骨がその動きに従い、首、肩、背中の上部の筋肉を緊張させます。

姿勢のチェック

身体をニュートラル・ポジションにしたときの筋肉の感覚を覚えておきましょう。

よくない姿勢

頭が前に飛び出して、あごは突き出ており、首と肩の筋肉が緊張しています。肩が丸まり、胸は縮んでいます。腹筋は押し出され、背骨は弓なりになり、骨盤は後ろに飛び出しています。

正しい姿勢

両足に均等に体重をかけ、足元を安定させるために少し足を開いて立ちます。かかとからひざの後ろ側が一直線になるイメージで立ってください（ただし、ひざを突っ張らないでください）。太ももから腰にかけては少し前傾させ、お尻は内側に引き締めます。胸を引き上げ、肩を下げて力を抜き、首は無理なく伸ばします。あごは床と平行にし、頭頂は天井に向けます。背骨はニュートラル、つまり自然なカーブを保った状態にしてください。

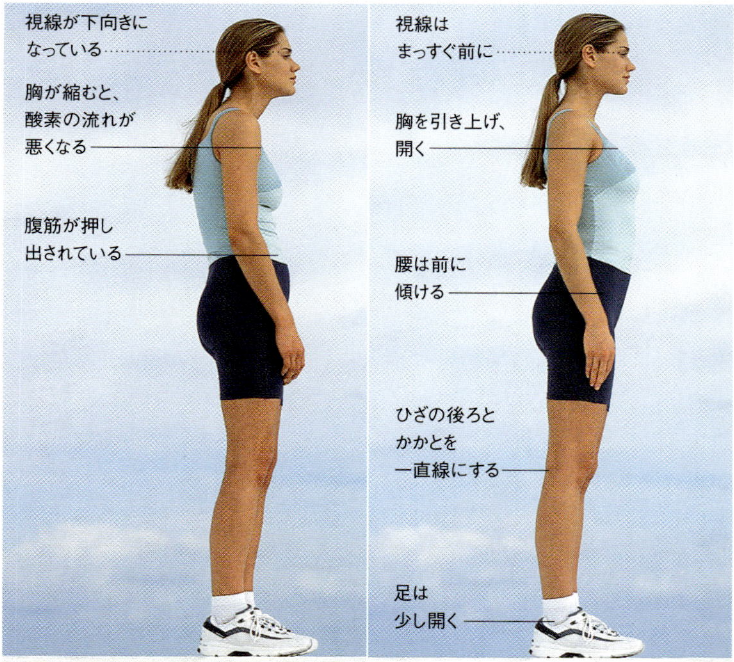

視線が下向きになっている
胸が縮むと、酸素の流れが悪くなる
腹筋が押し出されている
視線はまっすぐ前に
胸を引き上げ、開く
腰は前に傾ける
ひざの後ろとかかとを一直線にする
足は少し開く

座っている時間の長い人、とりわけコンピューターを使っている人は、頭と首を突き出す傾向があります。

パワーウォーキングを始めて間もなく腰の痛みを訴える人が多く、その痛みは、とかくウォーキングのせいにされがちです。しかし実際は、姿勢の悪さが原因なのです。できるだけ早く正しい姿勢を身につけましょう。というのは、高齢になると姿勢の悪さが慢性的な頭痛から関節炎まで、あらゆる種類の健康問題を引き起こすからです。

姿勢をよくする習慣

親切な友人が姿勢をよくする簡単な方法を教えてくれました。ゴムバンドを、職場の電話など毎日頻繁に目にする物に巻き付けておきます。そのゴムを見るたびに、胸を張って左右の肩甲骨を30秒間くっつけます。これを続けているとよい癖が身に付き、背中上部の筋肉が強化されるため、姿勢がよくなります。

呼吸法

呼吸という活動は、非常に自然で無意識的なものなので、ほとんどの人は特に注意を払いません。しかし、正しく呼吸している人はごくわずかです。概して、浅い呼吸、すなわち胸式呼吸では、肺の容量を充分使っていません。さらに姿勢が悪いと、胸郭の働きが制限され、充分に肺を広げることができません。

ウォーキング中に横隔膜を使って深く息をすると（P.76-77に、横隔膜を使った呼吸法について詳しく書いています）体力アップ効果が最大限に高まりますが、まずは自分の呼吸を意識し、呼吸によってもたらされるエネルギーを体験しましょう。下のとおり、呼吸を意識するエクササイズを行い、息をするたびに、酸素を身体に送り込む意識を持ちます。背骨を伸ばして、身体の中に空気を送り込んだり、外に出したりする感覚をつかんでください。ウォーキングに出ているときもこの感覚が再現できるようになるまで、繰り返し練習しましょう。

呼吸を意識する

仰向けに寝ます。あごを少し引いて首を伸ばします。目を開け、まっすぐ上を見ます。おへそを背骨に引き寄せてください。一方の手をおへそのすぐ下の腹筋に当て、もう一方の手を胸郭に当てます。ゆっくりと、一定のリズムで息を吸い込み、胴の筋肉の動きを意識してください。お腹をふくらませてはいけません。息を吐き出し、胸郭の動きを意識します。肩を後ろに引き、両側の肩甲骨が少し近付く様子を感じます。上半身全体が縮むのでなく、広がる様子を体感しましょう。

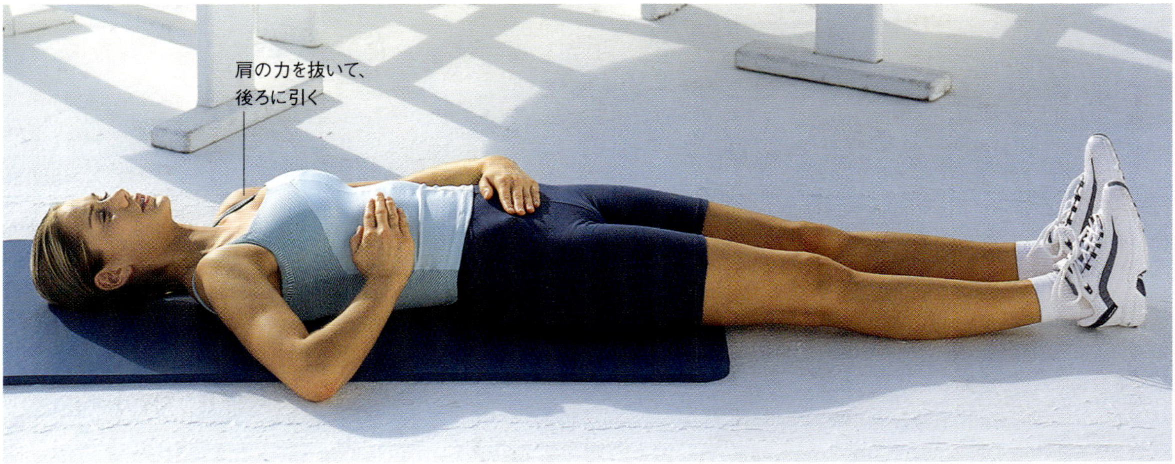

足運び

いくつかのポイントを押さえて、普段の歩き方を少し変えるだけで、レギュラーウォーカーからパワーウォーカーへのレベルアップが簡単にできます。パワーウォーキングでは、骨盤や臀部を充分に動かして足を踏み出します。そのあとに続くのは、体重移動にともなって、かかとからつま先へと足を回転させる、ローリングモーションという特徴的な動きです。練習を重ねて、かかとを巧みに打ち、ダイナミックにけり出す歩き方をマスターしましょう。

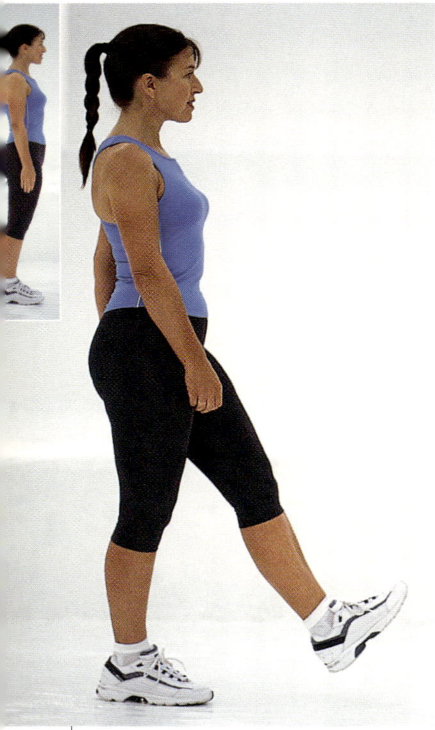

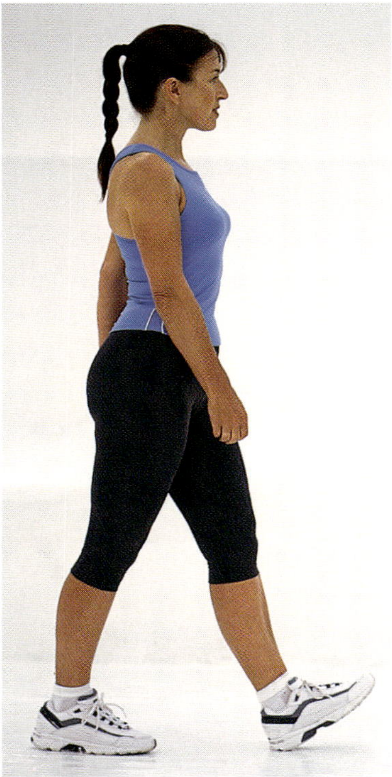

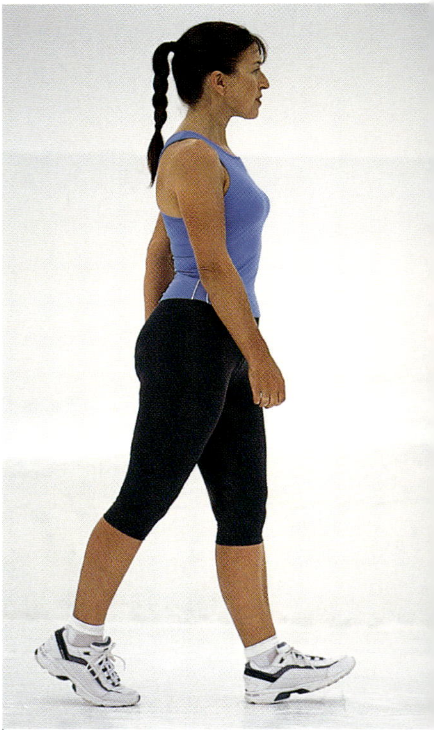

1 背筋を伸ばして立ち、肩は力を抜いて後方に引き、お腹を引き締め、骨盤は前に押し出します。腕は力を抜いて、横に下ろします。まず左脚を伸ばします。ひざに力を入れて突っ張ったり、伸ばしすぎたりしないよう注意してください。左足の足首は曲げたままにしておきますので、つま先は上向きになります。

2 ごく普通の歩幅で着地します。足裏と足首とを直角にした状態で地面に着けますので、足首はかなり突っ張るでしょう。このように着地すると、ステップ3のポジションに移るまで、左足を充分ローリング（回転）させることができます。後ろ側にある右足は、しっかり地面につけます。

3 前方に身体を動かします。体重は左足のかかとと右足のつま先に均等にかかっています。まっすぐ前を見て、あごは地面と平行にします。肩の力を抜くのを忘れないでください。

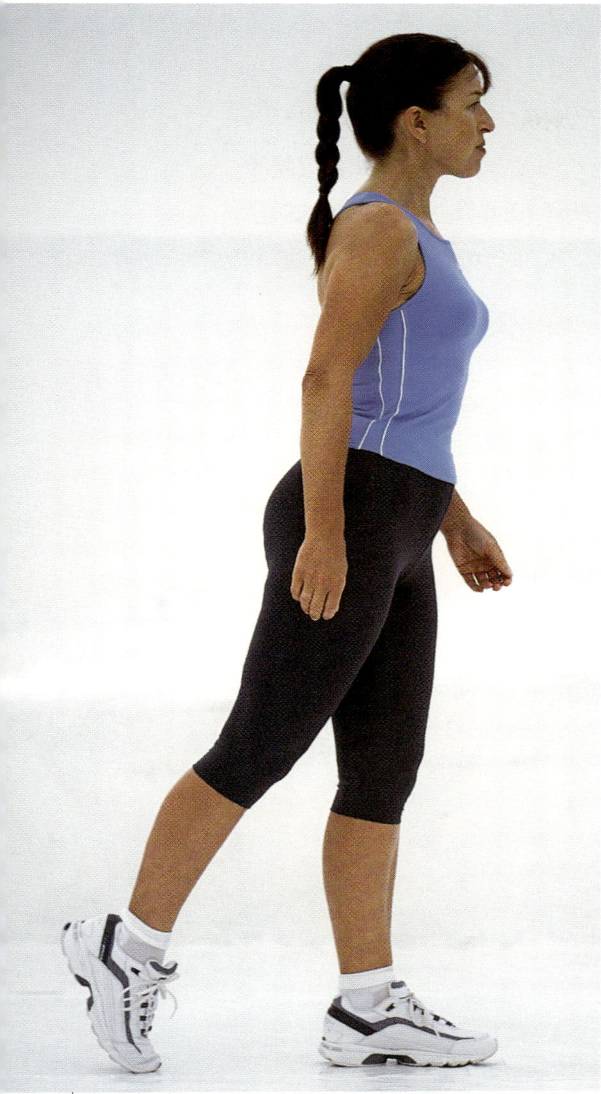

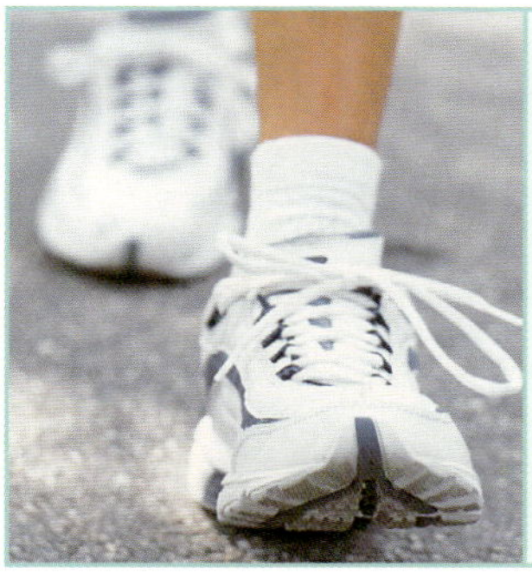

一直線上を歩く

一歩踏み出すたびに、一本の線の上を歩いているとイメージしてください。着地するときは、他方の足のほぼまっすぐ前に足を下ろし、左右に間が開かないようにします。このウォーキング法だと、時間とエネルギーのロスがありません。

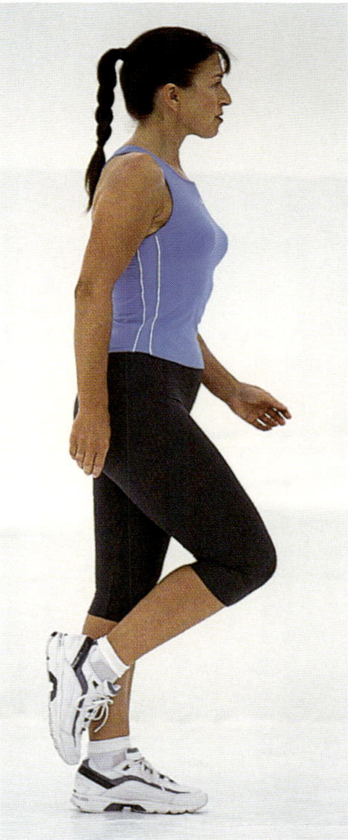

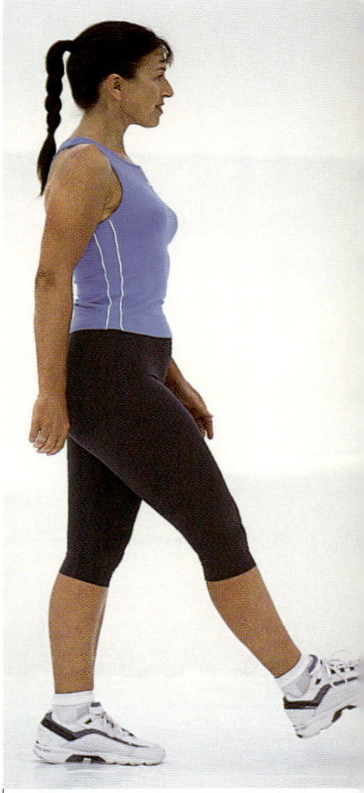

4 体重を左足に移します。左脚は曲がらないようにし、ローリングした左足がつま先までぴったり着地するまで、できるだけ長くかかとに体重をかけておきます。右足は、かかとを持ち上げて押し出す準備をします——パワーウォーキングの一番のポイントがここです。パワーと推進力は、つま先の押し出しで得られます。難しい動きなので、最初は意識的に強く押し出してください。後ろ足を、つま先から充分に伸ばす感覚をつかみます。この時は、若干、前傾姿勢になります。

5 後ろにある右足を前に移動させます。地面から足をあまり離さないでください。大きく動くとエネルギーと時間の浪費になります。

6 右足をすぐに伸ばしながら、足を持ち上げ気味にして、ステップ1と同じようにかかとを打ち付ける準備をします。練習の段階では、腕は足と逆方向に自然に振ります(P.44-45「腕の振り」も参照)。

腕の振り

強い腕の動きによって、リズミカルに、効率よくウォーキングできるだけでなく、上半身が引き締まって、ラインが美しくなります。多くの人は、パワーアームを始めて間もないうちは、気恥ずかしさを感じるでしょうが、この腕の動きがエネルギーの源であり、速度を上げるためには不可欠だと気付くでしょう。血液の流れがよくなるので、血行のよくない人でも両手が温まります。

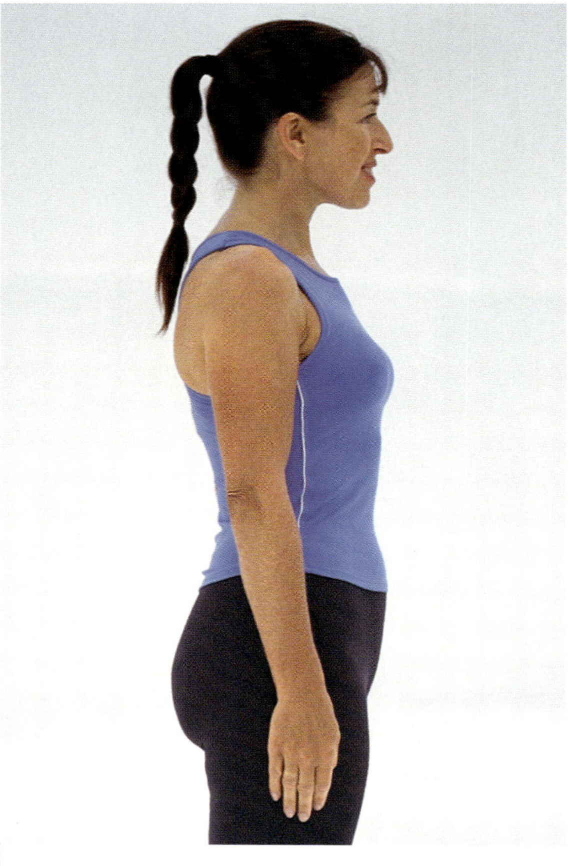

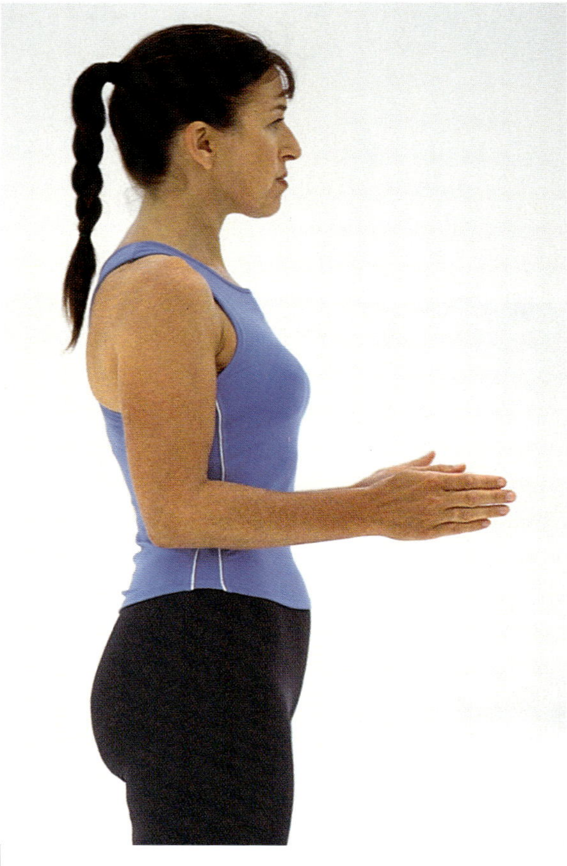

1 背筋を伸ばして立ち、腕は力を抜いて横に下ろします。歩き始めると、自然に腕は足と逆方向に揺れるでしょう。歩き始めたら、この揺れを意識的に強くしてみてください。常に、腕を振るときは肩から行うように注意します。

2 これがニュートラル・ポジションです。ひじを90度に曲げ、軽く脇につけます。手は力を抜いて、ほんの少し丸めてお椀型にします。ステップ1の初心者のポジションから、腕をこのポジションに変えて歩いてみてください。歩くとき、ひじは固定し、肩から腕を動かします。

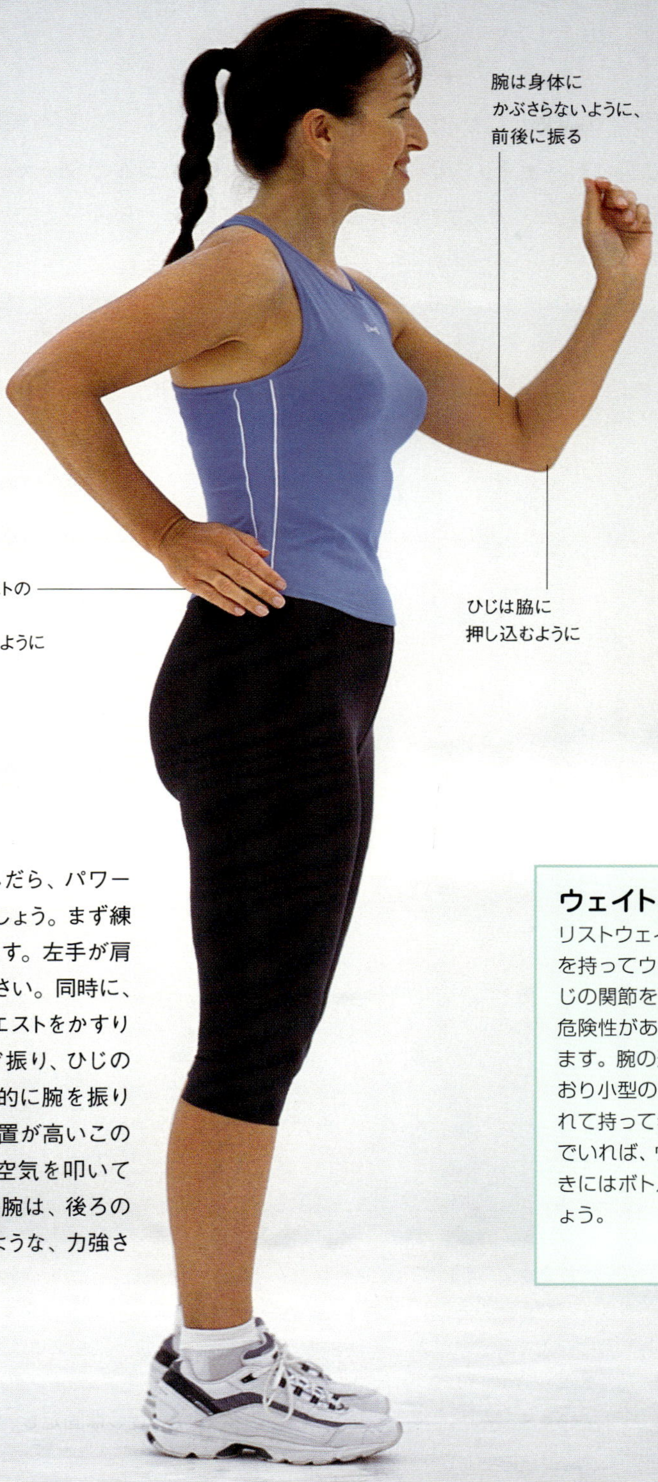
腕は身体に
かぶさらないように、
前後に振る
手がウエストの
高さから
下がらないように
ひじは脇に
押し込むように

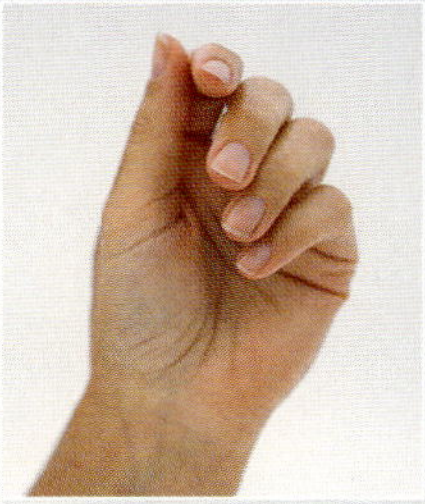

手は軽く丸めて

3 ここまでの練習がすんだら、パワーアームを実践してみましょう。まず練習として、左腕を前に振ります。左手が肩の高さになるまで振ってください。同時に、右腕を後ろに振って手でウエストをかすります。腕は、前後にまっすぐ振り、ひじの角度を90度にします。意識的に腕を振りましょう。もっとも両腕の位置が高いこのポジションでは、前の腕が空気を叩いているように感じられ、後ろの腕は、後ろの人をひじで突いているかのような、力強さがあります。

ウェイトとウォーキング

リストウェイトを付けたり、ウェイトを持ってウォーキングをすると、ひじの関節を傷めたり、高血圧になる危険性があると、いつもお話しています。腕の運動を行いたいなら、時おり小型のボトルに半分ほど水を入れて持って歩きます。時々水を飲んでいれば、ウォーキングが終わるときにはボトルが空になっているでしょう。

足運び＋腕の振り

別々に練習した足と腕の動きを組み合わせます。足の動きに気を配りつつ、腕を高く上げすぎないように、などと腕にも注意を払わなければならず、最初のうちはぎくしゃくしてしまうかもしれません。手足をスムーズに動かすためには、ただひたすら練習あるのみです。

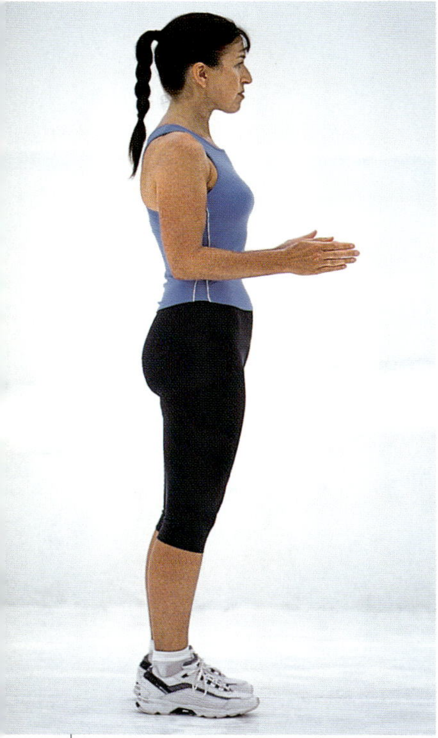

1 背筋を伸ばしてしっかり立ちます。胴を腰や腹部から引き上げてください。視線はまっすぐ前に向けます。肩の力を抜き、胸を開きます。腕はニュートラル・ポジションにし、ひじは90度に曲げ、手を軽く丸めます。

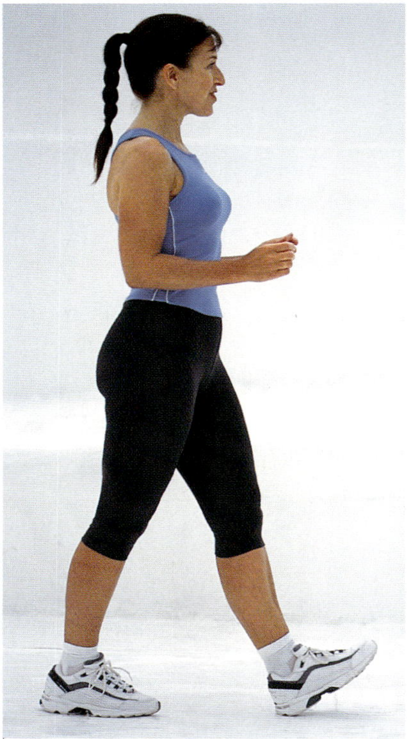

2 左足を一歩出します。左の足首はしっかり曲げ、右足はしっかり地面に着けてください。腕は足と逆方向に動かしますので、右腕を前に、左腕を後ろに振ります。左足のかかとが地面を打ったとき、体重を右足から左足へと移し始めます。

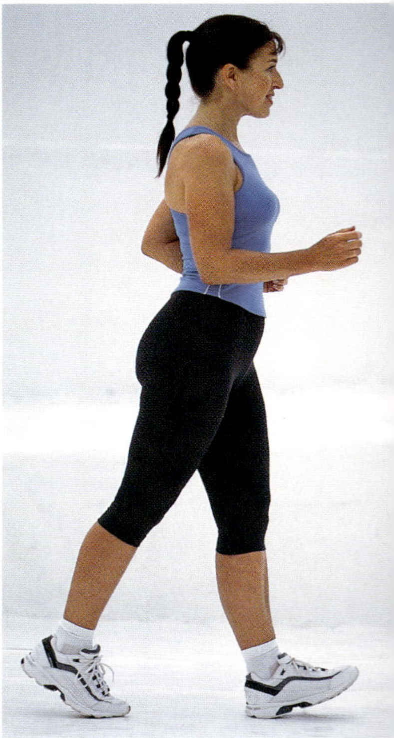

3 中間の足の位置で、体重は、左足のかかとと右足のつま先に均等にかかっています。腕はそのまま、一番高い位置へと振り上げていきます。視線はまっすぐ前に向けた状態を保ちます。

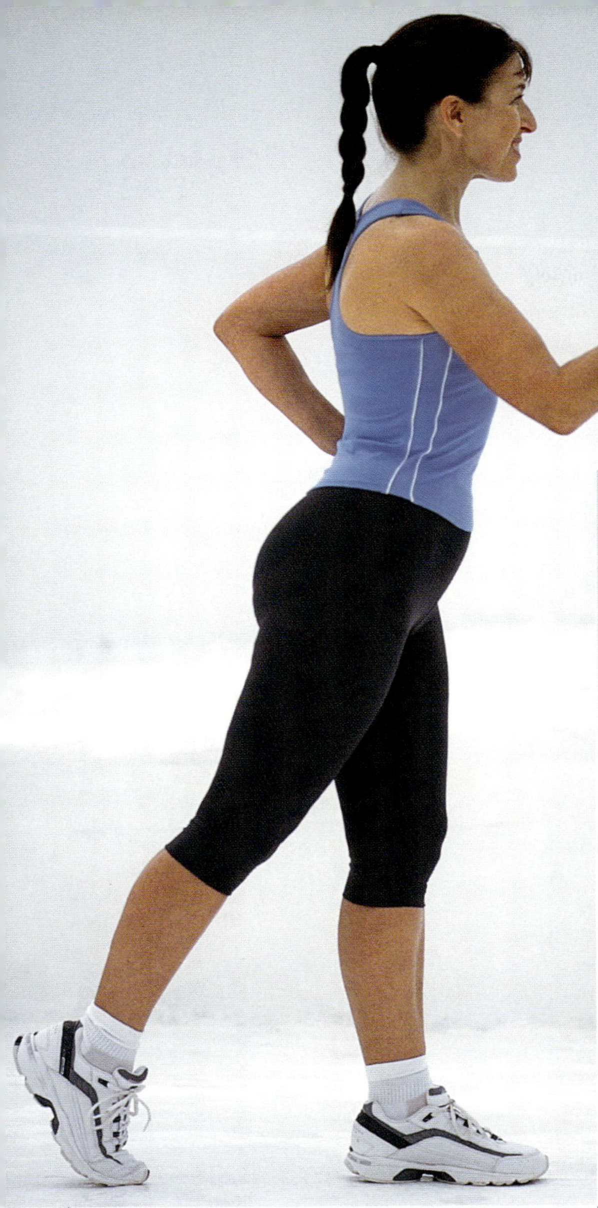

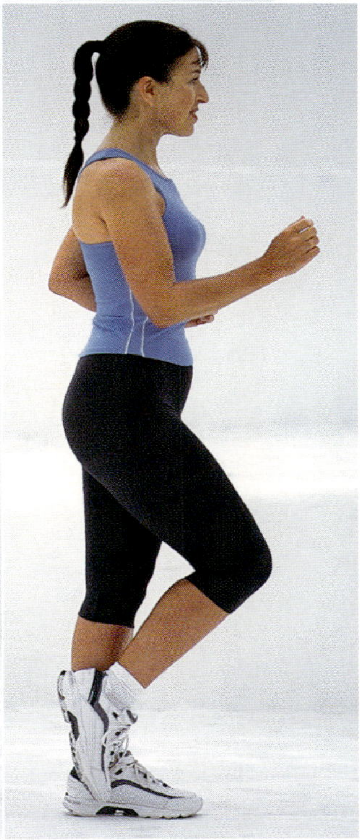

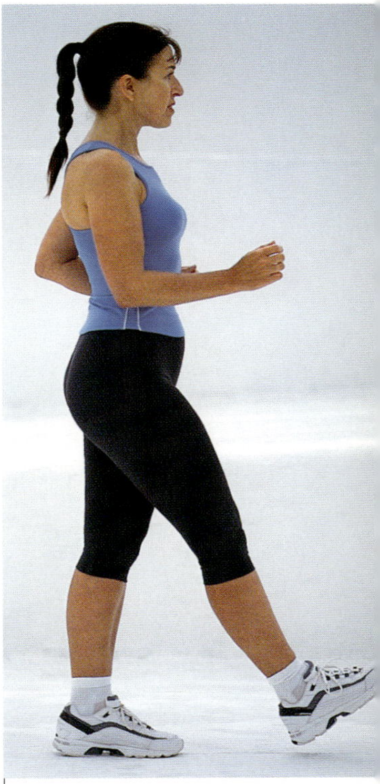

4 体重を左足にすっかり移動させると同時に、右足はつま先を残して持ち上げます。この後ろ足は、速度を出すために、強く地面を蹴る準備が整った状態です。右足はしっかり伸ばし、身体は少し前傾させます。同時に、腕で勢いをつけます。右腕は前に突き上げ、左腕は後ろに「ひじ鉄」を加えます。前の手は肩の高さを越えないようにし、後ろの手は、ウエストの高さより下がらないようにします。

5 右足を地面からほんの少しだけ持ち上げ、前に移動させます。右腕は後ろに、左腕は前に動かし、先ほどと同様に、足と逆の方向に振ります。

6 右足を前に伸ばします。つま先を上に向け、かかとを打つ準備をします。直線の上を歩いているかのように、足先は必ず前に向けるようにしてください。腕はニュートラル・ポジションを通過させ、次の振りに移ります。

よくある間違い

ウォーキングで身体を痛めてしまった場合、姿勢の悪さが原因かもしれません。正しい姿勢が取れているか自信がないときは、P.40-41を読み直しましょう。また、この見開きの写真のような歩き方をしているのでは、と感じたら、鏡の前で歩き方をチェックするか、友達に歩き方を見てもらい、どこを直すべきか指摘してもらいましょう。

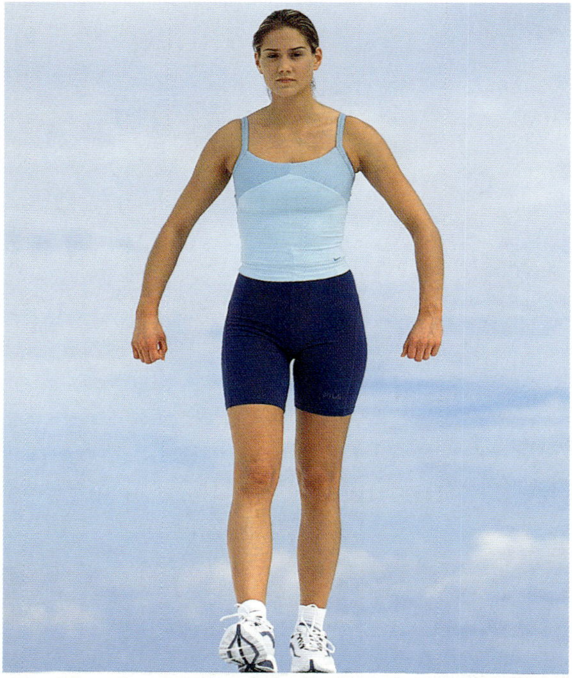

腕、足の開きすぎ

よくある間違いです。腕がだらりと伸び、体側から離れていますし、両足の間が開いています。特に男性はこのようなスタイルになりがちです。身体の側面の筋肉が発達しすぎていると、腕を体側に近付けた状態を保ちにくくなります。両足を開き気味に歩く人は、つま先を外向きにする傾向があり、そのため足が外に向かってローリングします。歩きながら、どのような足の使い方をしているかチェックしましょう。

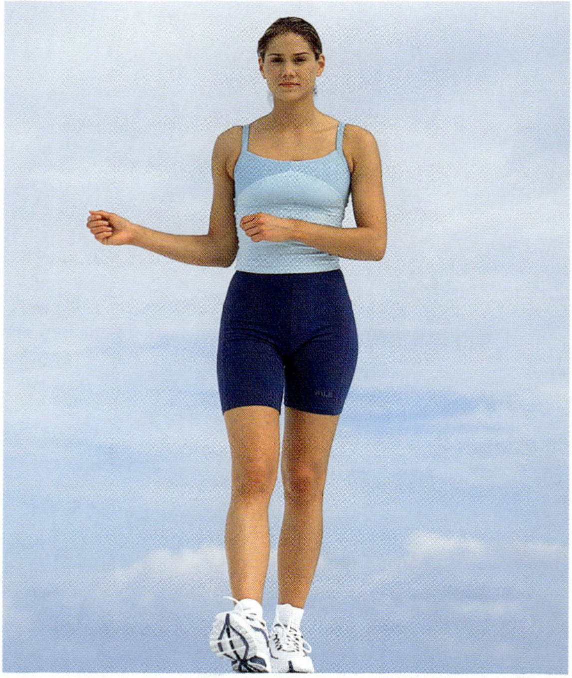

ジャグラーのような腕の動き

腕は正しい角度に曲げてありますが、後ろに振るべき腕を横に振り、前方に振るべき腕は身体にかぶさっています。必ず腕は直角にし、左右の腕の距離を一定に保ってください。腕の動きが身体の中心線を越えることのないようにします。ひじは、必ず体側のそばを通過させます。

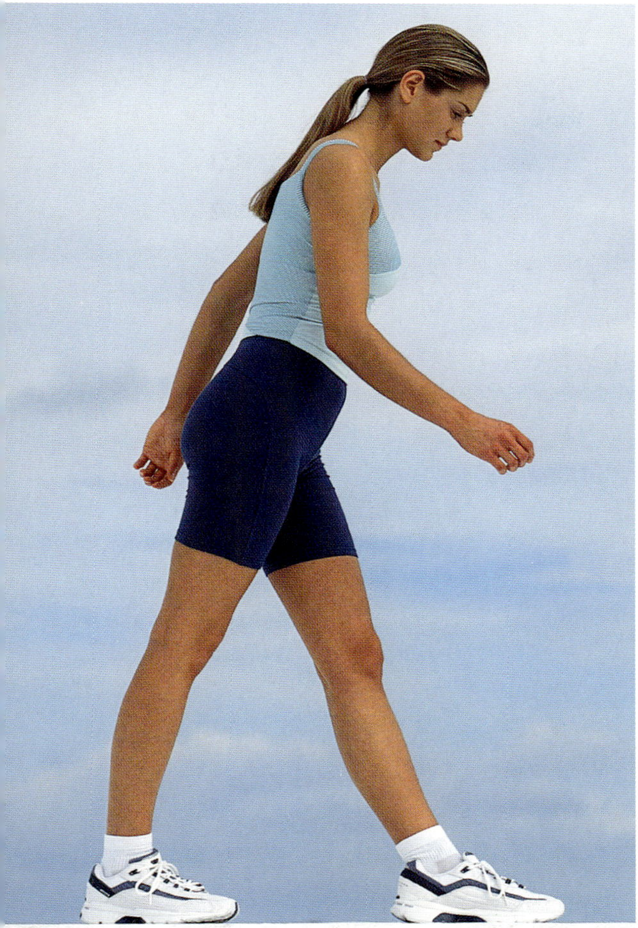

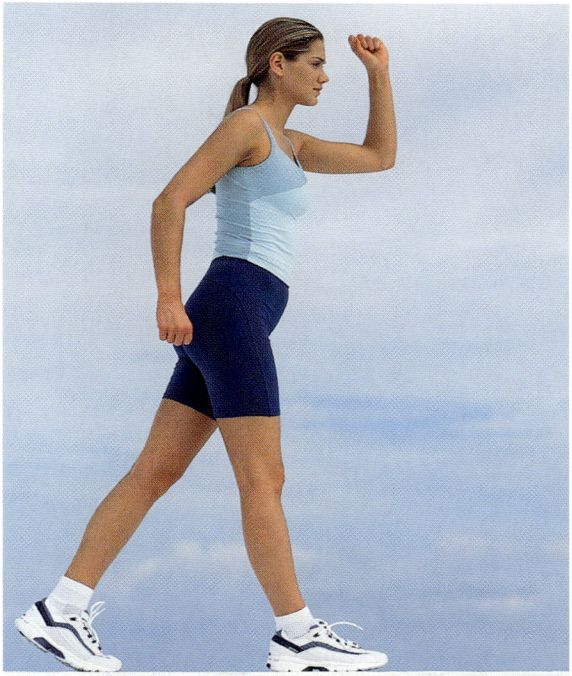

腕の振り上げすぎ

前の腕を振り上げすぎると、腕が開きすぎてしまいますし、足も腕のペースに釣られます。両腕の振りをコンパクトにし、前腕の推進力を制限してください。

前かがみ

姿勢の悪さが原因になっている例ですが、速く進もうとするために前傾姿勢になる人も多いのでは、と私は考えています。前かがみになると、視線が落ちて姿勢が悪くなり、ケガの原因にもなります。まっすぐ前を見ると、自然に姿勢はよくなるものです。前かがみの姿勢は、たいがいもうひとつの間違いとワンセットになっています。広すぎる歩幅です。歩幅を広くすると、それだけ速く進めると思いがちですが、実は逆効果なのです（P.36-37参照）——歩幅が狭いほど、速く進めます。歩幅が広すぎる人は、腕の振りを小さくし、この動きに足を合わせるようにして、矯正していきましょう。

よりよいウォーキングスタイルを取るためのポイント

- お腹を引き締めて、よい姿勢を保つ。
- 前足の足首をしっかり持ち上げてから、かかとを地面に打ち付ける。
- 自然な歩幅にする——無理に広げない。
- 前足を地面に着けるときは、後ろ足の前に、かかとを突き刺すように下ろす。
- 後ろ足の押し出しはしっかりと——これがパワーを出すコツ。
- 腕は肩から振り、ひじは常に直角を保つ。
- コンパクトでなめらかな動作を続ける。

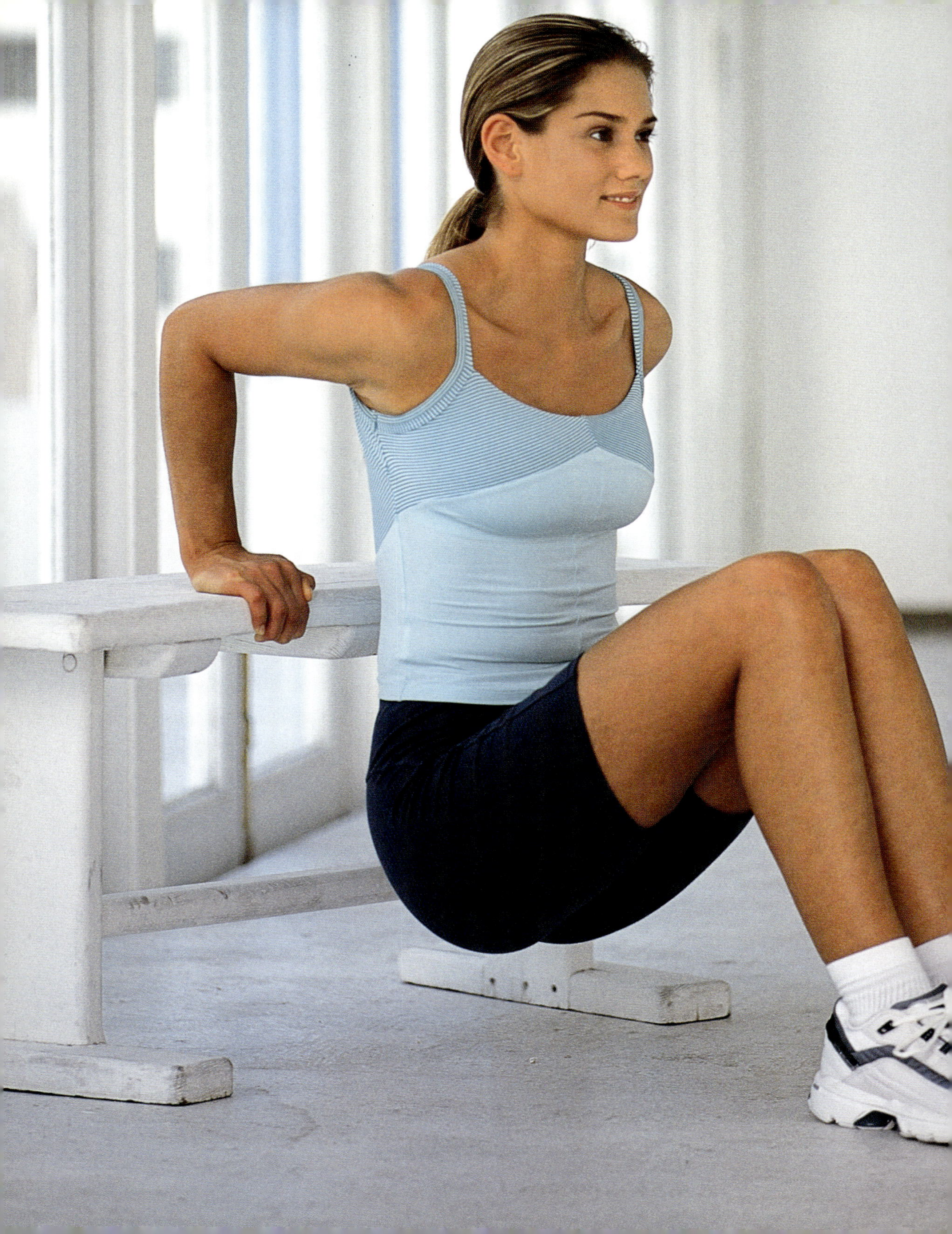

ストレッチと筋力トレーニング

パワーウォーキングにストレッチや筋力トレーニングを組み合わせると、ウォーキング力がアップし、自分の身体の状態がよく把握できるようになります。身体の働きがわかってくると、体幹の安定性を維持する大切さが理解できるようになるでしょう。これから紹介するのは、ピラーティス、ヨーガ、スイスボール運動、筋力トレーニングの各ジャンルから選び出したエクササイズで、持久力、安定感、バランス感覚の向上に役立ち、強靱で機敏な身体を作ります。毎日続けて、少しずつレパートリーを増やしていってください。

「背中がしなやかだと長生きする」

中国のことわざ

ストレッチと筋力トレーニングの意義

ある動作を、正確で効率よく、そして無理なく行なえるのは、筋肉系がまとまって働くためです。一例を挙げると、パワーウォーキング中は、ふくらはぎの腓腹《ひふく》筋から、首の両側にある胸鎖乳突筋までをつなぐすべての筋肉を使っています。しかし、多くの人が準備運動や整理運動を嫌々行っている様子を見れば、各筋肉群が相互に助け合う関係を理解している人は皆無に近いと思われます。また、ウォーキングを始める前に、首のストレッチしている人もあまり見かけません。

動作を司る筋肉は、骨格筋または随意筋と呼ばれ、2種類の動きをします。すなわち、収縮して短くなるか、緩んで伸びるかです。大半の骨格筋はペアで働きます。この筋肉は骨にくっついているため、一方の筋肉群が縮むと、もう一方の筋肉群が伸び、骨を引っぱったり、離したりするため、動作が生まれる仕組みになっています。筋肉群は、集結して動きを生み出すか、固定して、ある状態を保ったり支えたりします。対になる筋肉、たとえば「ふくらはぎ」なら「すね」、太もも背面にある「ハムストリングス」なら、前面にある「大腿《だいたい》四頭筋」、のストレッチを行うのが大切な理由もそこにあります。

柔軟性とストレッチ

「柔軟」とは、筋肉や関節の可動性がよいという意味です。個人の柔軟性は、日頃の運動量や座り仕事をしているかどうかなど、様々な要因で違いが出てきます。また、筋肉と関節は、加齢によって固くなります。柔軟性を高め、筋肉の緊張をほぐすのに役立つのがストレッチです。運動前後、特に運動後のストレッチ（P.68-72参照）は使っているうちに縮んでしまった筋肉を伸ばすために、欠かさず行いましょう。その日運動をしてもしなくても、毎日ほんの10分間のストレッチを行う習慣をつけたいものです。

パワーウォーキングによる健康面の効果を最大限にアップさせたいと思うなら、ウォーキングでもっともよく使う部分をしなやかにしなければなりません。つまり、ハムストリングス、ふくらはぎ、アキレス腱、さらにパワーアームの激しい腕の動きに使う、肩と背中上部の筋肉です。

コアマッスル

背中と腹部のコアマッスル（右ページ参照）は、直立したり、動作を正確に行うのに役立つ筋肉です。特に腹部の筋肉は、胴の周囲を包み、胸郭と骨盤とを結びつけ、身体の軸を安定させ、姿勢を保ちます。これらの筋肉が収縮すると、コルセットの働きをし、身体の前面と背面を引き締めます。もしこの部分の筋肉をあまり使わない生活をしている、たとえば座っている時間が長いライフスタイルだと、筋肉が弱まって姿勢が悪くなり、肩や腰の痛みを引き起こすことになりかねません。柔軟性と筋力を保つ努力をすれば、健康を保てるだけでなく、長寿で活動的な人生が約束されます。

どのくらいの頻度で行うか？

ウォーキングに出るときは必ずストレッチを行いましょう（P.72のウォームアップとクールダウンの流れを参照）。できれば、ウォーキングをしない日も行いたいものです（P.140-153のウォーキング・スケジュールも参照）。筋力トレーニングに関しては、P.54-59のエクササイズすべてを週に3回行うのが理想です。P.73にもストレッチと筋力トレーニングのプログラムが出ていますので、参考にしてください。

ウォーキングと姿勢筋

青線は、体重のかかる関節にかぶさっている姿勢筋を示しています。直立したりパワーウォーキングができるのは、これらの筋肉のおかげです。

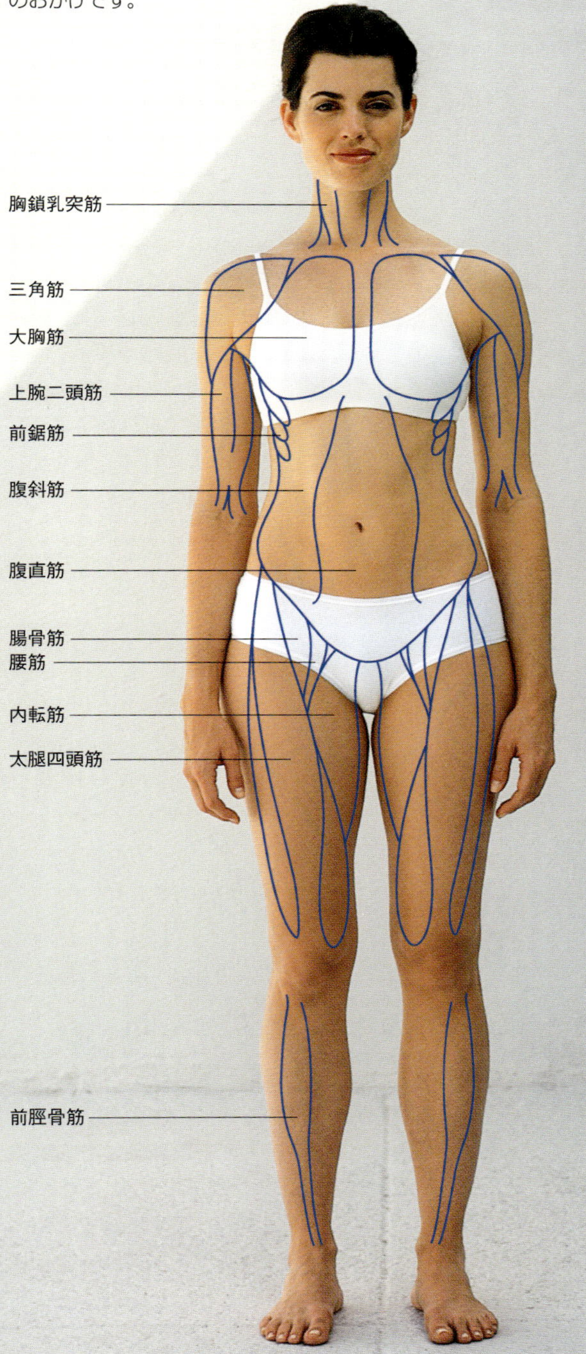

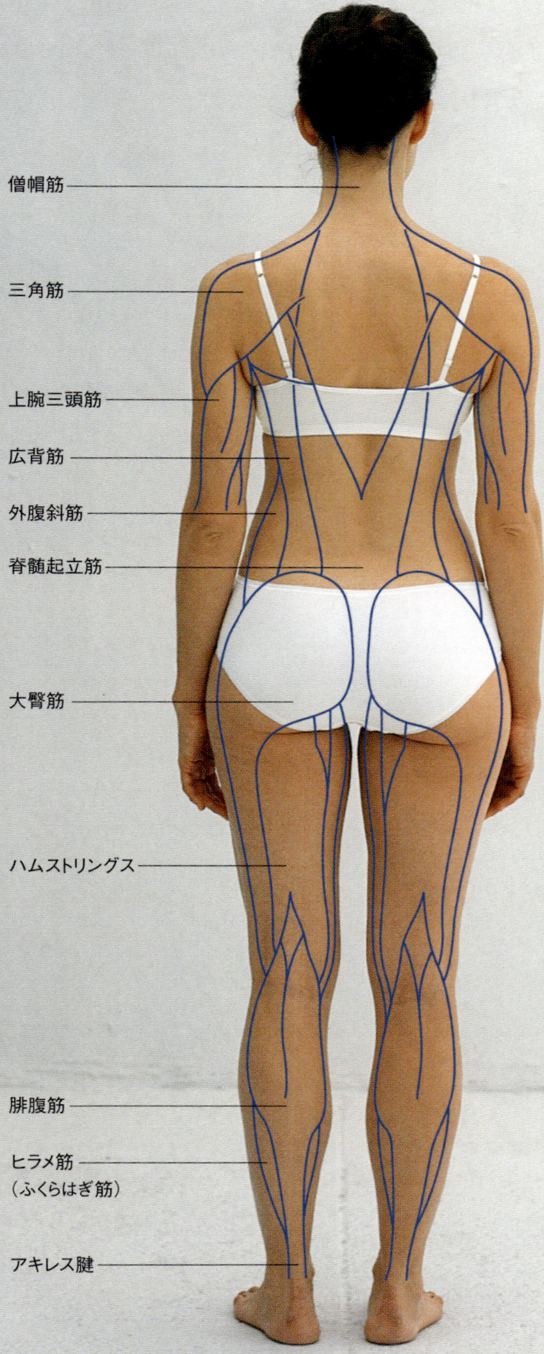

ダブル・レッグ・ストレッチ

ピラーティスのエクササイズです。下腹部の筋力アップと筋肉の協調性を高めるのに理想的な、初心者向けの運動です。腰に問題がある人は、ステップ2で、脚を角度を45度にせず、天井に向けて上げてください。

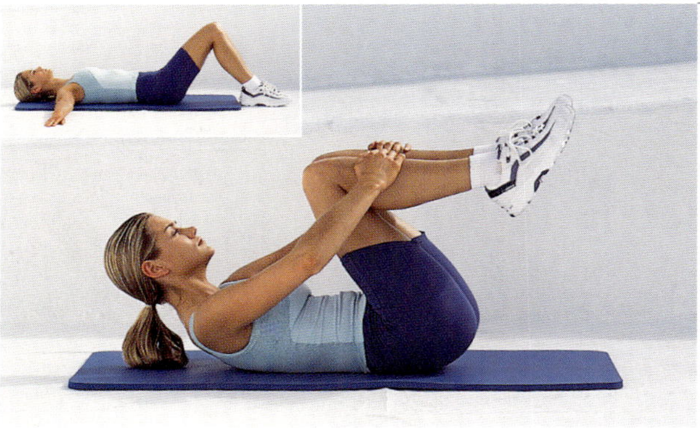

1 マットの上に仰向けになります。背骨はニュートラルにし、ひざを曲げ、両腕を横に開いて置きます。手で同じ側の脚をつかんで、両ひざを胸の方向に持ち上げ、つま先を伸ばします。次に、腹筋を使って頭と肩を持ち上げます。上半身を持ち上げるのに腕は使わないでください。腕の力を抜き、ひじを外向きにします。あごを胸に近付けて首を伸ばした状態を保ちますが、あごと胸をくっつけないでください。

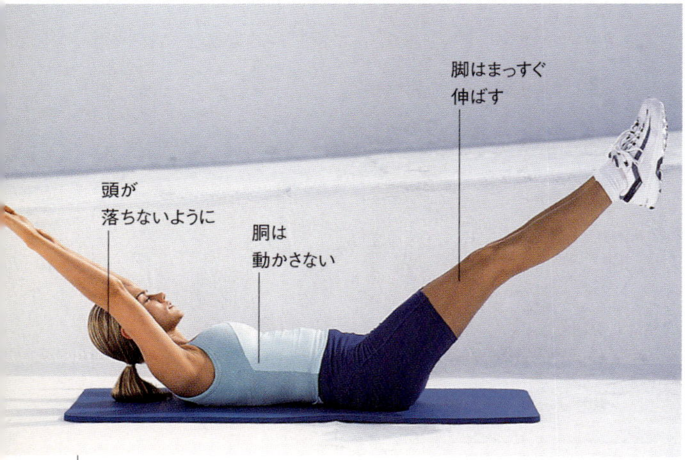
脚はまっすぐ
伸ばす
頭が
落ちないように
胴は
動かさない

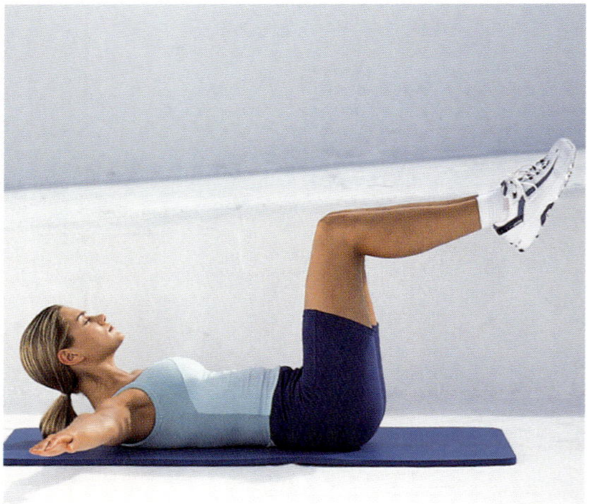

2 息を吸い込み、腕を耳の後ろに伸ばし、脚を伸ばして床から45度の位置でキープします。お尻と内ももを一緒に引き締めて腰を支えます。ストレッチしている間、次のようにイメージしてください。身体が2方向から引っぱられており、腹筋だけが、マットの上でしっかり自分の身体を支えていると。

3 息を吐き、ひざを胸に近付けます。腕は、大きく円を描くように両サイドに開きます。まるで肺からの空気をすべて絞り出そうとするかのように、お腹をさらに床に沈ませます。2-3の動きを5～10回繰り返してください。そのあとステップ1に戻り、息を深く吐いて運動を終えます。

シングル・ストレート・ストレッチ

これもピラーティスのエクササイズです。単独で行っても、またダブル・レッグ・ストレッチのあとに行ってもかまいません。このストレッチは先ほどのダブル・レッグよりもハードな動きで、コアマッスルを強化し、脚の背面の筋肉を伸ばして鍛える運動です。最初はゆっくり行いますが、練習を重ねて、動きを素早く、なめらかに、リズミカルにしていきましょう。

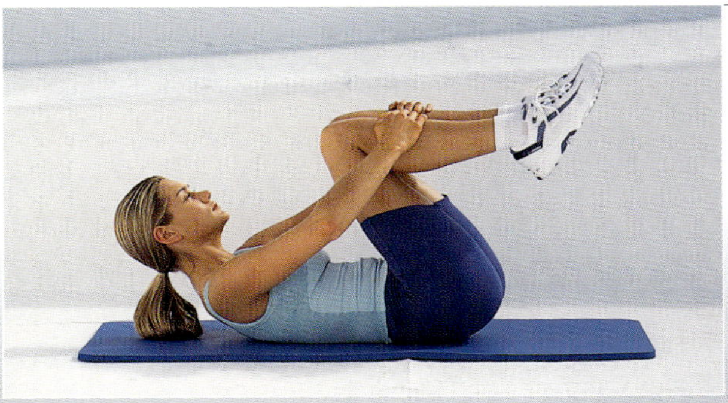

1 マットに仰向けになり、ひざを曲げ腕は両サイドに広げ、手のひらは下に向けます。手で同じ側の脚をつかんで、両ひざを胸の方向に持ち上げ、つま先を伸ばします。次に、腹筋を使って頭と肩を持ち上げます。上半身を持ち上げるのに腕は使わないでください。腕の力を抜き、ひじを外向きにします。あごを胸に近付けて、首を伸ばした状態を保ちますが、あごと胸をくっつけないでください。

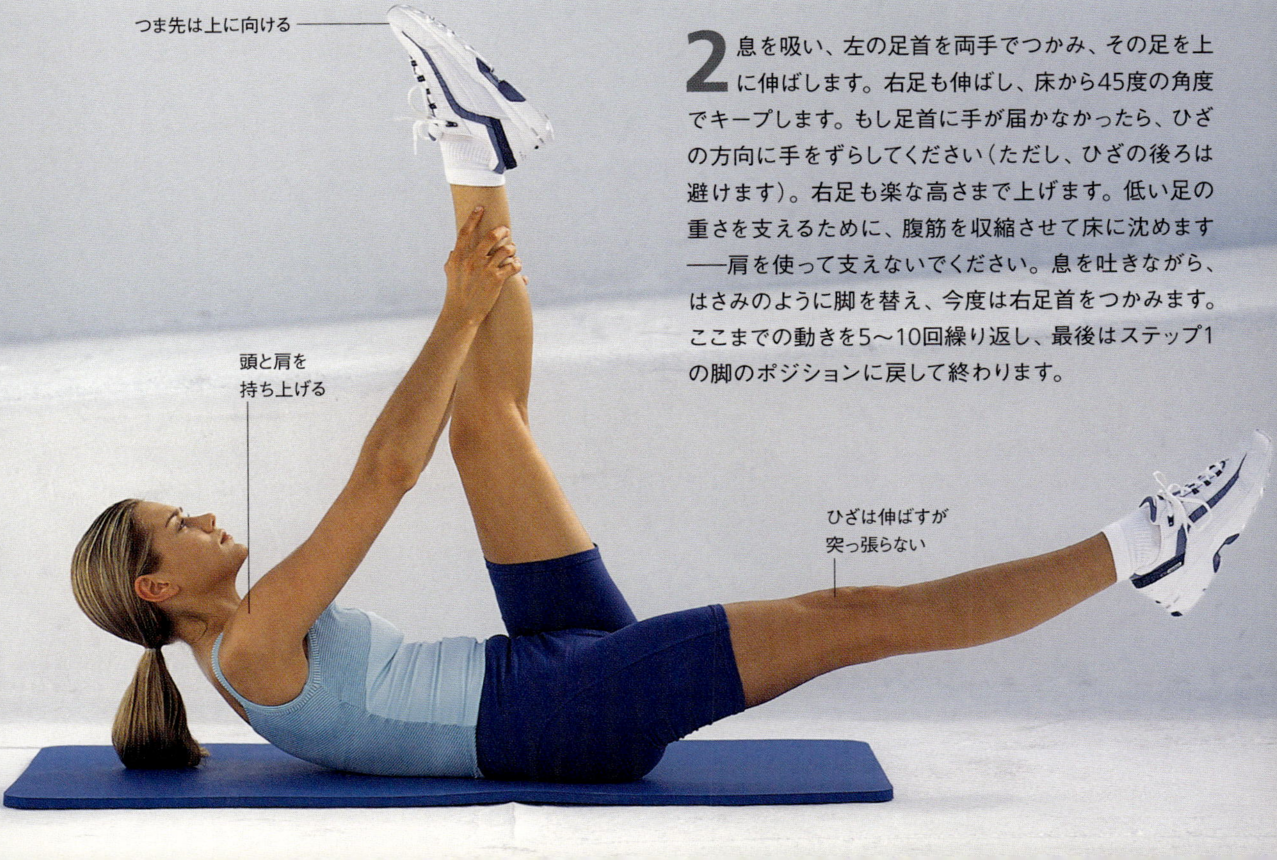

つま先は上に向ける
頭と肩を持ち上げる
ひざは伸ばすが突っ張らない

2 息を吸い、左の足首を両手でつかみ、その足を上に伸ばします。右足も伸ばし、床から45度の角度でキープします。もし足首に手が届かなかったら、ひざの方向に手をずらしてください（ただし、ひざの後ろは避けます）。右足も楽な高さまで上げます。低い足の重さを支えるために、腹筋を収縮させて床に沈めます——肩を使って支えないでください。息を吐きながら、はさみのように脚を替え、今度は右足首をつかみます。ここまでの動きを5～10回繰り返し、最後はステップ1の脚のポジションに戻して終わります。

ボール・ローリング

スイスボールを使った運動は、体幹部の筋力をつけ、安定性を高めるたいへん効果的な方法です。もしスイスボールを使うのが初めてなら、次に紹介する運動をゆっくりと行い、ひとつのポジションをしっかりこなせるようになってから、次に移るようにしてください。ボールが転がせるスペースを用意し、マットなどを敷いてひざの当たりをソフトにします。腰に問題のある人は、この運動を行う前に専門家に相談してください。

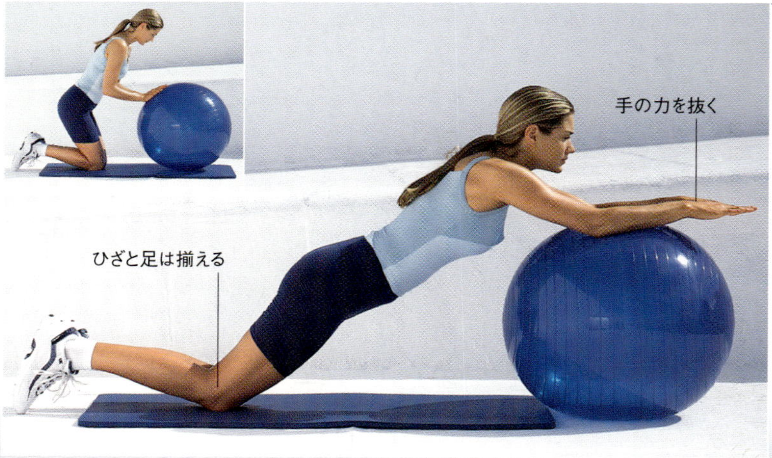
手の力を抜く
ひざと足は揃える

1 ボールの前にひざまづきます。手のひらをボールに当て、ひじを曲げます。少しだけボールを転がし、前腕がボールの上部に乗ったところで止めます（かなり練習がいるかもしれません）。ひざとボールの間でバランスが取れるよう腹筋を引き締めて胴を支えます。肩から腰までのラインが一直線になっていなくてはいけません。このまま5秒間キープしたら、ボールを手前に転がします。5〜10回のローリングを2セット行いますが、1セット済んだら、1分間の休憩を入れます。

2 ステップ1の運動にすっかり慣れたら、よりハードなポジションにトライしてみましょう。前腕をボールの上部に乗せた状態のまま、背中は自然に伸ばし、つま先立ちになって、身体を長い板のように伸ばします。このまま5秒間キープし、ステップ1の写真のポジションに戻ってしばらく休みます。5〜10回を1セットとして2セット行います。1セット済んだら、1分間の休憩を入れます。

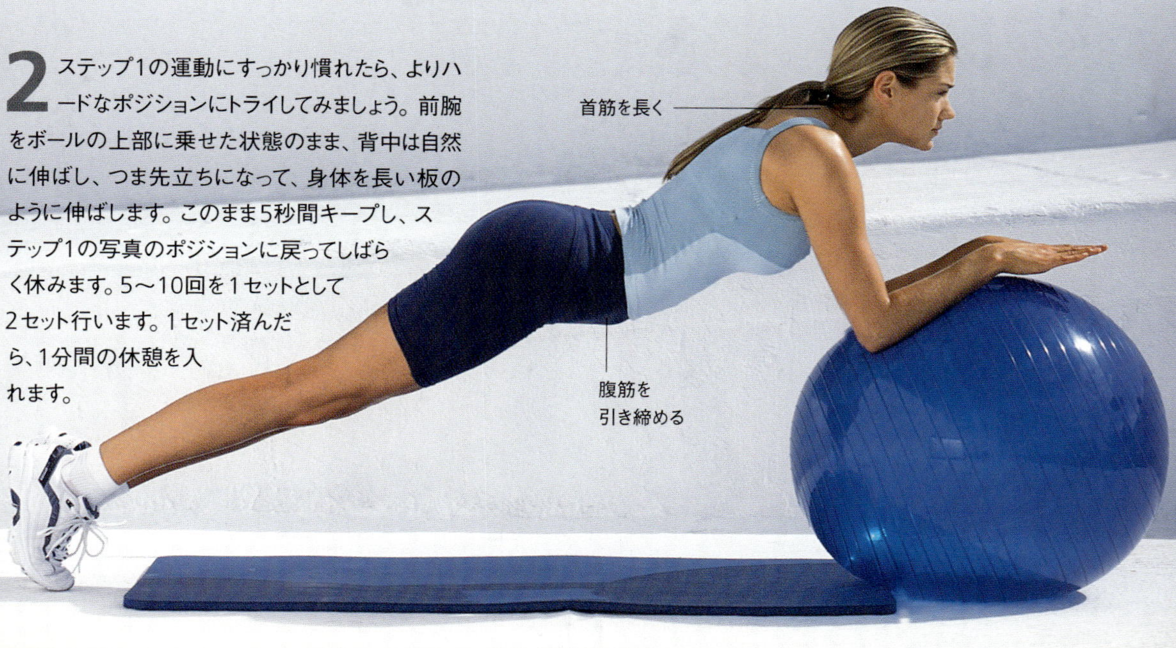
首筋を長く
腹筋を
引き締める

ブリッジ

この運動も、体軸の筋肉を強化し安定感を高めます。コアマッスルと同時に臀筋とハムストリングスを鍛える効果もあります。最初はステップ2の体勢が取れなくても、この姿勢を取ろうとするだけで、すぐれた効果があります。さらにハードな運動にするなら、ステップ2の体勢で、片足を持ち上げてください。腰に問題がある場合は、まず専門家に相談してください。

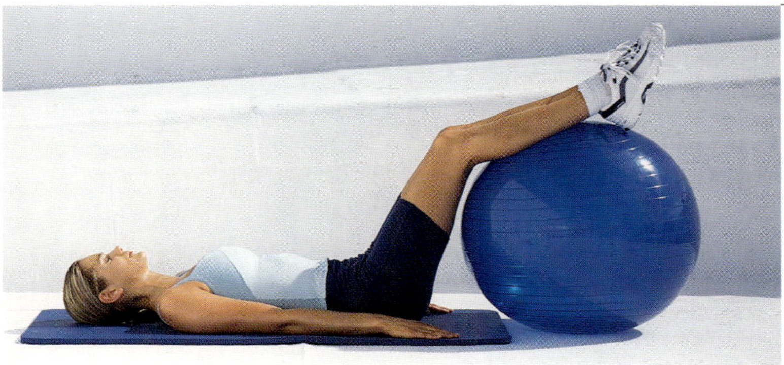

1 仰向けになります。腕の力を抜いて両サイドに広げ、手のひらを下に向けます。肩甲骨を広げてください。(P.41の呼吸法を参照)両脚を揃えてスイスボールに乗せ、かかととふくらはぎをボールに預けます。

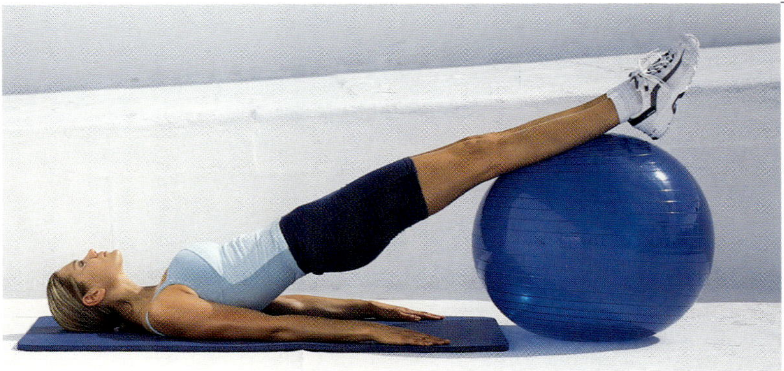

2 体の軸にある深層の筋肉を使って身体を持ち上げ、肩からつま先までを一直線にします。臀筋を引き締め、腹筋を背骨に引き寄せます。自然に呼吸しながら、その体勢を15〜30秒間維持したら、最初のポジションに戻ります。5〜10回腰を持ち上げて1セットとし、1分間休憩を入れてから、もう1セット行います。腰を持ち上げた体勢が楽にこなせるようになったら、片足を上げて5秒間キープし、足を替えます。このとき骨盤を引き上げるようにし、腰が床に沈まないよう注意します。

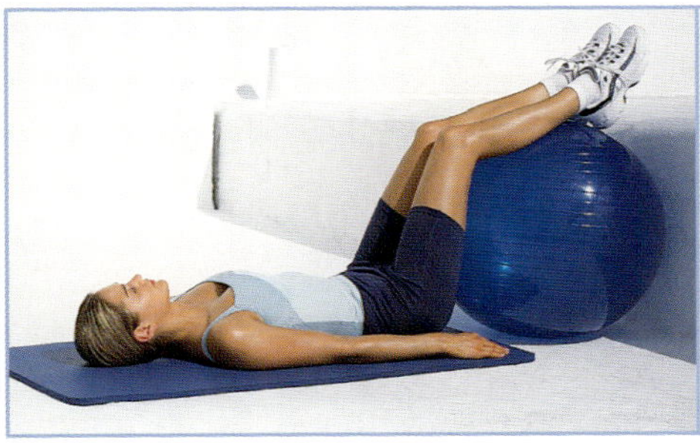

バリエーション

スタート時にもう少し安定感が欲しいなら、壁際にボールを置いて行うと、ボールが動かずやりやすくなります。

ボール・クランチ

ボールの上でバランス取る秘訣は、心を静め、バランスの取れる正確なポイントに神経を集中させ、微妙に位置を調整することです。このエクササイズは、胸を開き、背骨を伸ばし、腹筋に強く働きかけます。首や背中に問題がある人は、実行する前に必ず専門家のアドバイスを受けてください。

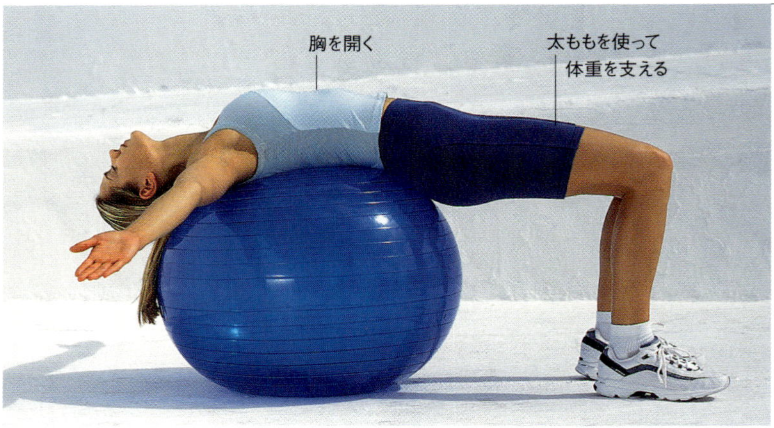
胸を開く
太ももを使って
体重を支える

1 ボールの上に座ります。そのまま前に歩いて、ボールに背中が付き、ひざが90度に曲がる位置で止まります。足をぴったりと床に着け、両足を腰幅に開いてください。頭はボールのカーブに沿わせ、下向きにします。腕を大きく広げ、下に垂らします。コアマッスルを引き締めて、骨盤を支えてください。

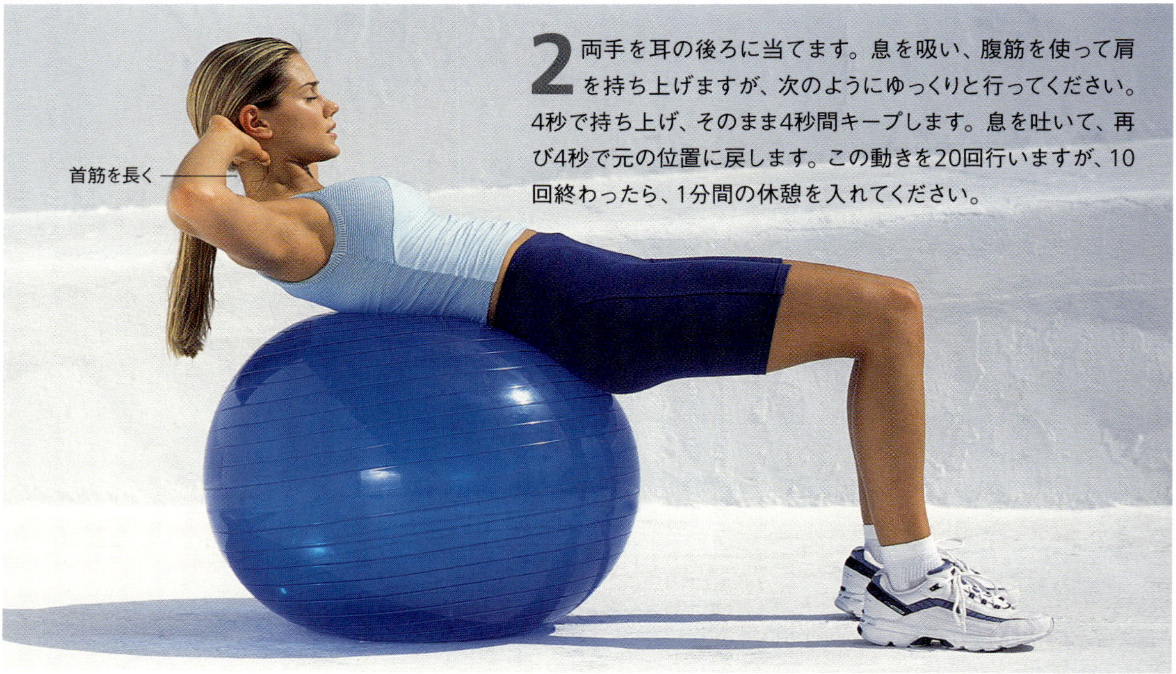
首筋を長く

2 両手を耳の後ろに当てます。息を吸い、腹筋を使って肩を持ち上げますが、次のようにゆっくりと行ってください。4秒で持ち上げ、そのまま4秒間キープします。息を吐いて、再び4秒で元の位置に戻します。この動きを20回行いますが、10回終わったら、1分間の休憩を入れてください。

スーパーマン

難しいエクササイズです。というのは、すぐれたコントロール力、筋力、バランス感覚が求められるからです。始めはゆっくり行い、それぞれのポジションを楽しんでください。ふらついたり、ポジションを決める練習をしている間も、コアマッスルはしっかり鍛えられています。腰に問題のある人は、このエクササイズを行う前に、専門家のアドバイスを受けてください。

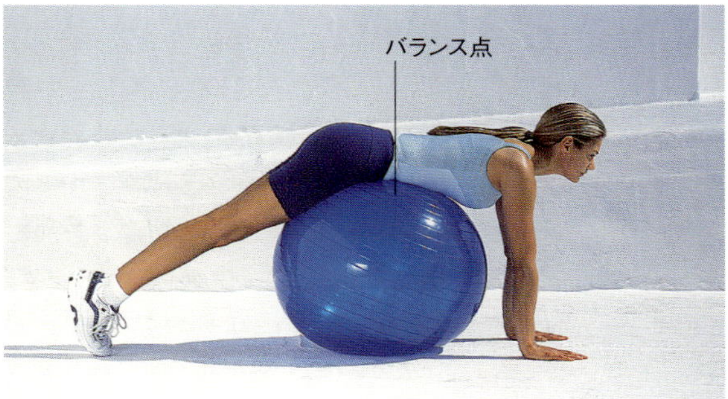

1 ボールにかぶさり、背骨はニュートラルな状態にします。両手を床にぴったりと着け、肩幅に開きます。足は腰幅に開きますが、最初は自分の楽な幅にしてください。ボールの上でバランスが取れる正確なポイントを見つけてください――そのポイントでは、ぐらつかず、安定感があるでしょう。

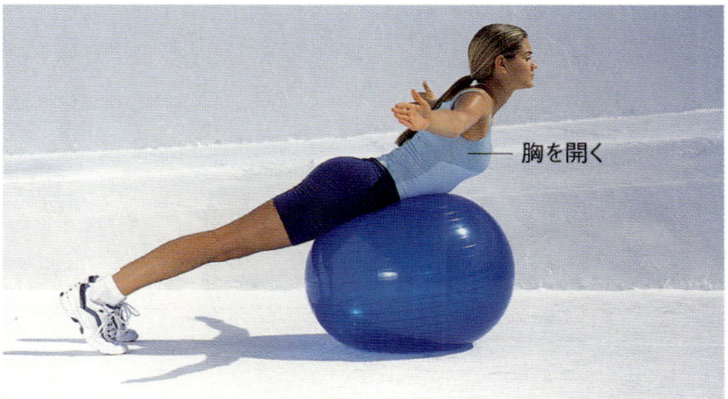

2 1のバランスポイントを維持します。コアマッスルを使って、肩と上半身を持ち上げボールから離します。腕を横に伸ばし、バランスを取りやすくします。胸をしっかり張ってください。呼吸を整えましょう。このエクササイズのどのステップでも、呼吸を使ってバランスを取ります。

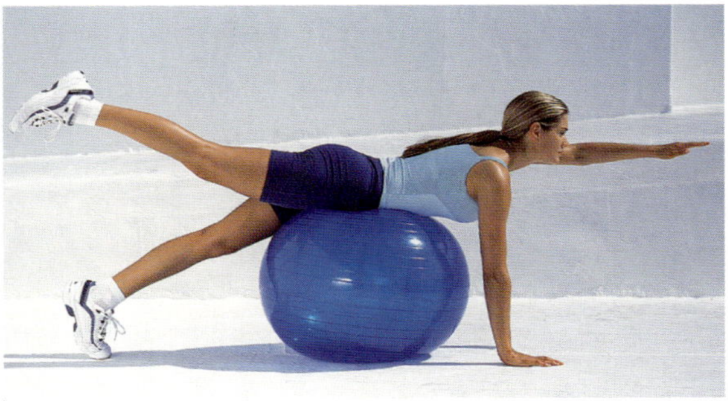

3 左腕をまっすぐ前に伸ばして、身体のラインと一直線にします。右脚を後ろに伸ばします。コアマッスルを使って身体を止めてください。まっすぐ前を見て、5秒間キープしたら腕と脚を替えます。左右それぞれ5〜10回行ってください。

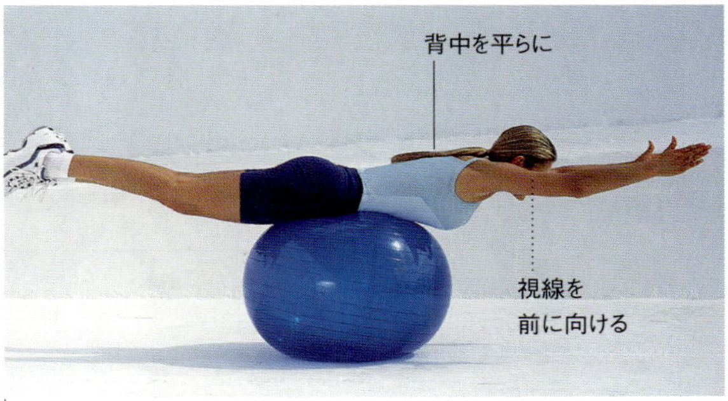

4 これは、バランスの中心点を使った極めつけのポジションで、かなり練習しなければきれいに決まりません。両腕、両脚を持ち上げます。肩甲骨を使ってバランスを取るために、親指を持ち上げた手の形にしましょう。このポジションをできるだけ長くキープしてから、休みます。

上半身のストレッチ

肩、腕、胸といった上半身は、凝りの原因となる緊張を日頃から強いられています。とりわけ首が凝りやすい部分です。ストレッチを行うと可動性が保てるうえ、緊張を取り除く大きな効果があります。上半身のストレッチは感覚的に微妙ですが、効果てきめんです。心地よく感じる程度に行うのがよく、痛みが出るようなら、強く押しすぎです。まず姿勢を正してから、ストレッチを始めてください。

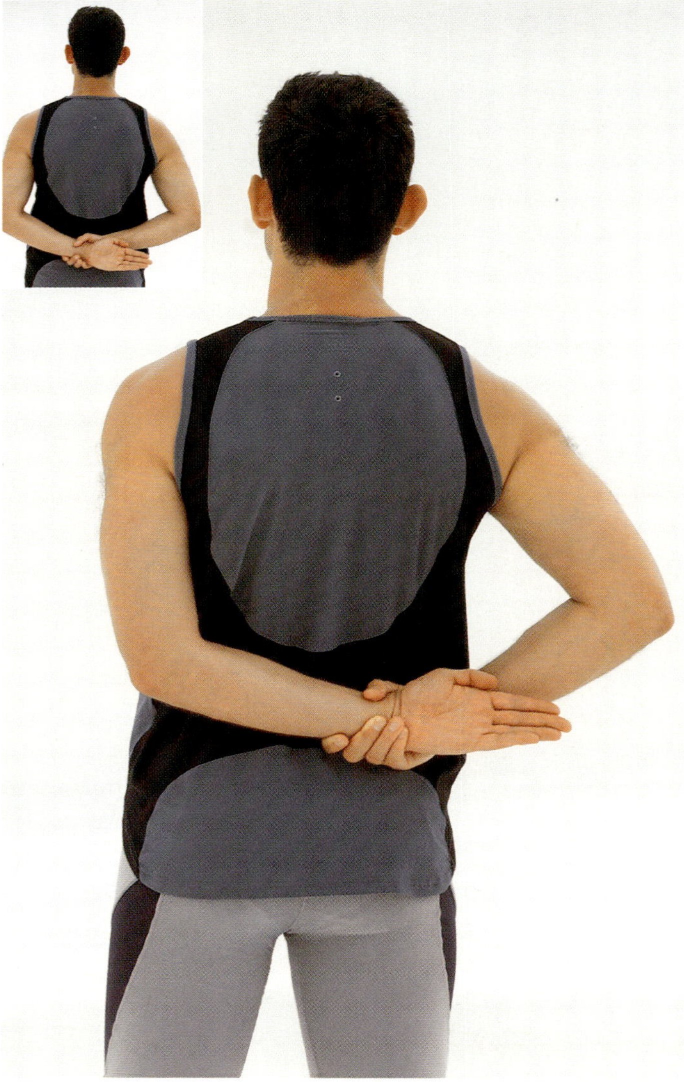

首のストレッチ

背筋を伸ばして立ち、足を少し開いて、ひざを緩めます。両腕を背中に回し、右手で左手の手首を軽く握ります。左右の肩の高さを合わせ、左腕をやさしく右腕のほうに動かします。左肩の前が伸びていると感じるはずです。10秒間キープしたら、反対側の腕で同じように行います。

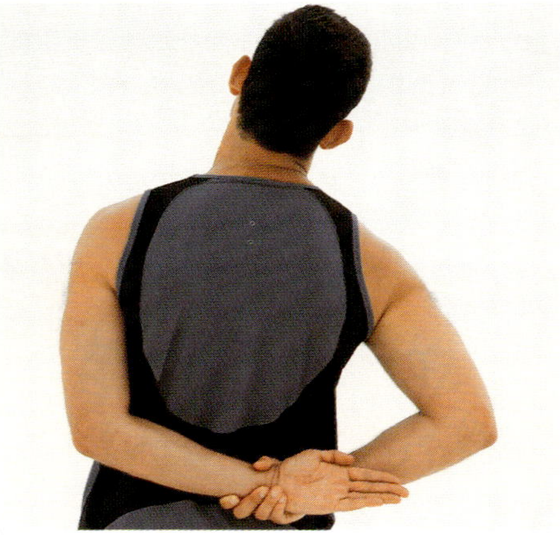

首のストレッチ　その2

左腕を右腕に寄せているときに頭を右に傾けます。胴の左の側面が引き伸ばされていると感じるでしょう。10秒間キープしたら、反対側で繰り返します。

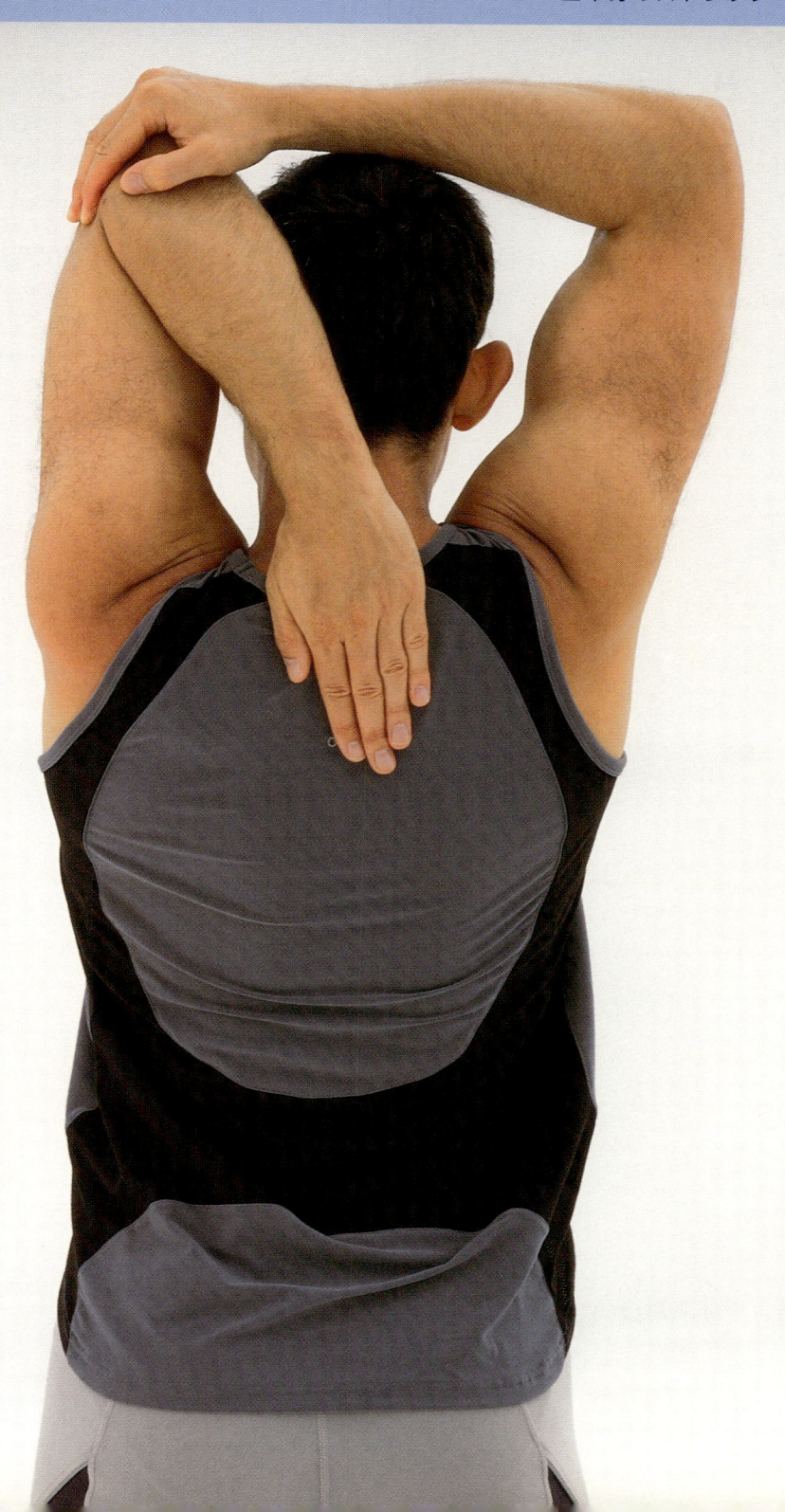

上腕三頭筋のストレッチ

背筋を伸ばして立ち、ひざを緩め、足は肩幅に開きます。左腕を頭上に上げてからひじを曲げ、手を背骨に当てて指先を下に向けます。右手を左のひじに当ててやさしく下向きに押し、腕の後ろ側をよく伸ばします。そのまま10秒間キープし、もう一方の腕で繰り返します。

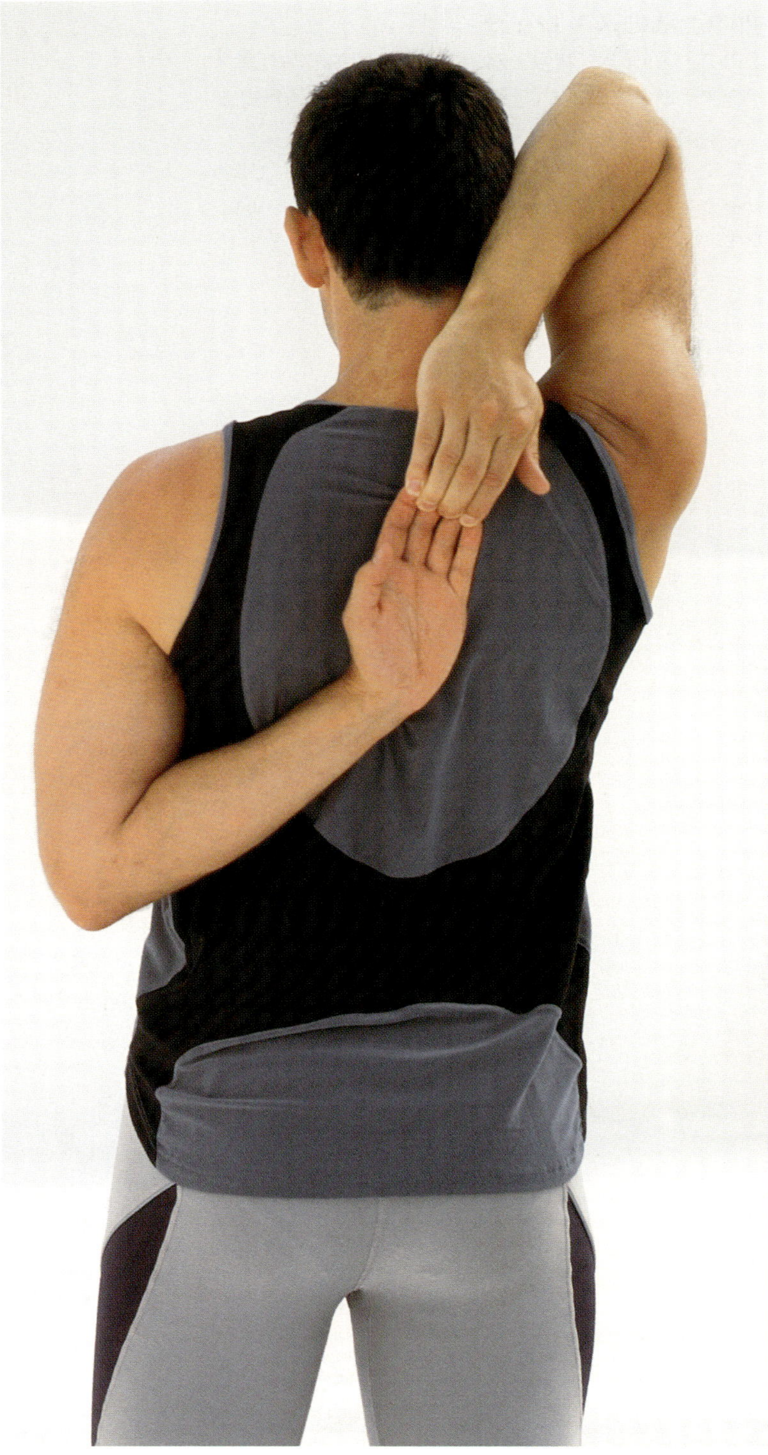

肩のストレッチ

背筋を伸ばして立ち、ひざを緩め、両腕を上に伸ばします。指先に向かって骨盤から上が引き上げられていると感じてください。右腕を上げたまま、ひじを曲げて、手のひらを背骨に当てて指先を下に向けます。左腕をおろし、ひじをまげて、両手の指をからませます。背中が自然なカーブを保ち、丸まらないよう注意してください。約20秒間キープし、両肩の伸びを感じてください。腕を替えて同様に行います。

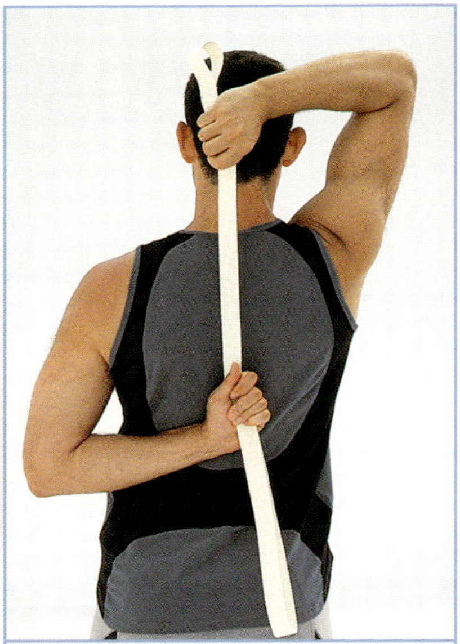

初心者向けのバージョン

背中で指をからませるのが難しかったら、ベルトや短めのタオルを使って両手の間隔を埋めます。少しずつ手を近付けていきましょう。

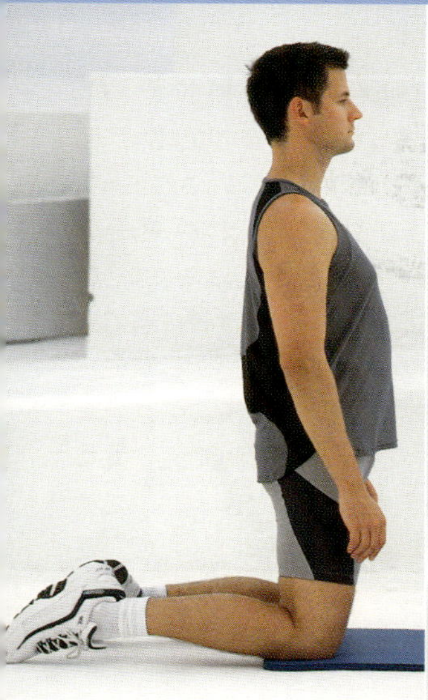

背中上部のストレッチ

このストレッチは、背中上部、肩、首の緊張をほぐします。フロアにひざまづきます。両ひざの間隔は腰幅を目安にしてください。前傾姿勢になって、ひざの前に手のひらをつけます。両手の位置を前にずらし、腕を充分に伸ばします。骨盤から背骨を伸ばし、さらに肩を沈めてしっかり伸ばします。15秒間キープしたら上体を起こして正座します。

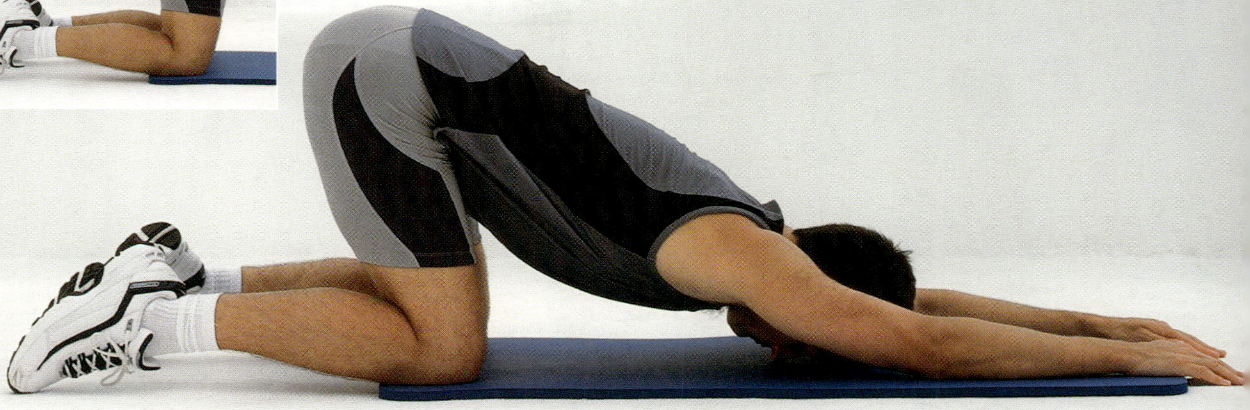

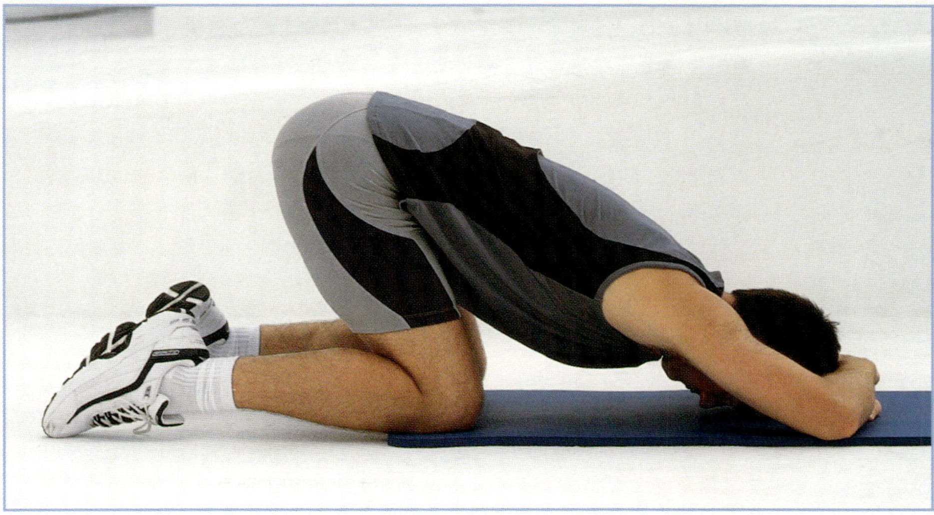

バリエーション

肩と背中の上部が固い人は、充分なストレッチができません。このような場合は、両腕を重ね、その上に頭を乗せます。肩甲骨を開いて、背中の上部をやさしく伸ばします。

下半身のストレッチ

パワーウォーキングでは、脚の筋肉や関節、骨盤、背中の下部をよく使うので、これらの部分には特に注意が必要です。ひざや足首といった傷めやすい部分の強化は、ケガのリスクを減らす意味でとても大切です。ストレッチを行うときは、伸ばしている筋肉に意識を集中すると、より大きな効果が得られます。ストレッチは、「軽く頻繁に」行うのが最良の方法です。

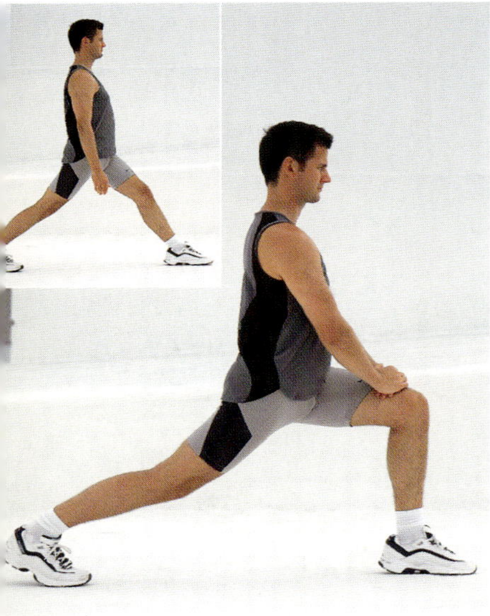

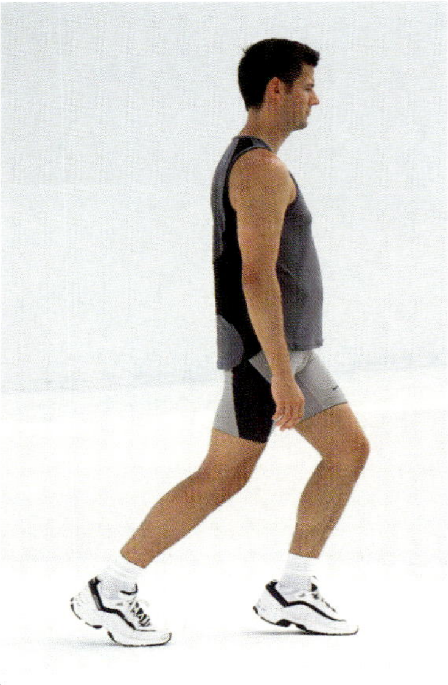

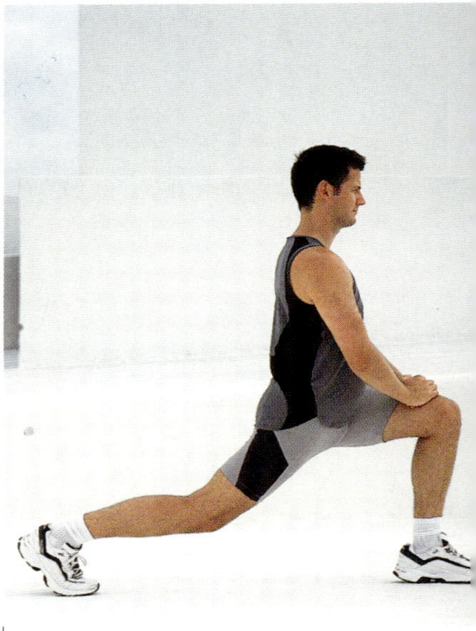

腰屈筋のストレッチ1

背筋を伸ばして立ち、足を腰幅に開いて、右足を後ろに引きます。両手を前脚のひざに当てて身体を支えます。ゆっくり前脚に体重をかけ、ひざをかかとの真上で90度に曲げます。腰をまっすぐ立て、お尻を引き締めて前に押し出し、後ろ脚側の腰の前面を伸ばします。10秒間キープし、もう一方で同様に行います。

腰屈筋のストレッチ2

自然な歩幅で左足を前に出します。ひざを曲げ、両足ともかかとを上げ、ハイヒールを履いたときのように、つま先立ちします。お尻を引き締めて前に押し出し、後ろ脚側の腰の前面を伸ばします。10秒間キープし、もう一方で同様に行います。

アキレス腱のストレッチ

背筋を伸ばして立ち、両足を肩幅に開き、右足を後ろに引きます。ヒップ・フレクサー・ストレッチ1を行うように、身体を前に傾け、前脚に体重をかけて深く腰を落とします。後ろ足のかかとを上げ、つま先だけを床に着けて、アキレス腱をしっかり伸ばします。この状態を10秒間キープし、足を替えます。ヒップ・フレクサー・ストレッチ1に続けて行うと高い効果が得られます。

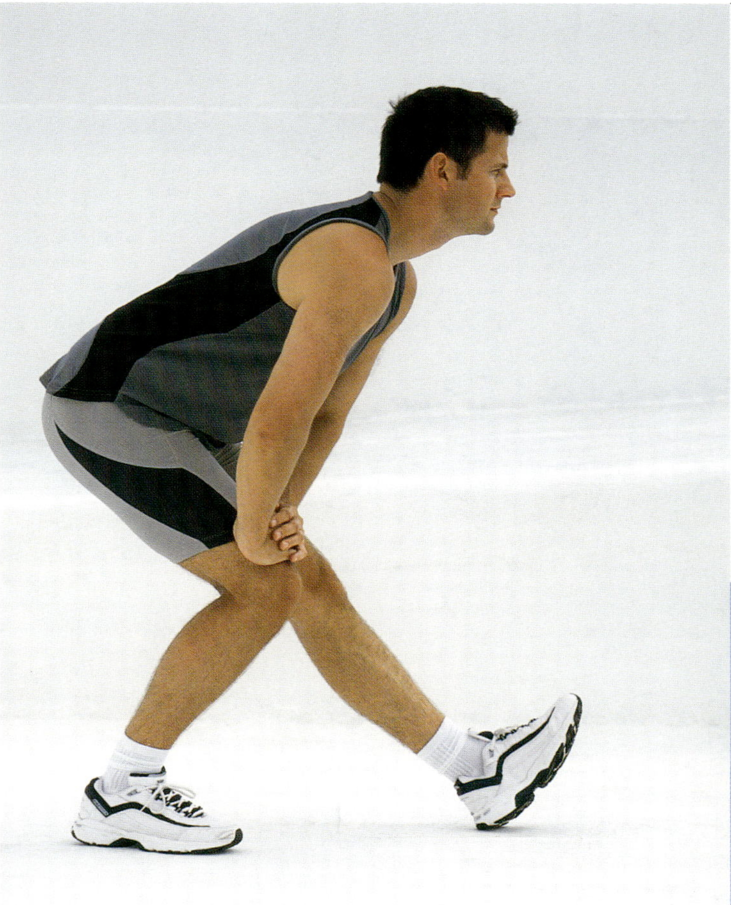

ハムストリングスとふくらはぎのストレッチ

背筋を伸ばして立ち、両足を揃えます。自然な歩幅で左足を前に出します。右足は床にぴったり着けてつま先を前に向け、左足の足首を曲げます。右ひざを曲げ、両手を右の太ももに当てて、体重を支えます。前に身体を少し傾け、腰を落とします。左脚のハムストリングスとふくらはぎを伸ばす感覚をつかんでください。よりストレッチを強くするためには、腰をさらに深く落とします。10秒間この姿勢をキープしたら、足を替えて同様に行います。

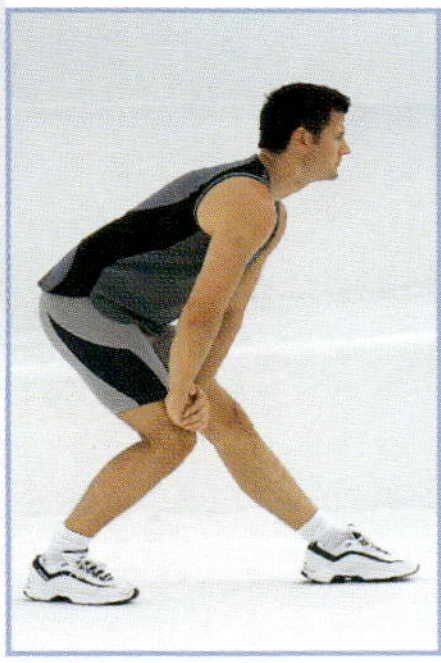

バリエーション

始めは上の方法と同じですが、左足を床にぴったり着けます。この方法だとハムストリングスをソフトに伸ばせます。すねの下部を伸ばす効果もあります。

足首のストレッチ

ヨーガのストレッチ法のひとつです。足首、ひざ、腰の柔軟性を増し、強化するので、パワーウォーカーには理想的なストレッチ法です。背筋を伸ばして座り、足裏を合わせます。足首をつかんで、できるだけ身体のほうに近付けてください。ひざは倒して床に近付けます――これは、練習しているうちに楽にできるようになるでしょう。この姿勢を10秒間キープします。もしこの姿勢が楽なら、10秒以上続け、ストレッチを楽しんでください。

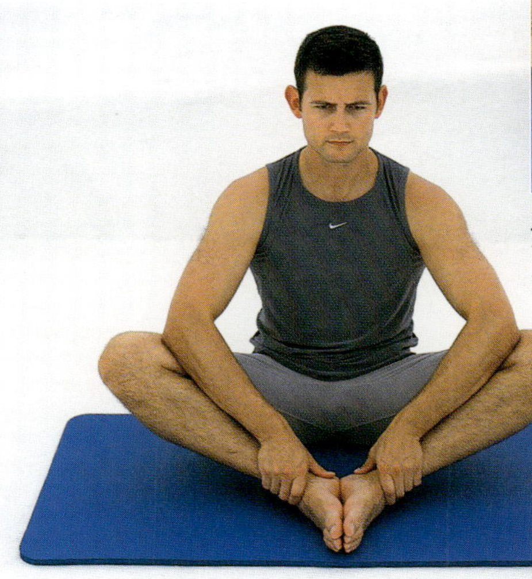

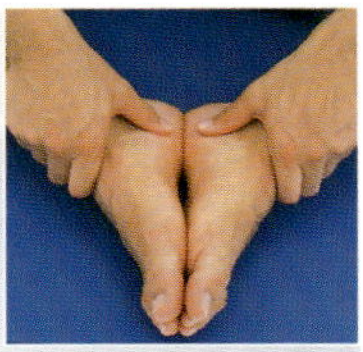

足裏は、かかとからつま先までぴったりつけるのがポイント。

全身ストレッチ

サイドロールは、背骨を回し、外腹斜筋（ウエストの筋肉）を引き伸ばす体操です。慣れてきたら、ひざの間にテニスボールをはさんで行います。ボールを使うと、骨盤がゆがむこともなく、外腹斜筋がより強く伸ばせます。背中のストレッチには、背骨を強力に伸ばし、胸を開く効果があります。

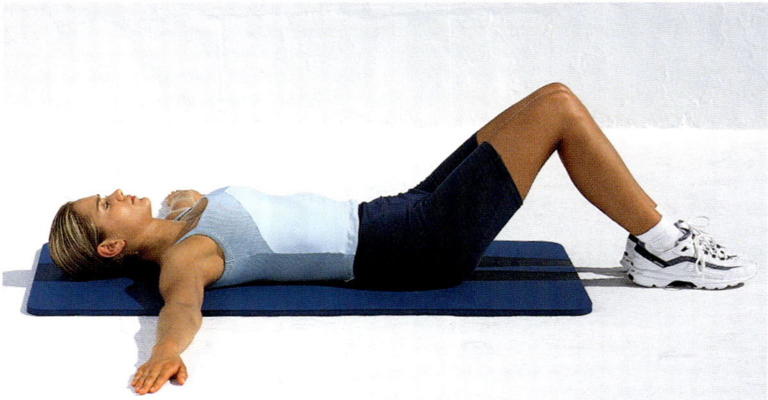

サイドロール

マットの上に仰向けになり、両ひざを揃えて90度に曲げます。腕を両サイドに伸ばし、手のひらは下に向けます。息を深く吸い込み、息を吐き出すときに、ゆっくりと頭を右に向けます。同時に、ゆっくりと、動きをコントロールしながら、両脚を左に倒します。この状態を15秒間キープし、最初のポジションに戻って、反対側で同様に行います。

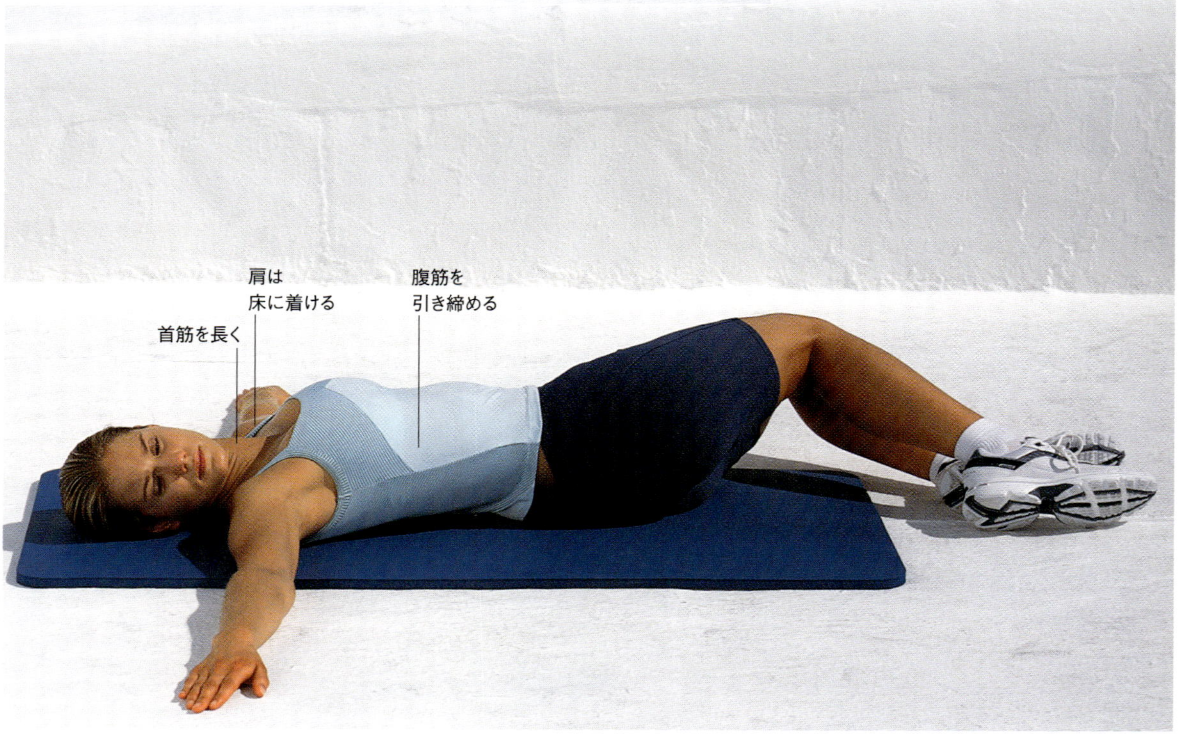
首筋を長く
肩は
床に着ける
腹筋を
引き締める

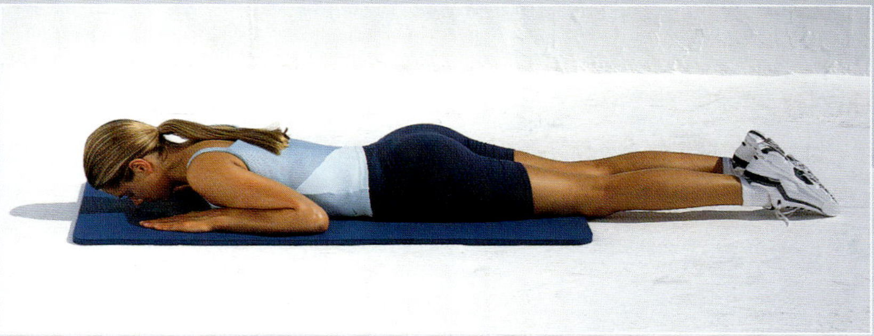

背中のストレッチ

うつぶせになり、手を肩の真下に置きます。ひじを曲げ、腕は体側に近付けます。手で床を押し、ひじの角度がおよそ90度になるまで上半身を起こします。10秒間キープし、背中の下部を伸ばします。背中に問題があったり、敏感な場合は、このエクササイズは行わないでください。

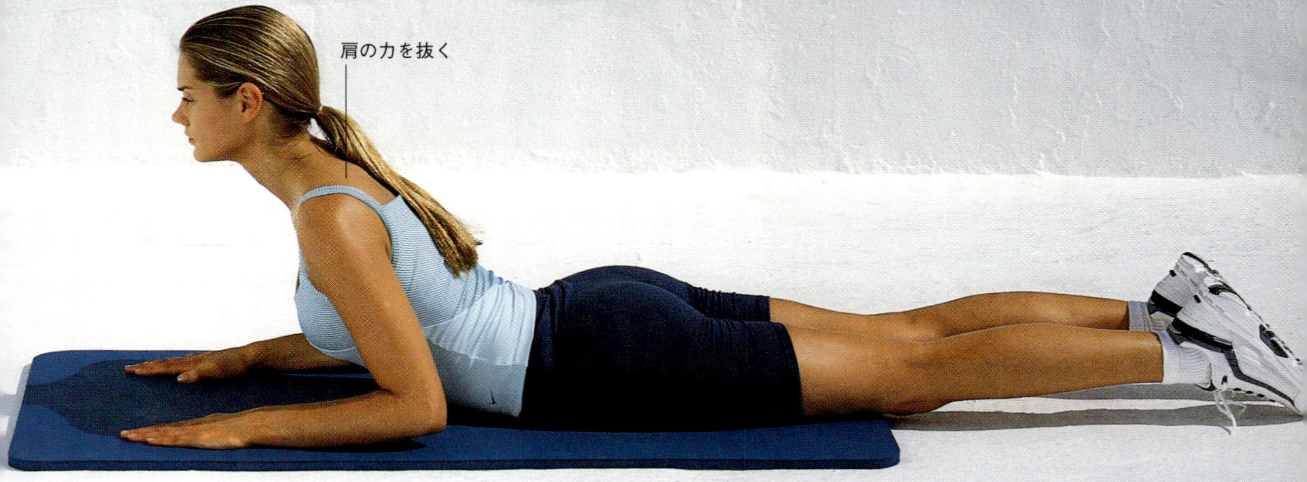

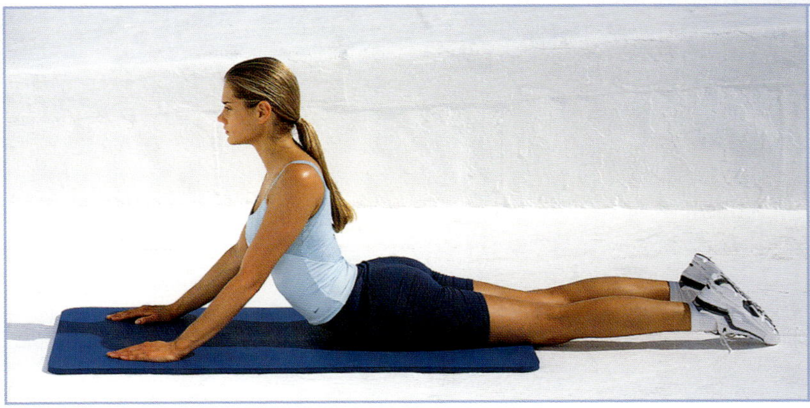

一歩進めて

先ほどと同様うつ伏せになり、手で床を押して上体を起こします。胸と肩をさらに起こして、腕が伸びきるまで、お腹や腰のあたりまで持ち上げます。この時、ひじを突っ張らないように注意してください。肩の力を抜き、肩甲骨が持ち上がらないようにします。このまま10秒間キープし、最初のポジションに戻ります。

ウォームアップとクールダウン

運動中と、終わったあとの筋肉痛や筋肉のケガを防ぐには、ウォームアップとクールダウンが欠かせません。一連の体操をごく短時間行うだけで柔軟性が高まり、運動で使う筋肉に流れ込む血液の量を増やすことができます。筋肉をほぐして温めたら、次にストレッチで筋肉を伸ばして、柔軟性を高めましょう。やりがいがないとか不要と考えるのは大きな間違いで、こういった運動は、ウォーキングのトレーニングを行う際に、欠かせない要素です。

ウォームアップ

運動するために身体のコンディションを整えるのがウォームアップです。ウォームアップによって体温が上がり、使っている筋肉に血液が送り届けられるスピードが速まるために、その筋肉のしなやかさが増します。日頃充分に使われていない筋肉は固く、傷めがちです。

体力が充分にある人なら、ウォームアップとして、楽なペースで5分間歩きましょう。もしかなり体力を消耗する長時間のウォーキングを予定していたり、体力に自信のない人は、最低10分間のウォームアップが必要です。視線を目の前の道に集中させ、肩と上半身の力を抜いて歩きます。歩いている途中に、数回肩を回しましょう。両腕を円を描くように振り動かしたり、振り子の動きを大きく行います。下半身は、ウォーキングの動きによって、温まっていくでしょう。自分の身体に神経を集中し、身体の変化を感じ取ってください。ウォームアップのためのウォーキングは5～10分間が適当です。そのあとに、一連の準備体操を行います（P.72参照）。どのポーズもキープする時間はわずか10～15秒です。深く息をし、それぞれのポーズを取りながらリラックスしてください。筋肉を伸ばしている感覚はあっても、痛みや圧迫感を感じない程度にしましょう。準備体操が終わったら、再びウォーキングを行い、5～10分間かけて少しずつペースを上げていきます。苦しくなってきたら、ペースを落として、もう一度ストレッチを行います。

クールダウン

運動を行った時間が長いほど、また運動の強度が強いほど、クールダウンの時間も長くしなければなりません。突然ウォーキングをやめるのはおすすめできません。めまいを起こすことがあるからです。

ウォーキングを終える5～10分前から、クールダウンに入ります。ペースを落とし、再び肩を回して、腕を振ります。歩き終えたら、整理体操を行ってください（P.72参照）。運動後は、運動前よりもストレッチを深く、しっかり行います。ポーズをキープする時間を15～30秒間と延ばしましょう。深く呼吸し、息を吐き出すときに、伸ばしている筋肉にエネルギーを送り込み、息と一緒に緊張を吐き出すようにします。弾みをつけて行うと、筋肉を傷めることがあります。筋肉の伸ばしすぎにも注意してください。関節が弱くなってしまうことがあります。気持のいい程度に、痛みを感じず行うのが大切です。もし筋肉の弱い部分を自分で把握しているなら、その部分に特に注意して行ってください。整理体操は、P.71の屍《しかばね》のポーズで締めくくります（場所的にできないこともあるでしょうが、実行すれば満足感の得られるポーズです）。

心と身体

ウォームアップには、運動を始める肉体的準備だけでなく、心の準備をさせてくれる効果があります。1日のきつい仕事が終わったあと、通りを元気に歩きたい気分にかられることがあるでしょう。ほんの数分のゆったりとしたウォーキングやストレッチは、気分を変える魔法なのです。一方クールダウンには、日常生活に戻る前に、心を静めて内省する時間を与えてくれます。

木のポーズ

個人的に気に入っているヨーガのポーズです。バランス感覚を養うのに最適で、多くのヨーガのポーズ同様、心を静め、リフレッシュする効果があります。一風変わった選択ですが、クールダウンと精神の集中に打ってつけです。最初はバランスを取りやすくするために、片手を壁につけてください。

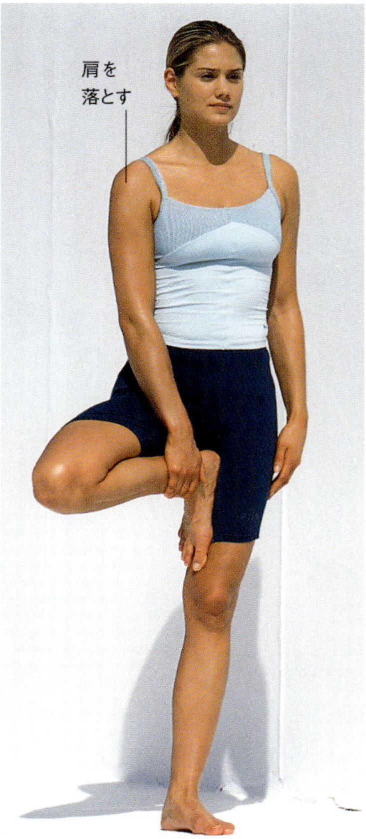

1 このエクササイズは裸足で行いましょう。背筋を伸ばして姿勢を正し、両足を少し開いて足指を伸ばし、体重を両足に均等にかけます。体重を左足に移してください。右足首をつかんで持ち上げ、左脚太ももの内側の、できるだけ高い位置に右足をつけます。指先を下向きにしてください。

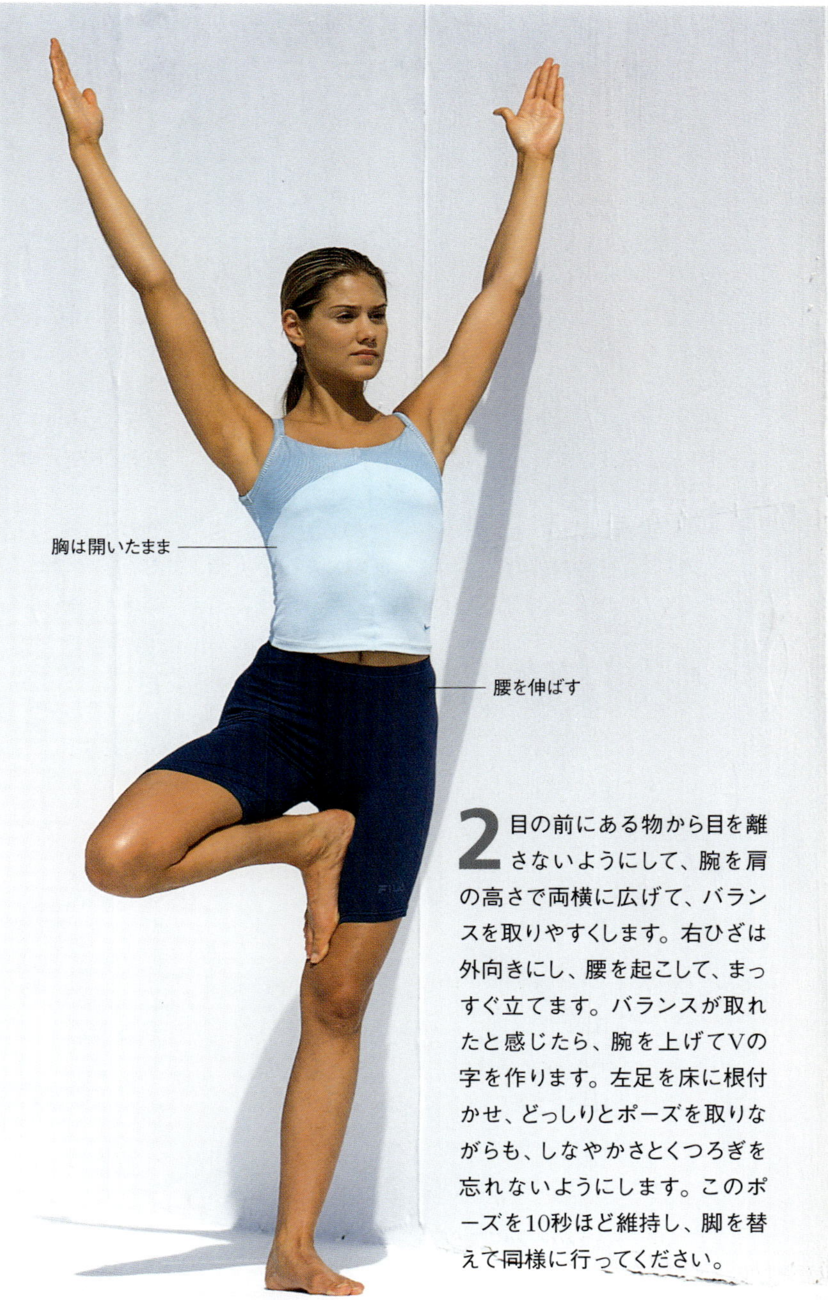

2 目の前にある物から目を離さないようにして、腕を肩の高さで両横に広げて、バランスを取りやすくします。右ひざは外向きにし、腰を起こして、まっすぐ立てます。バランスが取れたと感じたら、腕を上げてVの字を作ります。左足を床に根付かせ、どっしりとポーズを取りながらも、しなやかさとくつろぎを忘れないようにします。このポーズを10秒ほど維持し、脚を替えて同様に行ってください。

背中のストレッチ

しなやかで、よく曲がる背中は健康を保つために重要で、動作を行う上での基礎になります。背中は固くなりやすい場所です。あまり使わないから、という理由だけでなく、緊張感も原因です。そのため、毎日ほんの2〜3分このエクササイズを行えば、パワーウォーキングはもちろん、健康維持にも役立ちます。

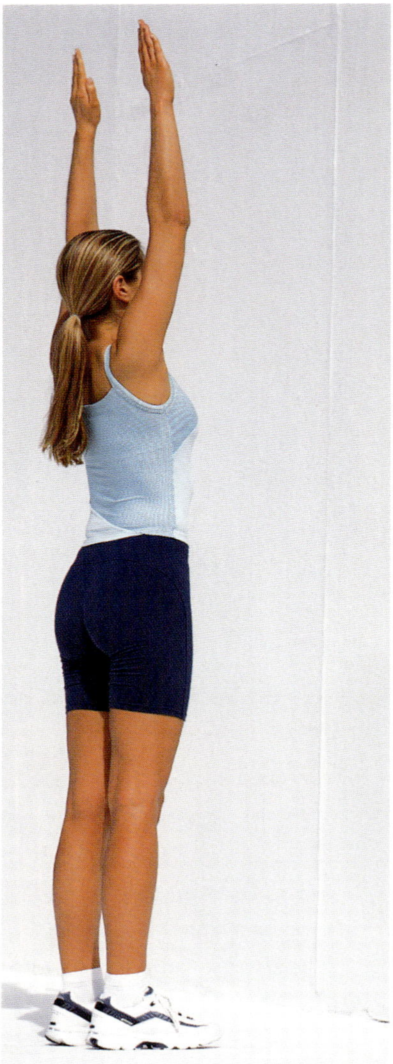

1 壁から一歩下がった位置に立ちます。両足を揃え、背筋を伸ばしましょう。息を吸って、腕を頭上にできるだけ高くあげ、背骨を伸ばします。

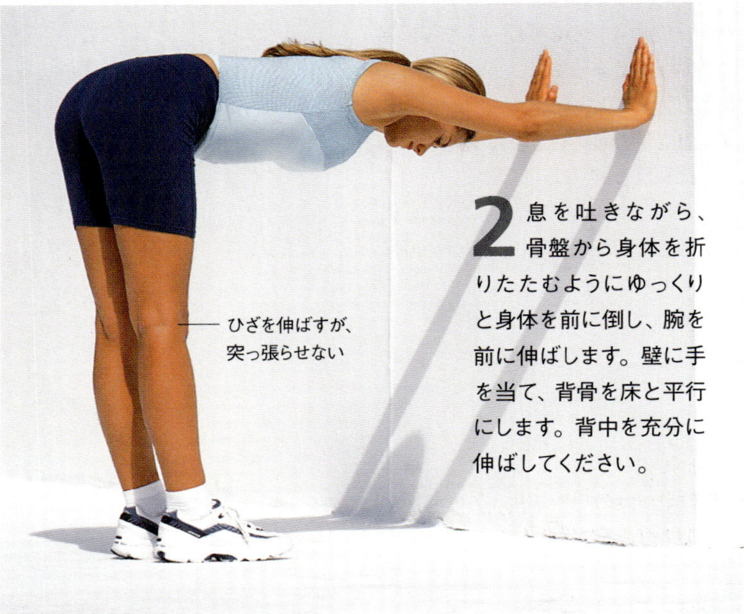
ひざを伸ばすが、
突っ張らせない

2 息を吐きながら、骨盤から身体を折りたたむようにゆっくりと身体を前に倒し、腕を前に伸ばします。壁に手を当て、背骨を床と平行にします。背中を充分に伸ばしてください。

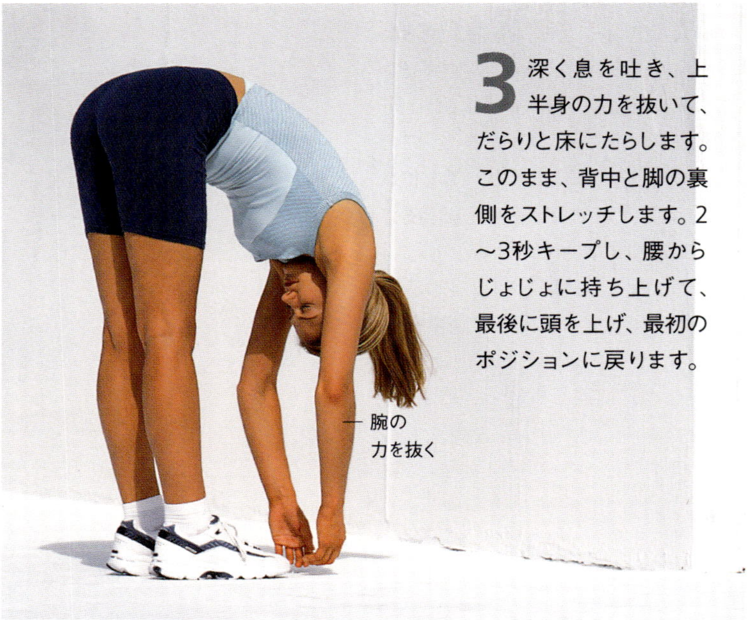
腕の
力を抜く

3 深く息を吐き、上半身の力を抜いて、だらりと床にたらします。このまま、背中と脚の裏側をストレッチします。2〜3秒キープし、腰からじょじょに持ち上げて、最後に頭を上げ、最初のポジションに戻ります。

ふくらはぎのストレッチ

壁かドアの前で背筋を伸ばして立ちます。壁に左足のつま先の部分だけを当て、かかとを壁に近付けて、足裏がかなり斜めになるよう調整します。腰は伸ばして、まっすぐ壁側に向け、かかとの真上になるよう位置を調整します。息を深く吸い込み、息を吐き出すときに、足先を押し付けてふくらはぎを伸ばします。2～3秒キープします。1回ごとに足を替え、左右とも5回ずつ行いましょう。

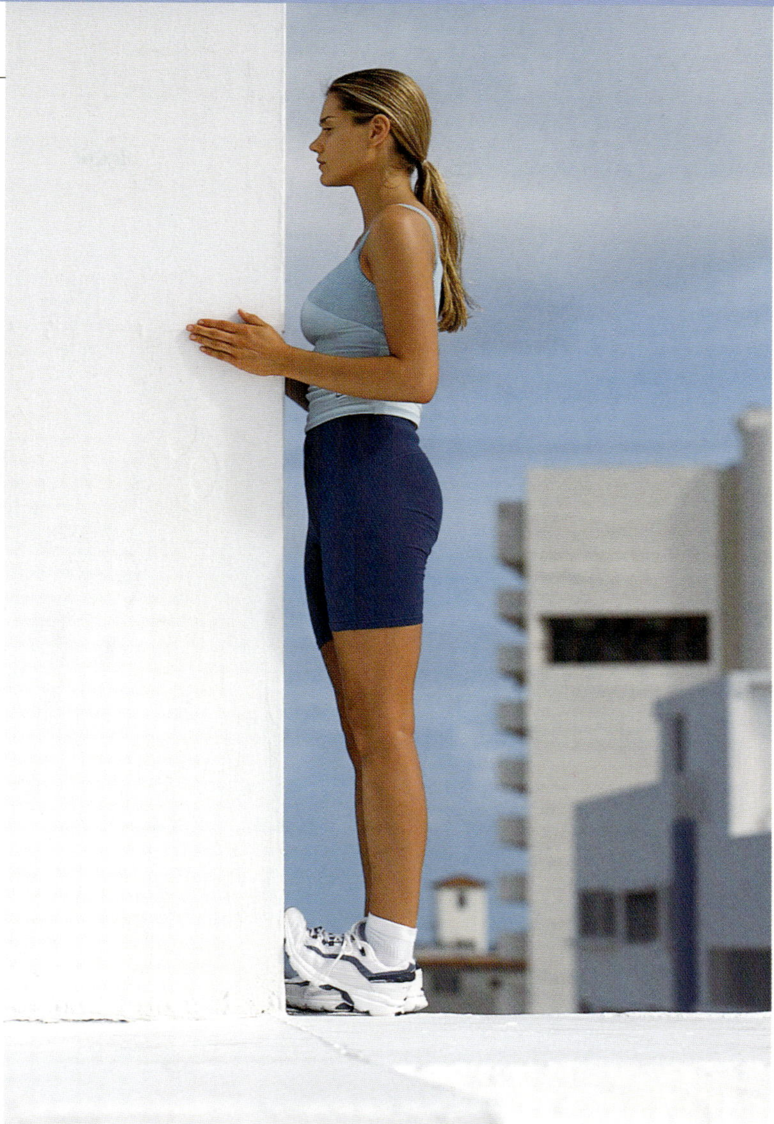

屍《しかばね》のポーズ

このヨーガのポーズは、背骨にかかった緊張を取り除いて、身体を穏やかにし、身体に意識を集中させます。仰向けになり、両足を少し開きます。腕を身体から離し、手のひらを上に向け、目を閉じます。身体がやらわかく、くつろいでいると感じてください。吸い込んだ息が緊張している部分に届いていると想像します。このポーズで10分過ごしたら、腕を伸ばして体側に寄せ、ゆっくりと起きあがって、座ります。

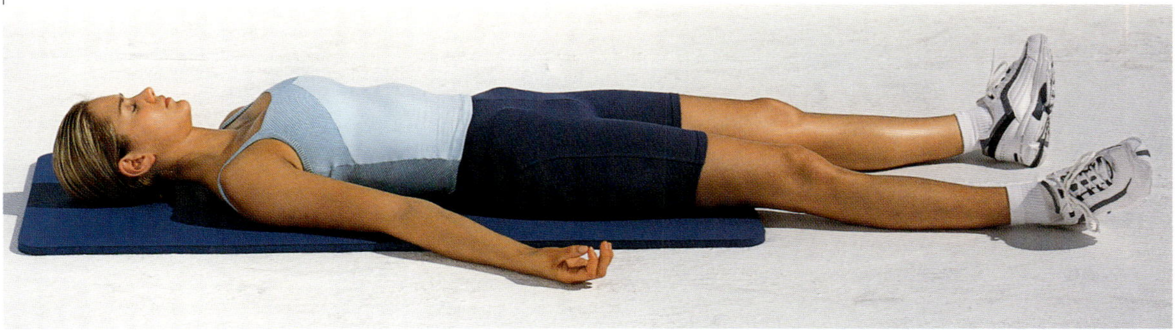

ウォーキングの前後に行う体操

ここでは、筋肉をほぐしたり、休めるために欠かせない一連の体操をまとめました。筋肉を温めて伸ばすと、より効率よく働いてくれます。クールダウンを行うと、筋肉の伸びた状態が続き、運動後の筋肉痛が起こりにくくなります。

ウォームアップでは

楽なペースで5分間歩いてから、写真の順序で体操を行います。各ポジションで10～15秒間キープしてください。遠距離を歩いたり、体力のない人は、ウォーキングを10分間行ってから、ストレッチに進むようにします。

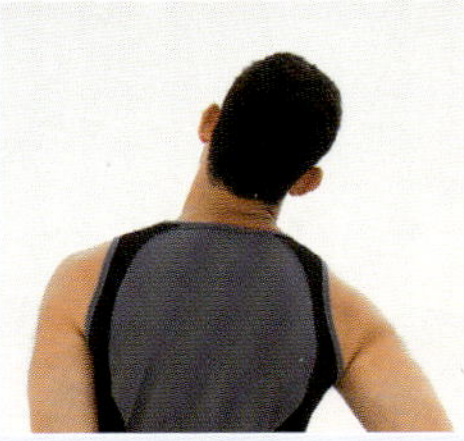

首のストレッチ *p60*

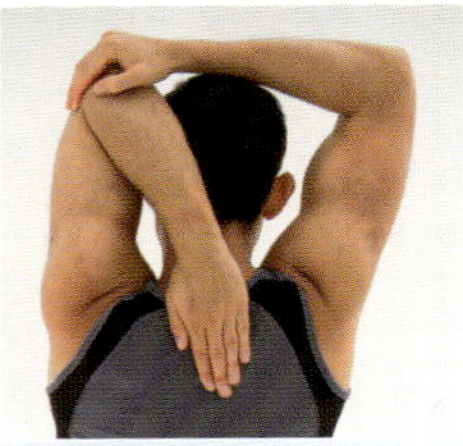

上腕三頭筋のストレッチ *p61*

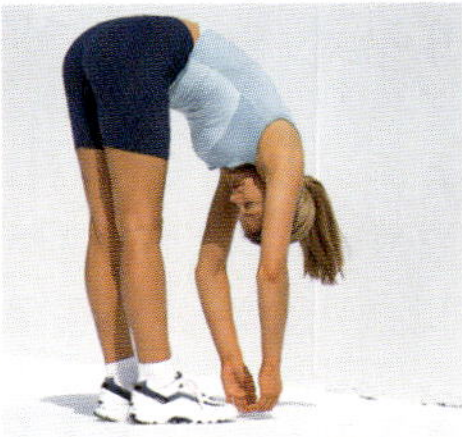

背中のストレッチ *p70*

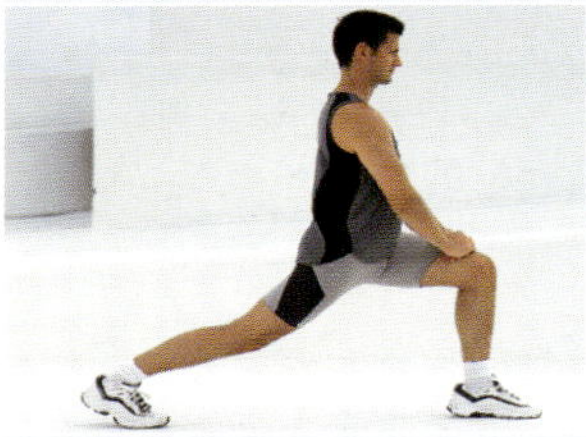

腰屈筋のストレッチ *p64*

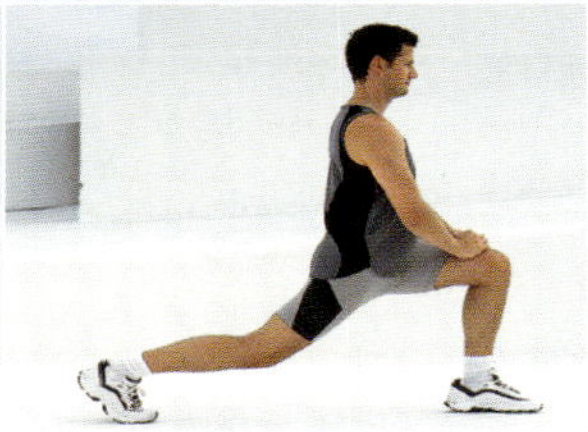

アキレス腱のストレッチ *p64*

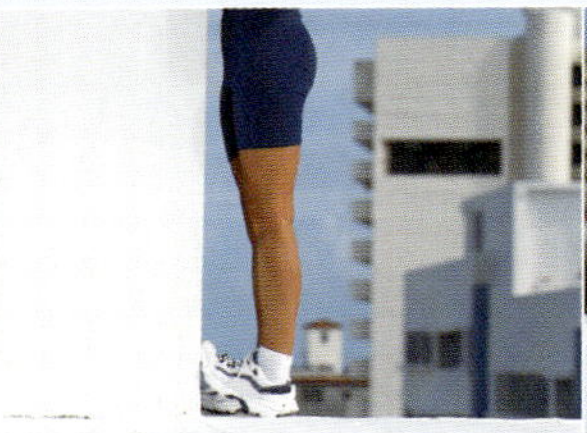

ふくらはぎのストレッチ *p71*

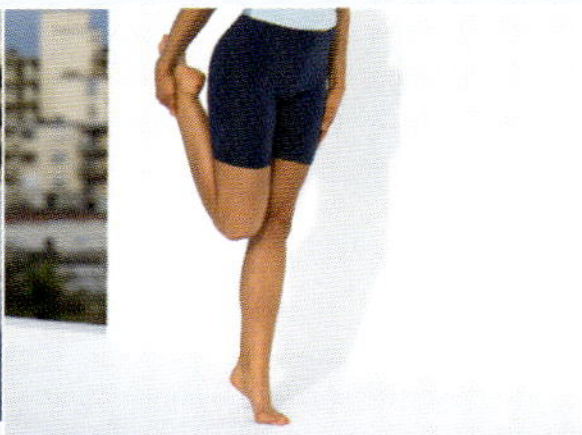

大腿四頭筋と足首のストレッチ *p127*

クールダウンでは

ウォーキングを終える5～10分前からペースを少しずつ落とします。そのあと写真の順序どおりに体操を行い、充分クールダウンします。しっかりストレッチするには、各ポジションで15～30秒間キープすることを覚えておいてください。

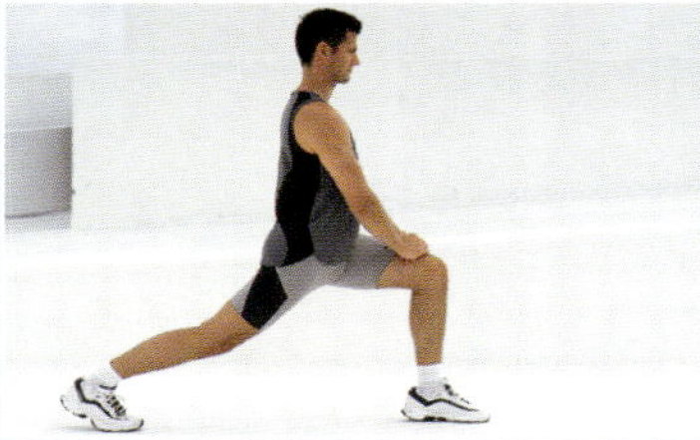

腰屈筋ストレッチ *p64*

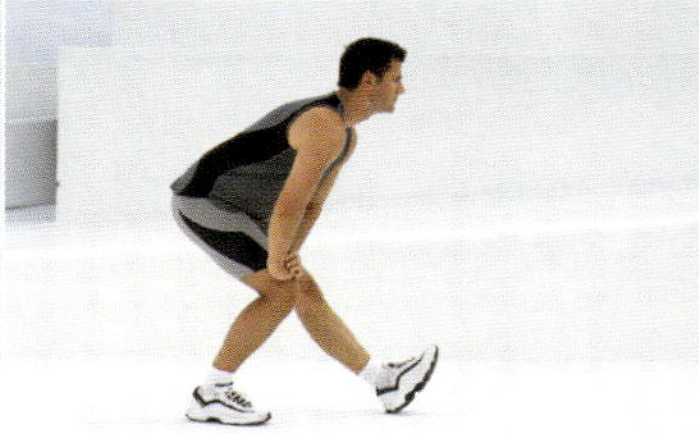

ハムストリングスとふくらはぎのストレッチ *p64*

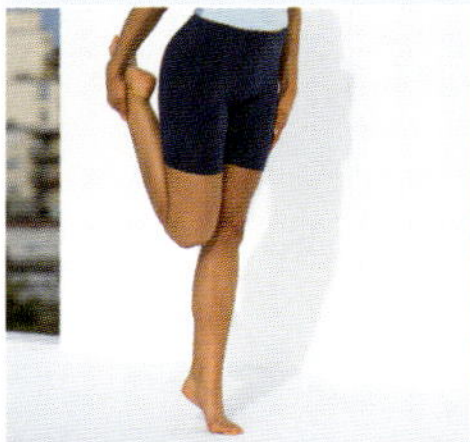

大腿四頭筋と足首のストレッチ *p127*

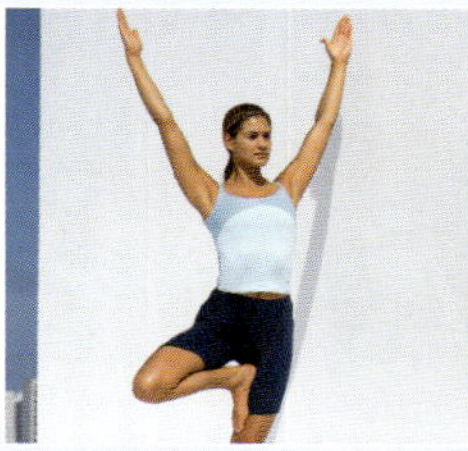

木のポーズ *p70*

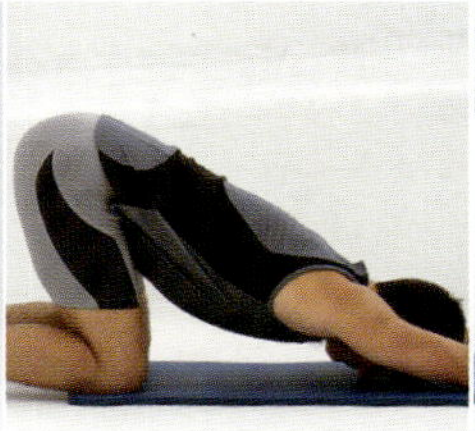

背中上部のストレッチ *p63*

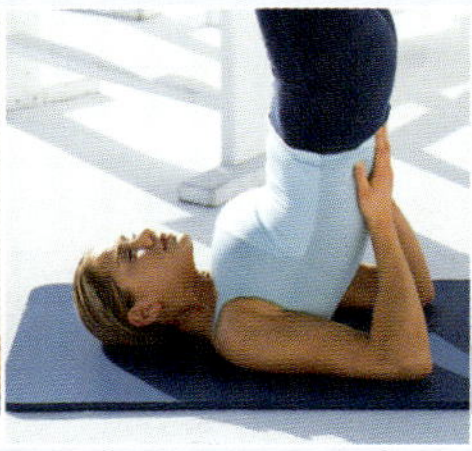

ショルダースタンド *p77*
（省いてもよい）

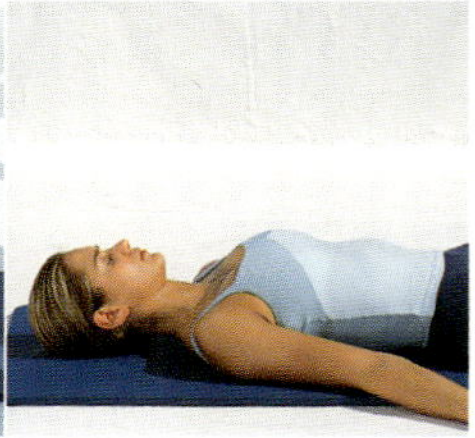

屍〈しかばね〉のポーズ *p71*

ストレッチと筋力トレーニングのプラン

ストレッチを毎日行うと身体をしなやかに保てますし、筋力トレーニングも体力向上には欠かせません。下の体操すべてをおよそ30分かけて行います。もっとプログラムを短くするなら、横1列目、または2列目のエクササイズを行って、3列目で締めくくります。自分自身で独自のプランを組み立ててもよいでしょう。

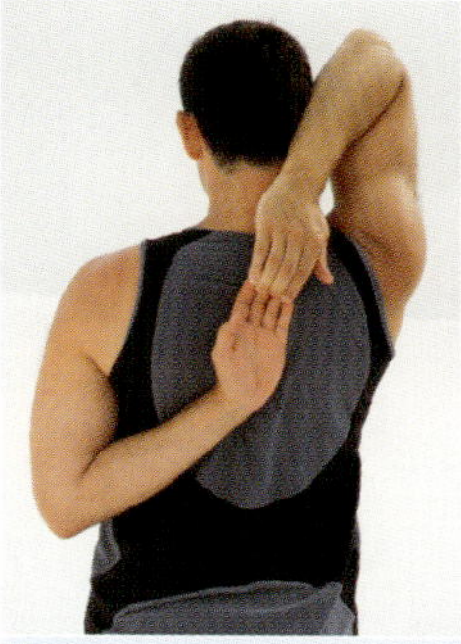
肩のストレッチ *p62*

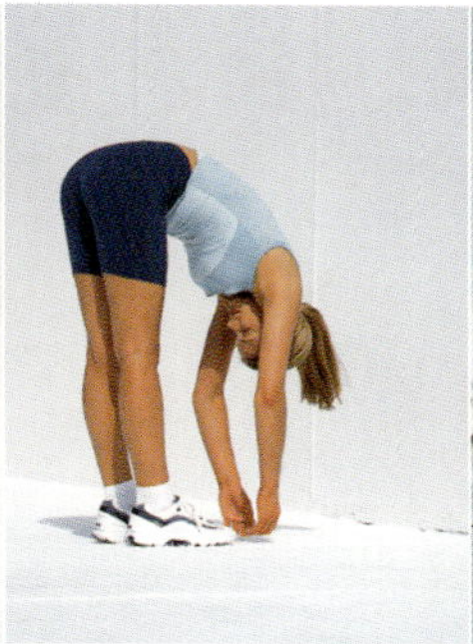
背中のストレッチ *p70*

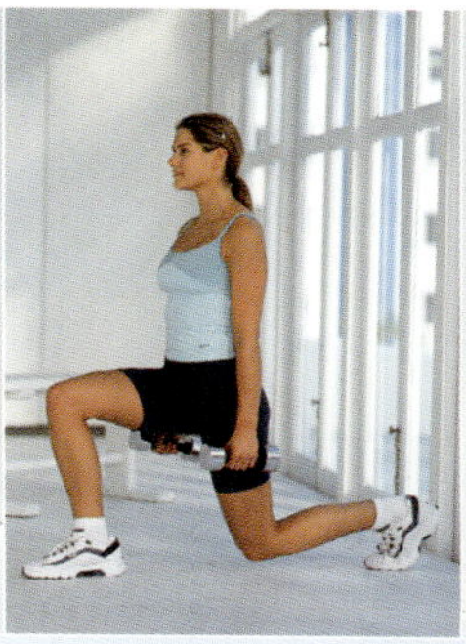
ランジ *p137*

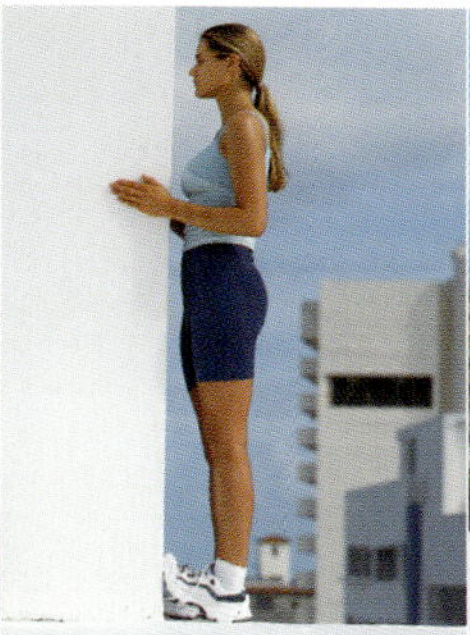
ふくらはぎのストレッチ *p71*

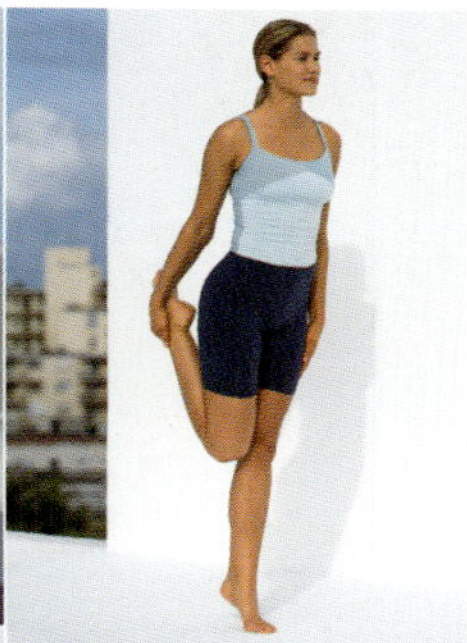
大腿四頭筋と足首のストレッチ *p127*

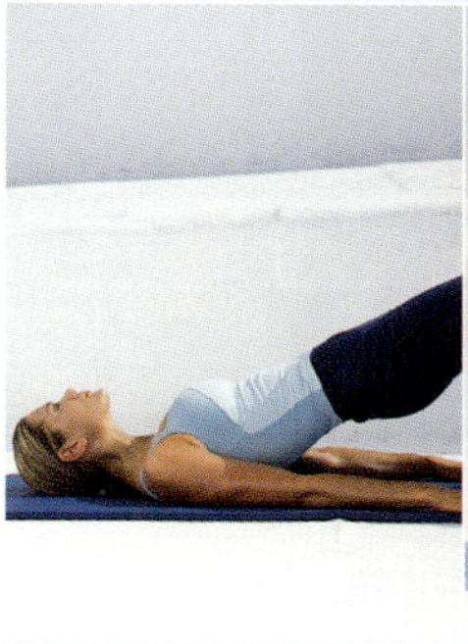
ブリッジ *p57*

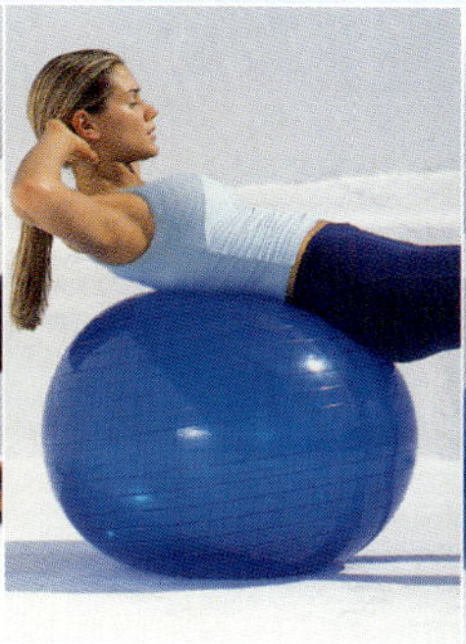
ボール・クランチ *p58*

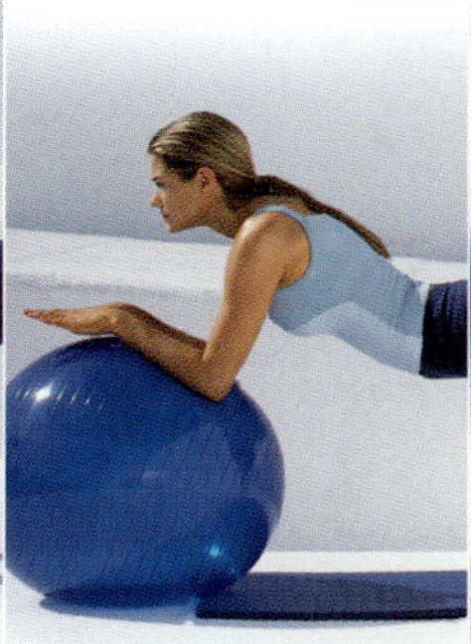
ボール・ローリング *p56*

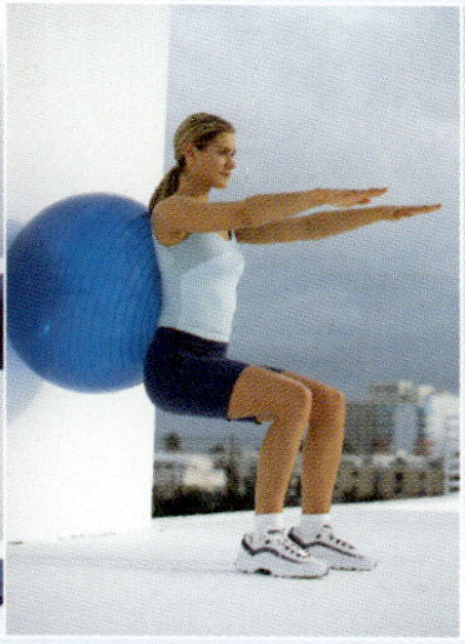
ボール・スクワット *p131*

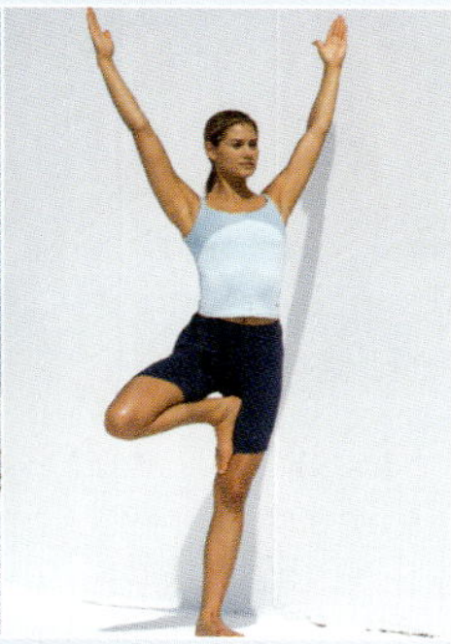
木のポーズ *p69*

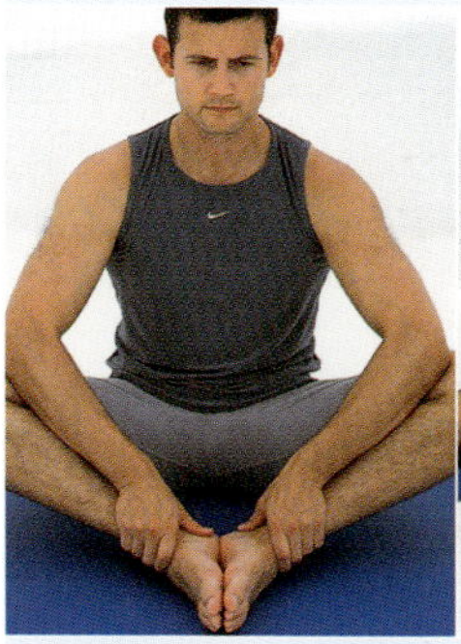
足首のストレッチ *p65*

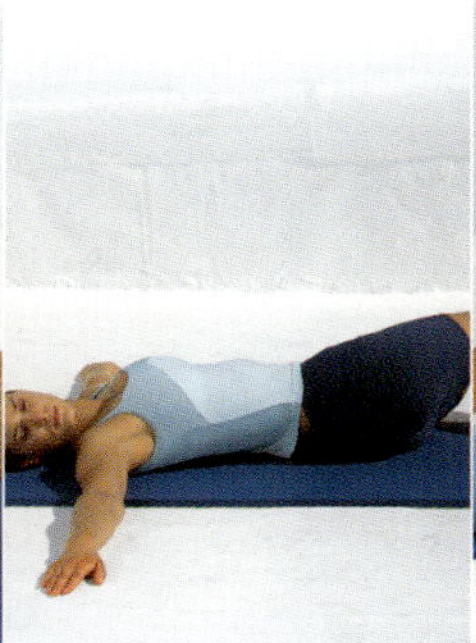
サイドロール *p66*

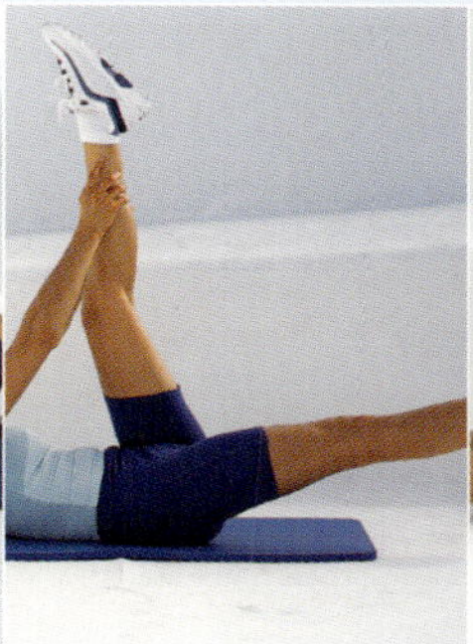
シングル・ストレート・レッグ・ストレッチ *p54*

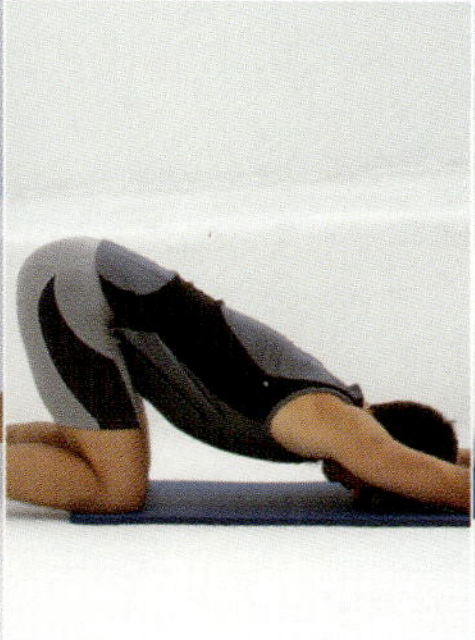
背中上部のストレッチ *p63*

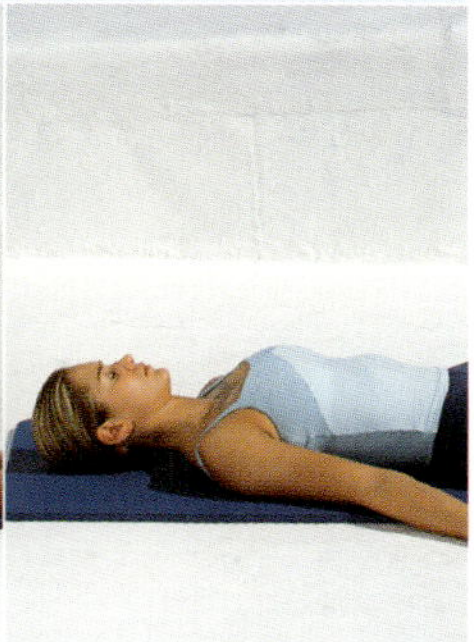
屍〈しかばね〉のポーズ *p71*

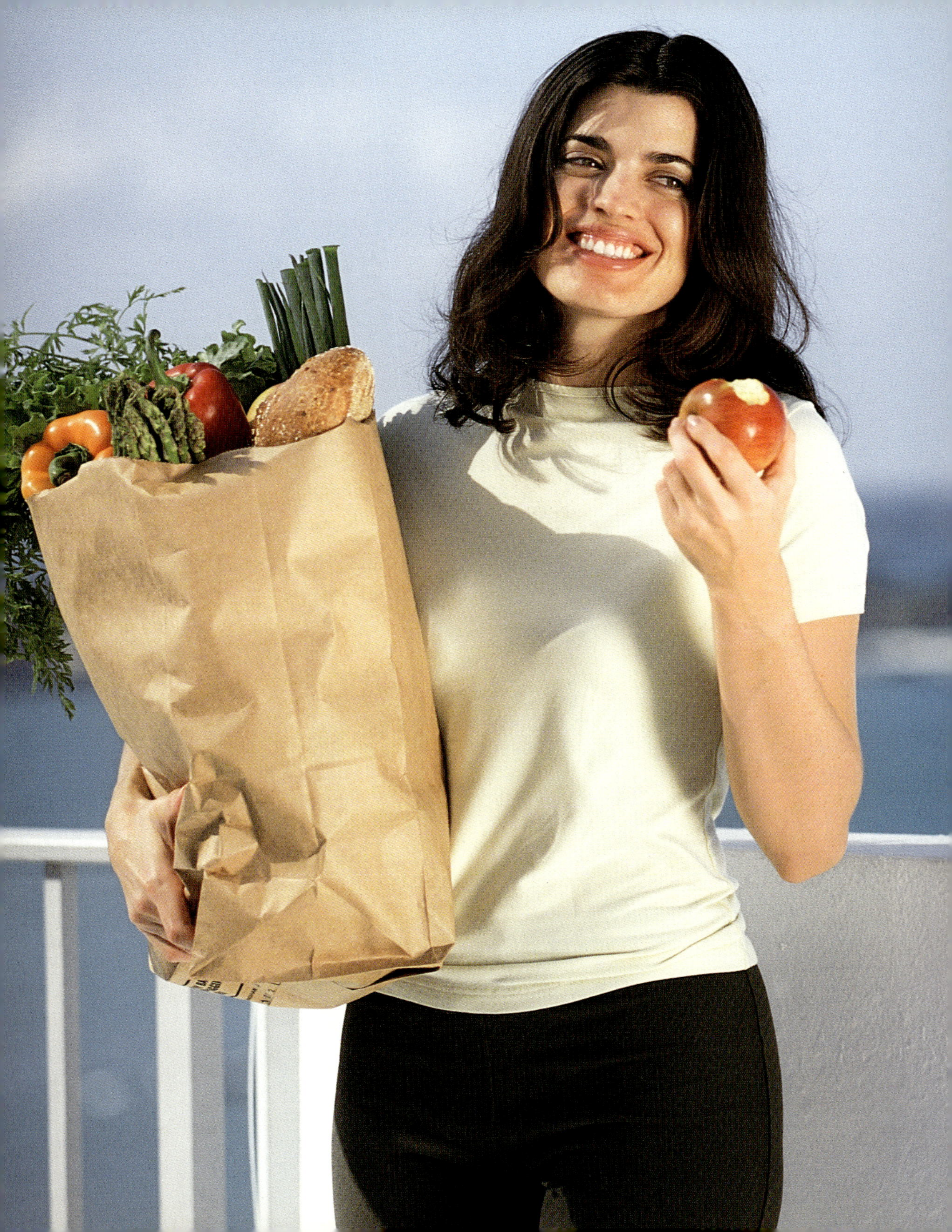

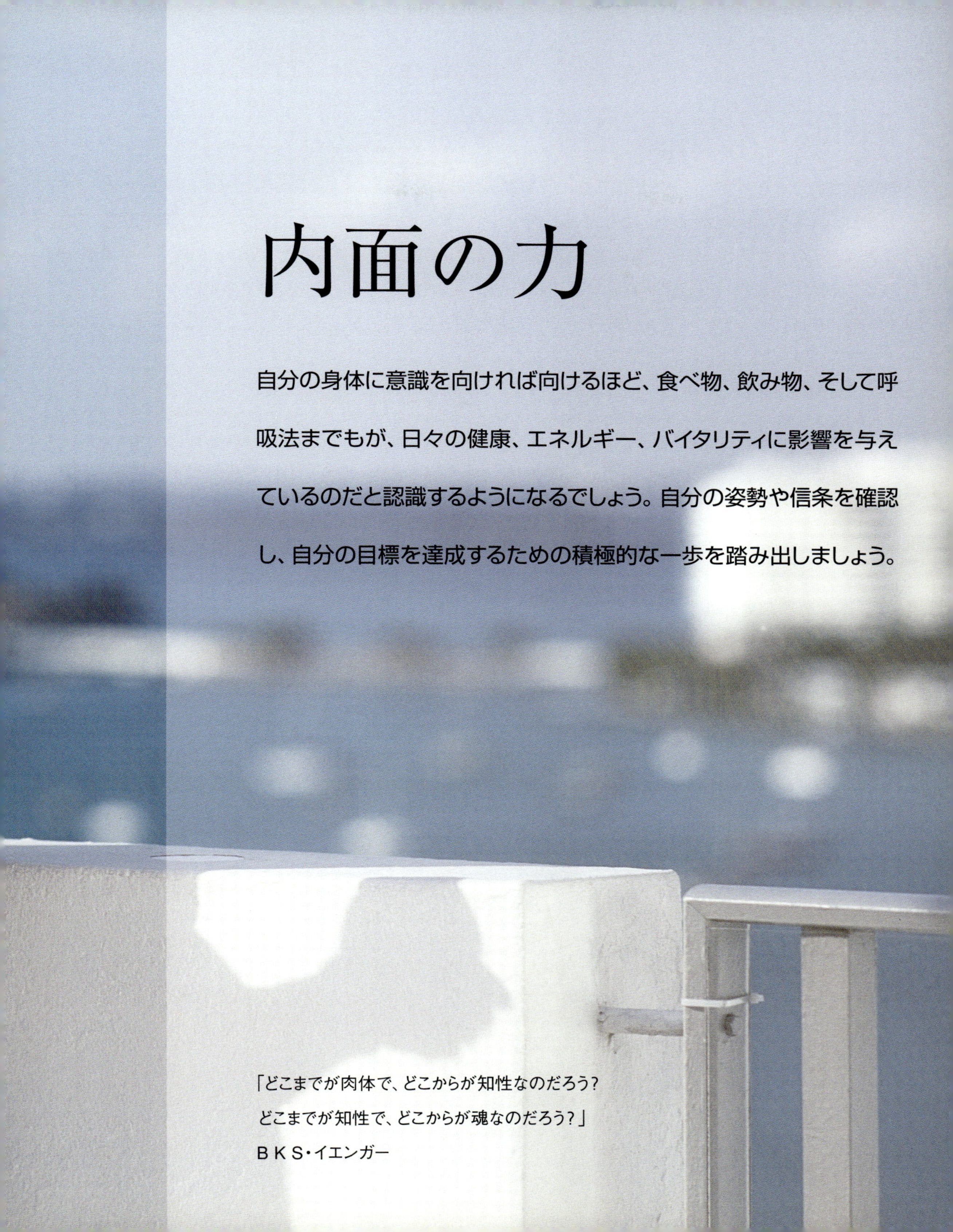

内面の力

自分の身体に意識を向ければ向けるほど、食べ物、飲み物、そして呼吸法までもが、日々の健康、エネルギー、バイタリティに影響を与えているのだと認識するようになるでしょう。自分の姿勢や信条を確認し、自分の目標を達成するための積極的な一歩を踏み出しましょう。

「どこまでが肉体で、どこからが知性なのだろう？
どこまでが知性で、どこからが魂なのだろう？」
ＢＫＳ・イエンガー

呼吸の力

呼吸は命そのものです。食料を口にしなくても数週間は生きられ、水を飲まなくても数日は生きられます。しかし、酸素がなければ、数分しか生きられません。それなのに、この生きるための力を充分に活用している人はごくわずかです。なんとなく口で浅い呼吸をし、肺の上部だけを使って、身体に供給する酸素量を減らしています。しっかりと深く呼吸すれば、体力、気力がより充実し、人生に対する意気込みが違ってくるでしょう。呼吸によって変わるのは歩き方だけではありません。心の安らぎにも多いに影響を与えます。

心と身体のつながり

呼吸という活動は、心と身体に強く結びついています。精神状態によって呼吸パターンが変化するのをご存じでしょう。おびえたり、怒ったりすると呼吸は速く不規則になり、くつろいだ状態では、ゆっくり周期的になります。ですから習慣になっている呼吸の方法は、心の状態に影響を及ぼしています。浅い胸式呼吸は、不安な状態にある人の呼吸パターンと非常に似ており、酸素と二酸化炭素の適切なバランスが崩れるため、リラックスできません。呼吸が深く穏やかなときは心に静けさが訪れること、そしてこの深く穏やかな呼吸をするために、大半の人は呼吸法の訓練を行わなければならないことを、古代のヨーガ行者が気付かせてくれます。

エクササイズの必要性

運動中に息が上がると、たいへん苦しいものです。運動前には適切な呼吸法を練習しましょう。いったん運動を始めたら、リズミカルに呼吸して、自分の吸う息と吐く息に意識を集中させ、身体から酸素を奪う過換気状態を避けるのがポイントです。身体は運動している間、普段よりも多くの酸素を必要としますし、1分当たりの呼吸回数が自然に増えていくのに気付くでしょうが、それでもリズミカルな呼吸は続けていかなければなりません。肩の力を抜いて後ろに引き、胸を開き、深く穏やかな呼吸をすれば、元気が出ることこの上ありません——きっと100マイルだろうと、苦もなく歩けるような気がするでしょう。

呼吸を穏やかに

不安を感じたり、何らかの理由で呼吸が不安定になったら、このエクササイズを行ってみてください。椅子に座り、足を床にぴったり着けます。脚は組みません。3つ数える間、鼻からゆっくりと息を吸い込み、6つ数える間、今度は口からゆっくりと息を吐き出します。この呼吸法を、心が落ち着くまで続けてください。

腹式呼吸

身体に充分な酸素を供給するには、横隔膜を使って深く呼吸しなければなりません（子どもが自然にしている呼吸法です）。この呼吸法は、横隔膜呼吸とか腹式呼吸と呼ばれます。

横隔膜は、胸とお腹の間にある筋肉です。息を吸い込むと、横隔膜が下がって肺に多くの酸素が取り込める空間を生み出します。息を吐き出すと、横隔膜は上にあがり、胸を縮めて、肺から空気を絞り出します。正しく呼吸できていれば、息を吸い込んだときにお腹がふくらみ、息を吐き出すと、少しずつお腹がへこみ、胸の部分はまったく動きません。息を吐き出すのも、吸い込むのと同様に重要であることを忘れないでください。不要な空気を多く吐き出せば、それだけ多く、きれいな空気が取り込めるのです。

ショルダースタンド

全身の協調性を最良の状態に保つもっとも効果的なヨーガのポーズです。肺上部の動きを抑えて、深い腹式呼吸を促す効果もあります。呼吸がしにくかったり、背中を痛めている人や、高血圧と診断されている人はこのポーズを行わないでください。

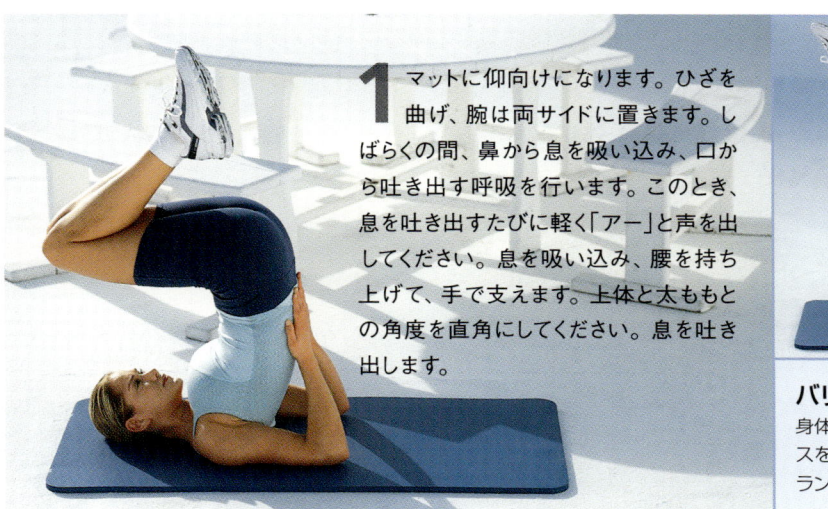

1 マットに仰向けになります。ひざを曲げ、腕は両サイドに置きます。しばらくの間、鼻から息を吸い込み、口から吐き出す呼吸を行います。このとき、息を吐き出すたびに軽く「アー」と声を出してください。息を吸い込み、腰を持ち上げて、手で支えます。上体と太ももとの角度を直角にしてください。息を吐き出します。

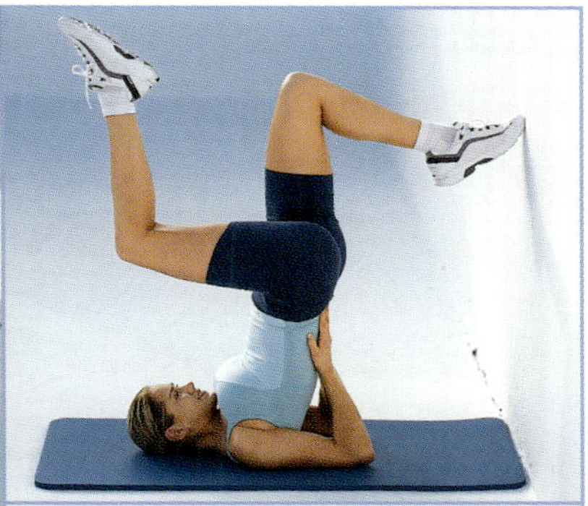

バリエーション

身体を持ち上げるときに、壁を使ってバランスを取ります。最初は片足を壁から離し、バランスが取れたと感じたら、足を替えます。

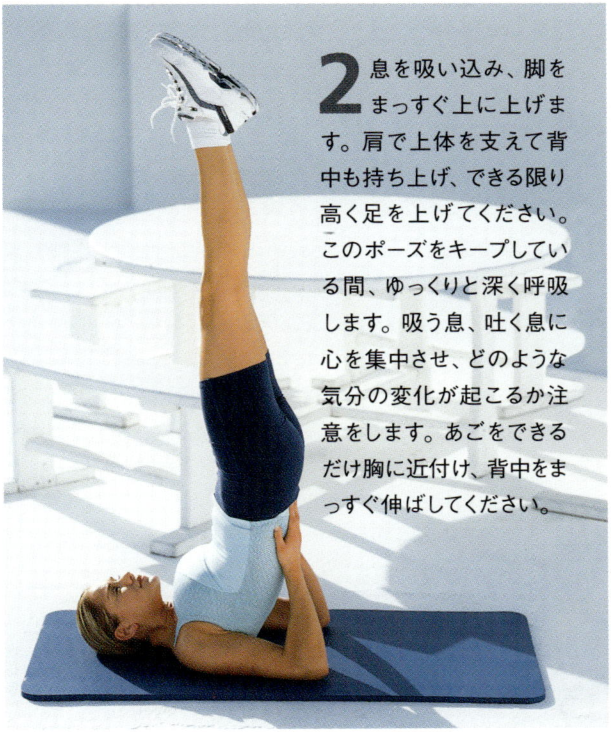

2 息を吸い込み、脚をまっすぐ上に上げます。肩で上体を支えて背中も持ち上げ、できる限り高く足を上げてください。このポーズをキープしている間、ゆっくりと深く呼吸します。吸う息、吐く息に心を集中させ、どのような気分の変化が起こるか注意をします。あごをできるだけ胸に近付け、背中をまっすぐ伸ばしてください。

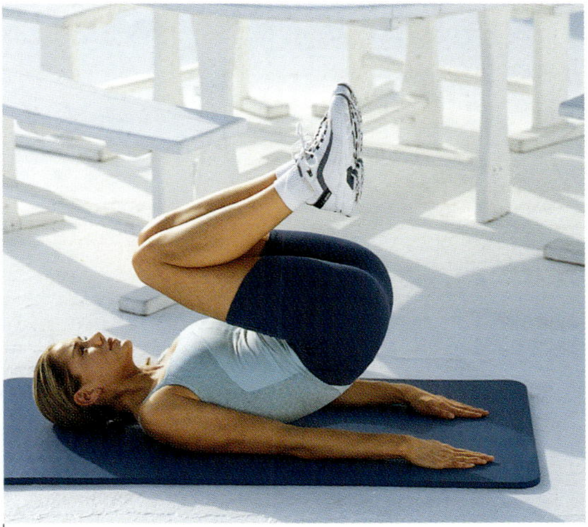

3 ポーズを終えるときは、まずひざを曲げて頭に近付けていきます。腕をまっすぐ伸ばしてマットを押さえてから、背中を丸めて下ろしていきます。このとき背骨の椎骨を1個ずつ動かして、ゆっくりと背中をおろし、スタート時の姿勢に戻ります。そのまましばらく動かず、そのときの気分に心を傾け、呼吸にどのような変化が起きているか意識してください。

プラス思考

ここでは、体力作りの目標を達成するためのプラス思考に焦点を当てていますが、この原則は、仕事、人間関係、自己イメージ、健康など、人生のありとあらゆる領域に当てはまります。肉体的な健康に影響を及ぼす心の力については、すでに多く語られていますが、何か根拠はあるのでしょうか？──確かにあるのです。米国の心理学者による最近の調査で、自分は前向きなタイプと感じている人は、マイナス面ばかり見てしまう人よりも平均で7歳半長生きであるという結果が出ました。

思考の力は、間違いなく、よい意味でも悪い意味でも人生に大きな影響を及ぼします。誰もが内面的会話、いうなれば自分自身との会話を常にしており、その内面的会話では、プラスからマイナスへ、また再びプラスへと切り替えがききます。私たちは、とかく「失敗するのでは？」、「物事がうまく進まないのでは？」、といったマイナス思考の道筋を取りがちですが、このような考え方だと、これからのできごとに期待感が持てなくなるばかりか、自分の恐れている結果そのものを自ら招いてしまうことになりかねません。内面から聞こえてくる否定的な声は、自分の可能性を十二分に発揮させるための楽観的な発想を妨げるだけでなく、健康にも影響を与えます。カナダで30年以上にわたって行われている研究によれば、手術後に、元気になれると考える患者は、悲観的な患者よりも回復が早いそうです。

思考をコントロールする

では、心の力を活用して自分の姿勢を変えるにはどのようにすればよいのでしょう？　その第一歩は、自分の内面的会話の傾向を把握することです。心理学者によれば、一般的に、人は1日に2万から6万もの思考をしています。それらの思考の中に、中立なものはひとつもありません。どの思考もプラス、またはマイナスのどちらかで、来る日も来る日もその考えを深めていくのです。もしあなたが、グラスに入った飲み物を見て、あと半分残っていると思うのでなく、もう半分しか残っていないと感じるタイプであれば、内面的会話をプラス思考の会話へと切り替え、こうありたいと思うままに自分の人生を表現していくように努めます。内面的会話をプログラムし直すためには、プラスのアファメーション（断定）を繰り返し行うのが効果的な方法です（P.80-81参照）。内容は現実的なものにしてください。そうすれば心から言えるでしょう。また、現在形を使います。たとえば、「6カ月経ったら、マラソンにトライできる体力がついているだろう」と言うのでなく、「毎日どんどん体力がついている」というふうに。

成功の確率を高めるためには、100%目標を達成できると信じるだけでなく、その目標を現実的で実現可能なもの、つまり、努力を必要とするけれども、不可能でないレベルに設定すればよいのです。

とは言え、プラス思考は、あらゆる不幸や不運をよせつけない魔法の道具ではありませんし、あなたに代わってウォーキングのトレーニングもしてくれませんので、誤解なきよう。ただ、プラス思考を実践すれば、トレーニングのプログラムをやりとげたり、望みどおりの結果をもたらしてくれる力になるのは確かです。

否定的な思い込みを捨てる

自分に対する見方や、他人に対する自分の表現法を変えて、思考を構築し直しましょう。たとえば、「私はバカ」と口にすると、その時点で、「バカ」が自分のアイデンティティの一部になってしまいます。そうでなく、その時々の行動そのもので考えましょう。行動なら、変えることができるのですから。時にはバカだなあと思うような失敗をしでかすかもしれませんが、完ぺきな人間など、この世には存在しません。自分の失敗を自ら許し、その失敗を相殺できるような、成功経験を思い浮かべます。

前向きな物の見方はボディランゲージに影響を与えます。姿勢、歩き方、ジェスチャーが、おどおどしたものから、強く元気なものに変化していくでしょう。

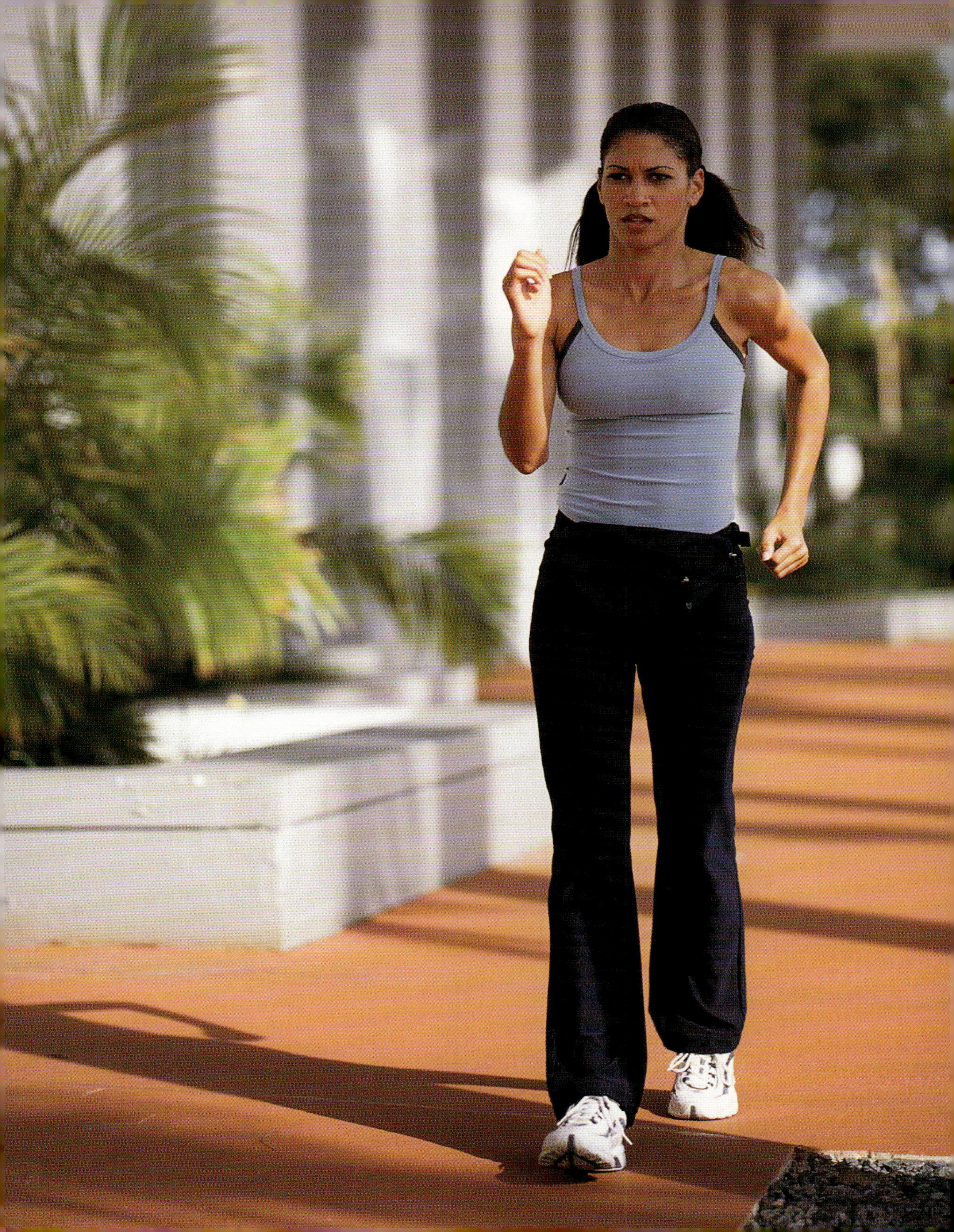

目標達成に取り組む

誰でも自分の人生に夢や希望を持っています。しかし、夢をいざ実現させようと考えると、現実に圧倒されてしまうのです。時間がない、体力がない、お金がないといったもっともらしい理由をあれこれ並べて、やらない方向で自分を説得しようとします。おそらく、失敗したり、知らない世界へ足を踏み入れることへの不安がそうさせるのでしょう。

目標を達成できる人と、そうでない人との違いを考えれば、目標達成のためにまず何をすべきかがわかるはずです。正しい取り組み方と簡単なテクニックがあれば、誰でも自分の望む変化を起こし、自分の夢の達成に向けて取り組むことができます。必要なのは、練習と勇気だけです。女優のルース・ゴードンが、「勇気はとても大切です。筋肉と同じで、使うことで鍛えられるのです」と以前話していました。

目標の設定

多くの人が一生懸命エクササイズを行って体力をつけたり、減量したり、自分を高めていく目標に向かって努力したりしています。最初はやる気もあり熱心に取り組むのですが、やがてその決意はどこかに行ってしまいます。自分に課していた運動を休むかもしれません。一度休むと、歯止めが利かなくなります。また、チョコレートケーキの誘惑に負け、ひと切れ口にしてしまい、これでまた振り出しに戻ったと考えて、ふた切れ目も食べてしまうというのはありがちな話です。

最終目標を立て、その目標に一足飛びに到達することを期待しても、失敗は目に見えています。やり方を変えましょう。たとえばマラソンに参加するのが最終目標だとすれば、最初のステップは、どの程度の体力をつけたいか、目標タイムはどうするか、食生活を変える必要があるか、という点を自分に問いかけることです。目標を明確にし、その目標の達成に燃えるのです。

第2ステップは、自分がどのレベルにいるのか、冷静に判断することです。自分の体力、筋力、持久力はどの程度か？　日頃から運動しているか？　このチャレンジのために準備すべきことは何か？　最終目標に向かってのトレーニングに、自分はどの程度の時間が割けるだろうか？

第3ステップでは、現段階から最終目標までの道のりを、管理しやすい段階に細かく分けます。その段階ごとにたやすく達成できる目標があれば、その目標が励みになり、努力し続けることができるでしょう。

目標を文字にすると、イメージがより明確になるので、目標の達成を自分自身との契約と考えやすくなります。契約をひとつ果たすと、次の段階に移る動機になります。目標を現在形で書いてください。なぜなら、「私は……する」というフレーズは、達成すべき目標というよりも、未来に起こるできごととして潜在意識に記憶されるからです。

この原則は、ダイエット、住まいの修繕、キャリアアップなど、日々の生活におけるあらゆる領域で役立ちます。パワーウォーキングを通じて体力作りをするなら、トレーニングのプランを立てましょう。このプランでは、週単位で速度や距離の目標を定めます。1日単位でもよいでしょう。いま、自分は踏み石を並べているところだと考えてください。その石ひとつひとつが小さい目標であり、次の石へと足

力強いアファメーション（断定）

どのようなアファメーションにするかは自分の好みでかまいませんが、私の気に入っているものをいくつかご紹介しますので、参考にしてみてください。

- 「私はベストの選択をしている」
- 「私の願いはすべて実現に向かっている」
- 「私は愛情と友情に包まれている」
- 「その気になれば、何でもできる」

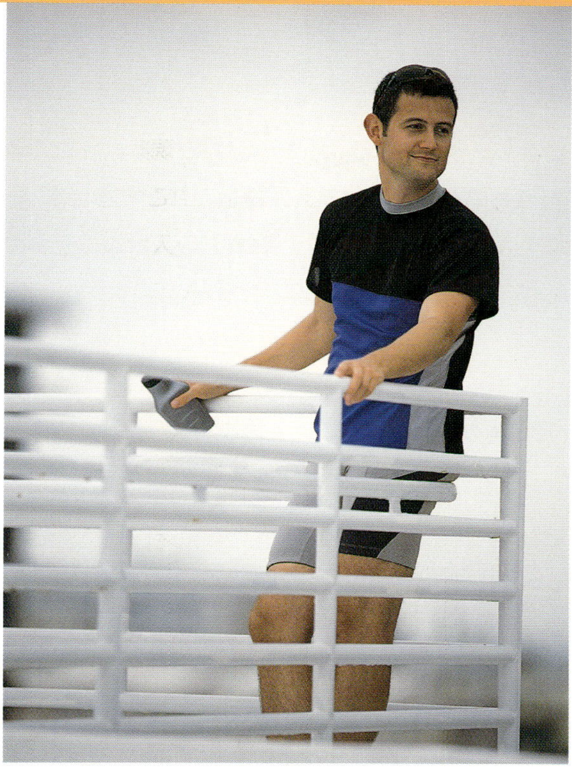

を踏み出せば、最終目標へ一歩近付くのです。

心の力

成功を収めるにはプラス思考が大切だということを、おわかりいただけたと思います。ただ、心の状態というのは変わりやすいものです。同じ考えを持ち続けるのはたやすくありません。自分の考え方を変えないための強力な助っ人になってくれるのが、アファメーションです(P.79参照)。この方法を使えば、プラス思考が変わらず、気が散ることもなく、自分の能力を信じ続けることができます。自分の恐れている悪い結果でなく、自分の望むよいできごとを断言(アファーム)してください。アファメーションでは一人称と現在形を使います。種類は多くても2〜3にとどめ、ひとつずつ潜在意識に働きかける時間を取ります。結果が出るまで、コンスタントに同じアファメーションを繰り返すようにします。ウォーキングほど、アファメーションの繰り返しにふさわしいときはありません。自分の歩調に合わせて何度も何度もマントラのごとく、アファメーションを繰り返します(P.82参照)。

夢を夢のまま終わらせないでください。目標に向かって、楽にこなせるステップをいくつも設定しましょう。そのステップをクリアするたびに、これまでの道のりを振り返り、自分の進歩を祝福します。

視覚化する

アファメーションと同様に、ヴィジュアライゼーション(視覚化)も繰り返しによって心の状態を整えますが、アファメーションとの違いは、言葉の代わりにイメージや感覚を用いる点です。最初は、目を閉じて行ったほうが、回りのものに気が散らずやりやすいと感じるかもしれません。練習すればするほど、イメージが明確になり、潜在意識が、そのイメージを真実だと受け止めやすくなり、あなたの進歩を妨げる隠れたマイナス思考を打ち消してくれます。

一例を挙げましょう。マラソンに参加する計画を立てているとしたら、フィニッシュラインを笑顔でしっかりと踏みしめた自分の姿を思い浮かべます。歩いているときに頬をなでる風を感じ、沿道で見守る観衆の声援を聴きます。身につけているウエアを思い浮かべ、そのウエアに包まれている皮膚の感覚や、閉会式でメダルを受け取った瞬間、全身を駆けめぐる大きな喜びを想像します。心の中でカラー画像を生み出すのです。その画像には、自分が経験したいと思っているすべての事細かな部分まで映しだされていなければなりません。これがヴィジュアライゼーションです。この力強いイメージに心を集中させる回数が多ければ多いほど、そのイメージは実現しやすくなります。

瞑想しながら歩く

瞑想は、心を向ける行動と解釈されることがあります。つまり、今この瞬間、心をひとつの物事や行動に集中させるのです。瞑想とは脚を組んで座り、目を閉じて行うものと考えている人がほとんどだと思います。しかし、少し難しいかもしれませんが、歩きながらでも瞑想はできます。今のこの瞬間を意識しながら歩くのは、ひとりでウォーキングする際の素晴らしい方法であり、心身ともに大きな効果を得られます。

種類を問わず、瞑想の効果は充分に立証されています。内面のバランスが取れ、ストレスが減り、眠りの質がよくなるのも効果の一部です。瞑想と、呼吸への意識の集中という2つの要素をパワーウォーキングに組み入れると、たいへん強力な作用があります。それぞれのメリットに、新鮮な空気の取り込みや体力作りを調和させられるからです。

動きを意識する

歩きなれたルートを選びましょう。歩きやすく気が散らない道がよいので、できれば平坦な舗装道路で、車がほとんど通らないルートにします。瞑想ウォーキングは、まず2～3種類のゆったりとしたストレッチから始めます。歩き始めたら、その日の太陽の光や空、周辺の環境、天候、自分のエネルギーを意識します。そして30分ほどは瞬時に過ぎてしまう、と自分に言い聞かせてください。

足に細心の注意を払います。地面にかかとを打ち付けたときの感覚、そしてつま先に体重を移したあとに足を再び持ち上げるという足の動きのみならず、足の指同士が接触したり、ソックスの生地の感触にも意識を向けます。

次に、意識をかかと、ふくらはぎ、ひざ、太ももへと移します。動くたびにお尻が上がったり下がったりする様子や背骨の揺れを意識します。お腹を自分という存在の中心と感じ、胸に息が入ったり、出たりする様子を意識します。肩の力を抜き、腕や脚が同時に動くたびにそのリズムや力強さを楽しみましょう。

頭をバランスのよいポジション（P.40-41）にすれば、首の筋肉がくつろぎ、伸びていると感じるでしょう。あごの力を抜き、目はやさしく前だけを見つめます。もし何か気の散るものがあったとしても、気付くだけにし、すぐにウォーキングに意識を戻します。

マントラを繰り返す

今という瞬間に意識を向け続けるもうひとつの方法に、マントラの繰り返しがあります。これは一語だったり、フレーズだったりしますが、心を平穏で落ち着いた状態に保つのに使われます。響きがよく、自分に合い、歩くリズムに合わせて一語が発しやすいマントラを選びます。ガンの治療をしていたとき、私は多くのマントラに出会いましたが、なかでもお気に入りは、「体力がある――私は元気」というものでした。

マントラを決めたら、最低15分は繰り返し、その言葉で頭と足をいっぱいにします。時々、集中が途切れ、その日の仕事についての考えなどが次々浮かんでくることがあるでしょうが、それらは静かに脇によけ、再びマントラに集中します。

ウォーキングの目標地点に着いたら、瞑想をやめ、周囲の様子に再び意識を向けます。瞑想ウォーキングをマスターすると、バランス感覚を取り戻し、心が完全に穏やかになっていることに気づくでしょう。

歩いている間は前を見て、腕と足が交互に、そして滑らかに移動するリズムや揺れを楽しみましょう。

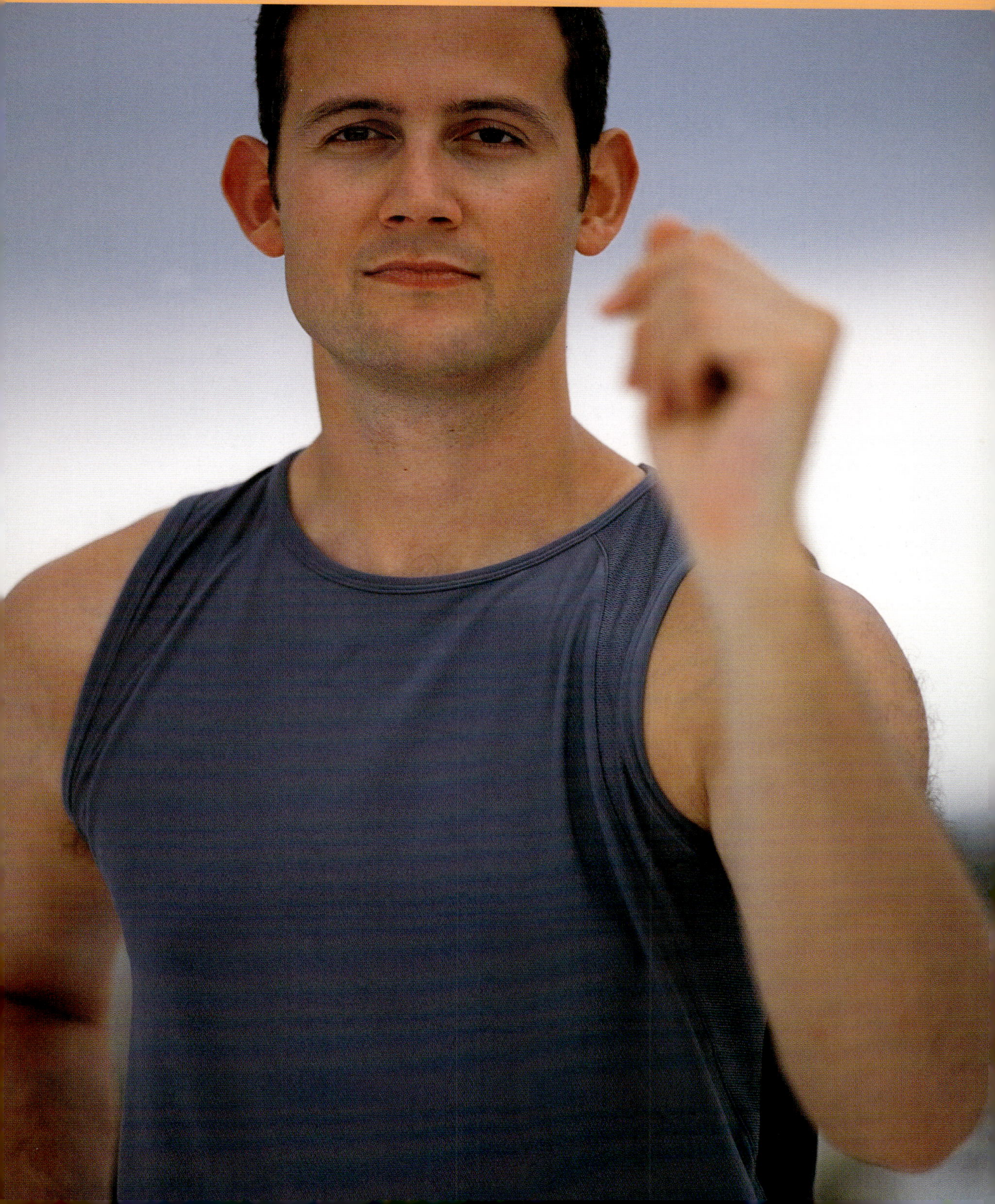

水を飲む

人間の身体は、食物を取らなくても数週間、場合によっては1カ月以上も生きられますが、水分を摂らなければ、数日しか生き延びることはできません。平均で、人間の身体は、65〜75%が水分で占められており、スポーツ選手のように身体を動かす時間の長い人は、さらに水分の占める割合が高くなります。運動量の多い人は、筋肉が多く、脂肪が少ないのがその理由です。水分は、まさしく命の源であり、摂取する水分の量は、健康に重大な影響を与えます——しかし多くの人は、水分の摂取量があまりにも少なすぎます。

4人に1人は水分摂取が不充分で乾燥状態にある、という統計が出ています。私たちは、1日に約3ℓの水分を尿、顔、皮膚、呼吸から失っています。食品から若干の水分が摂れるとしても、失った量を補充するには1.5〜2ℓの水を飲まなくてはなりません。紅茶、コーヒー、カフェイン入りの炭酸飲料で喉の乾きを潤す人があまりにも多いのですが、これらの飲み物の多くは、健康面でのデメリットはもちろん、水分補給どころか利尿作用があります。1日にコーヒーを6杯飲むと、体内の水分の3%が失われるという研究結果もあります。

確実に水分の満ち足りた状態を保てば、若々しい肌が保て、目は澄み、消化器系がよく働きます。また、体内から毒素をスピーディに排出でき、セルライトの予防にも役立ちます。

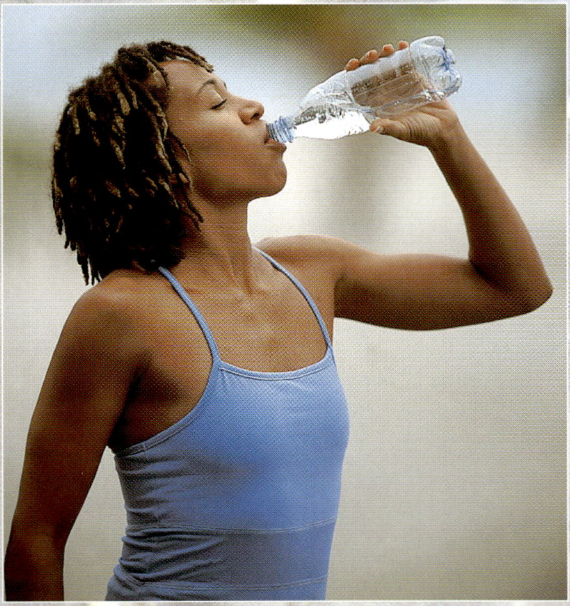

水分摂取が不充分？

暑い日や運動時、汗という方法で、身体は熱を放出します。フットボールやテニスの試合といった激しい活動では、水分の喪失は、1時間当たり4.5ℓを越え、同時にナトリウム、カリウム、重炭酸カルシウム、リン酸塩といった体内に必要な塩分も失います。パワーウォーキング中、特にマラソンに参加しているときは、必ず水分摂取量を増やさなければなりません。

喉の乾きを水分摂取の目安にするのは誤りであり、渇きを感じたときは、すでに乾燥している状態だと考えるスポーツ医学の専門家もいます。脱水状態のときはイライラしたり、集中力が落ちます。水分が充分摂れているかどうかの目安には2種類あり、ひとつは、定期的にトイレに行きたくなるか、また、尿の色がたいへん薄いワラの色をしているか、という点です。ウォーキングを始める前に、水分が不足していないか確認してください。

パワーウォーキングで汗となって失った水分を補給する必要があります。特に暑い日は注意しましょう。

水を選ぶ

水分摂取は、健康を保つために欠かせませんし、どんな源から取った水でも、飲まないよりはましです。ただ、どの水でも質が同じわけではありません。飲み水がきれいであるほど、身体にも多くのメリットがあります。

浄水フィルター

活性炭やセラミックフィルターは、鉛のような重金属や、塩素、沈殿物といった水の不純物を減らし、塩素臭を取り除いてくれます。その効果はフィルターの穴の大きさ次第で、穴が小さいほど効果が上がります。

浄水器

もっとも効果的な浄水法は、シンク下に設置する逆浸透システムです。この方法なら、塩素、フッ素、硝酸塩、鉛といった水に含まれる不純物を99.9%取り除けます。もっとも効果が高いのは、活性炭フィルター（上記を参照）と半透過性の逆浸透膜とを組み合わせたシステムです。

ボトル入りの水

多種多様な商品がありますが、ラベルの読み方がわかれば選びやすくなるでしょう。容器に関して言うと、プラスチックの種類によっては化学物質が水に溶け出すので、一番安心なのがガラスビンです。プラスチックのボトルなら、固いものを選びましょう。

ミネラルウォーター

最良の選択と考えられています。というのは、ミネラルウォーターは天然水で、加工されておらず、正式登録された水源の水でなければならないからです。その水のミネラル含有量をラベルに明記することが法律で定められています。

湧き水（スプリングウォーター）

湧き水の成分は国によって異なりますし、天然水と人工的な処理を行った水とを混ぜているケースもあります。中には硫酸塩やカリウムといった無機ミネラル分や、ナトリウムの含有量が非常に多い商品があるので、注意してください。無機ミネラルは、身体にあまり吸収されません。

ワンポイント
ただの水に飽きたときは、風味をつけてみましょう。私は、1日の始まりに、お湯にレモンかライムを絞ったものを欠かさず飲んでいます。身体を目覚めさせてくれる、とても効果的な「モーニングコール」です。寒い日には、身体を温めてくれるこんな飲み物がおすすめです。生ショウガを皮をむいてカップに入れ、湧かしたてのお湯を注いで5分おき、成分を浸出させます。夏場は、このショウガ湯を冷ましてから、冷蔵庫で冷やします。

炭酸水

天然のスパークリング・ミネラルウォーターを真似て、水に炭酸ガスを加えた商品です。二酸化炭素は細菌の繁殖を抑えますが、いったん消費されると炭酸に変わり、体内で胃酸過多を引き起こすことがあります。

酸素添加水

酸素を加えて処理した水です。筋肉により多くの酸素を供給して、そのパフォーマンスを高めるというのが、この水の売りです。しかし、今のところその効果を裏付ける化学的証拠はほとんどありません。

ボトル入りの水道水

米国では、ラベルに“from a municipal source”、または“from a community water system”と明記されていたら、単なる水道水に間違いありません。

水道水

ほとんどの先進国では、ボトル入りの水よりも、水道水のほうが検査や水質管理が徹底しています。とは言え、多くの人は、消毒に使われている塩素の影響に不安を感じています。その理由は、塩素は腸内の善玉菌を攻撃するからです。水源地で使われた殺虫剤や除草剤も水道水に含まれている可能性があります。

避妊薬、ホルモン補充療法用の薬、プラスチックに由来する合成卵胞ホルモンが水道水に含まれているのも心配な点です。その理由は、人間を含めた動物の生殖能力にも影響を及ぼすと考えられているからです。

地元の水道局に問い合わせれば、自宅の水道水の質について、詳しい情報が得られるでしょう。

健康的な食生活

パワーウォーキングが、食事に対する考え方を根本から見直すきっかけになるかもしれません。身体が丈夫になって活力が増すと、身体に必要なエネルギーを与えてくれる栄養価の高い食事を取りたいと思うようになり、高カロリーで栄養価の低いジャンクフードには魅力を感じなくなってきます。すると、身体が求める野菜、果物、炭水化物の摂取量を減らさなくても、体重がスピーディに減っていくでしょう。

健康を維持するには、好きな食べ物を断たなければならない、と思われがちです。しかし実際は、自分の食事内容を意識し、選択に気をつけることこそ重要です。食生活をテーマにした執筆や講演活動を行っているジェーン・センは、英国のブリストル・キャンサー・ヘルプ・センターで食生活アドバイザーをしています。彼女がアドバイスする健康的な食生活の指針は非常にシンプルで、ポイントは次の2点です。「その食材は、土の中に根を張っていたものか？」「その食材は、自分の口に入るまでに、どのような工程を経たか？」これだけです。

根を持つ食品

あらゆる食材の中で、もっとも栄養価にすぐれているのは、地中に根を張って成長してきたものだと断言できます。こういった食品はファイトケミカルや微量栄養素が豊富で身体に必要なものをすべて与えてくれるだけでなく、その他の食品に比べて、消化・吸収が速いという利点もあります。何かを食べるたびに、それがトーストにのせた豆でも、カレーや日曜日のランチでも、必ず食事内容の2/3を、土の中に根を生やしていた食材にすべきと、ジェーンはアドバイスしています。

もし、できる限り根を持つ食品を多く摂りたいという目標があるなら、根のない食材、たとえば肉、乳製品、飽和脂肪を減らしてください。飽和脂肪はほとんど動物由来で、室温で固形の状態を保ちます。飽和脂肪の摂りすぎは、心臓発作、脳卒中、ガンに結びつきます。

また、部分的な水素添加も含め、水素添加された植物油（硬化植物油）、具体的には固形や半固形のマーガリンも使わないようにしてください。たいへん手の込んだ工程を経たこの脂肪には「トランス脂肪酸」と呼ばれる合成の飽和脂肪が含まれており、心臓病との関連性が明らかになっています。多くの食品には、水素添加された油が使われています。パン、ケーキ、ビスケット、冷凍食品や惣菜、ファストフード店で販売されているフレンチフライ、ドーナッツなどが例として挙げられます。

とは言え、ある程度の脂肪の摂取は、ビタミンの吸収や、必須脂肪酸（EFAs）を摂るために不可欠です。植物から摂取できるポリ不飽和脂肪酸と一価不飽和脂肪には心臓発作の予防効果があり、ガン予防の効果も期待できます。また、魚の油や亜麻仁油から摂れるオメガ3系脂肪酸も同様の効果があります。

食材にどんな手が加えられたか

購入した食品の多くは、見た目よりもはるかに多くの手が加えられているものです。たとえば、小麦には化学肥料やその他の農薬が何度も散布されており、その薬品類を洗い流すことなくパンに加工されています。買ってきたレタスには害がないように思えますが、複数の化学薬品で汚染されている場合が少なくありません。疲れて家に帰った日には、調理済みの食品がとても便利ですが、それらのほとんどは塩分、保存料、添加物が何種類も使われています。できるだけオーガニック食品を買い、自宅で調理しましょう。そして小麦粉、米、パスタなどは、精白した商品より、全粒粉を使った商品に切り替えましょう。

ベストを目指して

食生活を変えると心に決めたからと言って、二度とチョコレートを食べないとか、朝食では絶対に焼き物を食べないと誓うのは、現実的でありません。好きなものを食べるとき、私はよく商品を選ぶことにしています。チョコレートを食べるなら、最高級のオーガニック・チョコを、朝食に焼き物を食べるなら、最高の材料を使って、ごく少量か、まったく油を使わないで調理します。コーヒーも同じです。挽きたてのオーガニック・コーヒー豆で淹れ、ひと口ひと口を味わいます。このやり方だと、仕事中にマシンで淹れたコーヒーを定期的に飲むのはあきらめざるを得ないかもしれませんが、それでコーヒーを飲む量が減るならば、言うことありません。自分の身体のためになる、最高の食品を口にする習慣をつけてください。

5種類の食品を食べる

1日に5皿分の野菜と果物を食べるよう国が指導しているのを、多くの方はご存じでしょう。国民がこのアドバイスを実践すれば、心臓病やガンといった生命を脅かす疾病の20%が予防できると、国は見積もっています。しかし、何をどのくらい食べるべきなのか、よくわからないという人は多いでしょう。ひと皿とは、およそ80gです。一度にどのくらいの量を食べればよいのか、目安になる例を挙げておきます。

- リンゴ　中1個
- バナナ　中1本
- オレンジ　1個
- ニンジン　大さじ山盛り3杯
- レタス　シリアルボウル1杯
- トマト　1個
- ブロッコリー　小房2ケ
- ズッキーニ大　1/2本
- トウガラシ　1/2本
- インゲン豆　大さじ山盛り4杯

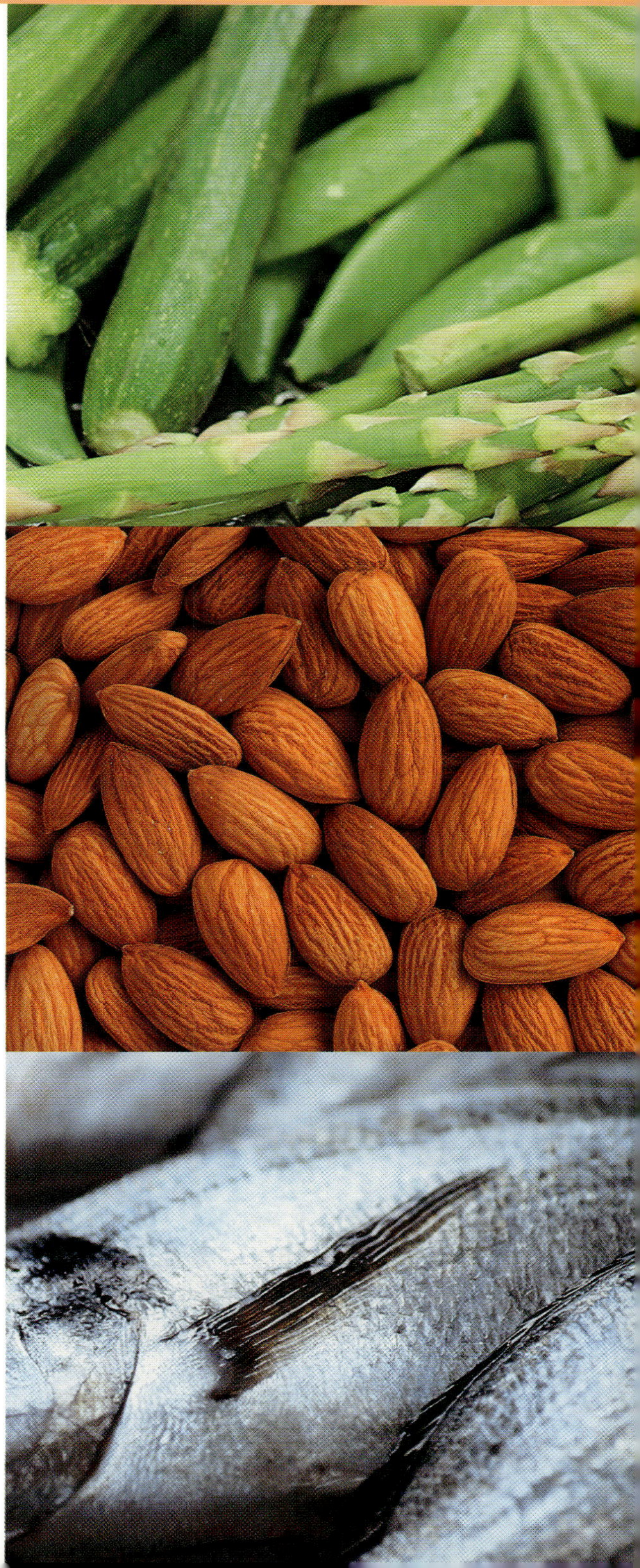

できる限り、身体に必要な栄養が豊富な食材を選びましょう——オメガ3系必須脂肪酸の豊富な魚、タンパク質、カルシウム、ビタミンの摂れるナッツや野菜などがその例です。

ビタミンとミネラル

1日に、野菜と果物を合わせて5皿食べるバランスの取れた食生活をしていれば、必要なビタミン、ミネラルはすべて摂取できると、よく言われています。しかし、この点について専門家の意見は分かれており、現代人の生活では、食事に加えて何らかの栄養補助が欠かせないと考える栄養学者もいます。確かに忙しい現代人の生活では、5皿ルールを守れない日もあるので、ジュースを飲んだり栄養補助食品を上手に利用して、日常的なビタミンやミネラルの摂取量を増やしたいものです。

ビタミンとミネラルは、健康の維持に欠かせません。体内では、わずかなビタミンしか生成できず、必要量の大半と、すべてのミネラルは、食物から摂取しています。これらの栄養素の必要量はごくわずかですが、一種類でも足りないと身体に影響します。もっとも知られている例は、船員の壊血症でしょう。18世紀になって、壊血症の予防に柑橘系の果物が有効であることが発見されました。

ミネラルがないと、ビタミンは体内に吸収されません。この2種類の重要な栄養素に加え、炭水化物、タンパク質、脂質、水を身体に取り入れれば、細胞の成長、組織の修復、臓器の働き、エネルギー、食物の分解に欠かせない必須栄養素が得られます。

野菜と果物には、どちらもビタミンとミネラルが豊富に含まれていますが、栄養価が高いのは野菜のほうです。ここで再びジェーン・センのアドバイスを紹介しましょう。もっとも効果的に栄養を摂る方法について、彼女は「色で選ぶ」よう提案しています。買い物カゴを色とりどりの食品でいっぱいにしてレジに進めば、様々な種類の食品を食べる楽しみが持てるだけでなく、様々な種類の栄養が摂れるのです。

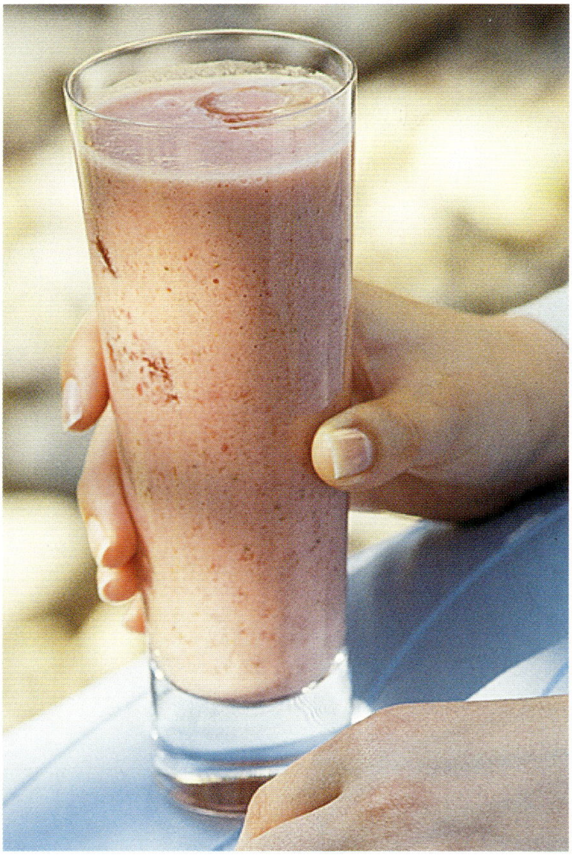

自然のサプリメント

残念なことに、今日栽培されている食材に含まれるビタミンやミネラルの量はかなり減っています。栄養分が減ってしまったのは集約農業の結果であり、収穫物を運搬、保存している間に栄養価はさらに落ちてしまいます。理想的なのは、有機農法で生産され、収穫から間もない農作物を食べることです。また、栄養を充分に摂っていても、ストレス、喫煙、抗生物質、環境汚染などの要因で、体内の栄養分は簡単に破壊されてしまう、ということも心に留めておいてください。栄養補助食品を摂るべき

野菜と果物をブレンドしたジュースには、ビタミン、ミネラル、酵素が豊富に含まれており、身体のエネルギーを高める効果があります。水分摂取量が増やせる「おいしい」手段でもあります。

か否かについては、様々な意見がありますが、私自身は、ガンの治癒に役立ったと考えています。高性能マルチビタミン剤とビタミンC剤の組み合わせが、大半の人に向きますが、まずは栄養専門家に相談したり、自分に不足している栄養を調べてみてください。予算の許す限り、最高品質のサプリメントを買います──一般に、値段の張るブランド品は、ひと粒に含まれる栄養バランスがよく、安価な商品よりも上質の原料を使っています。原料が天然由来のものかどうかも、確かめてください。合成ビタミンを使った商品は避けましょう。毒性反応を引き起こしたり、健康を害したりする恐れがあります。

ジュースを作る

生野菜や果物のジュースは、調理の過程で失われがちなビタミンと酵素を豊富に含んでいます。ジューサーやフードプロセッサーのジュース用アタッチメントには様々な商品があり、高価なものほど硬い野菜でも使えるようになっています。掃除しにくい機種が多いので、手入れのしやすさをチェックしてから購入しましょう。そうしないと、ジュース作りもひとつの仕事のように思えてきます。ジュースのレシピ本が多く出ていますので、目的に合った材料の組み合わせをみつけてください。

ビタミン、ミネラルを含む食材

ビタミンA	アプリコット（アンズ）、キャベツ、ニンジン、カーリーケール、卵黄、肝油（汚染されていない魚が原料のもの）、マンゴー、メロン、ホウレン草、カボチャ、サツマイモ、フダンソウ、黄色ピーマン、ウォータークレス
ビタミンB群	
B_1（チアミン）	豆類、小麦ふすま、ほとんどの野菜、未精白の穀類、イースト
B_2（リボフラビン）	卵、緑色の葉野菜、マッシュルーム、トマト、小麦胚芽
B_3（ナイアシン）	キャベツ、カリフラワー、マッシュルーム、トマト
B_5（パントテン酸）	アルファルファ、アボカド、ブロッコリー、キャベツ、セロリ、卵、レンズ豆、マッシュルーム、カボチャ、トマト
B_6	バナナ、ブロッコリー、芽キャベツ、キャベツ、カリフラワー、レンズ豆、ナッツ、タマネギ、カボチャ
B_{12}	卵
ビタミンC	柑橘系の果物、ブロッコリー、キャベツ、カリフラワー、キウイフルーツ、メロン、パパイヤ、エンドウ豆、トウガラシ、スプラウト、イチゴ、トマト
ビタミンD	卵黄
ビタミンE	豆類、ブロッコリー、緑色の葉野菜（生）、松の実、ヒマワリの種、ゴマ、未精製のコーン油、小麦胚芽、全粒穀類
葉酸	アボカド、ブロッコリー、カシューナッツ、カリフラワー、ヘーゼルナッツ、ホウレン草、ウォルナッツ、小麦胚芽
カルシウム	アーモンド、酵母、キャベツ、乾燥豆、緑色の野菜、ナッツ、ヒマワリの種
鉄	デーツ、乾燥豆、卵黄、味噌、ナッツ、オート麦、カボチャの種、ゴマ
セレン	ブラジルナッツ、ブロッコリー、キャベツ、ズッキーニ、インゲン豆、レンズ豆、マッシュルーム、小麦胚芽
亜鉛	アーモンド、ブラジルナッツ、酵母、卵黄、オート麦、カボチャの種、ライ麦、全粒穀類

体力のつく食べ物

食生活を変えればスポーツ選手になれるというわけではありませんが、食事は身体をベストの状態に整える一助になってくれます。運動をすると体内のエネルギーが燃焼するので、よりよい結果を出すためには、エネルギーの維持に必要な「燃料」を確実に補給しておくことが大切です。適切な食事を取らずに運動するのは、アクセルを踏み込んでも、パワーが出ない車のようなものです。

身体を使う活動をするときは、適切な食べ物で身体に栄養を与えることが、たいへん重要です。適切な食べ物とは、未精白の穀類や豆類など、体内でゆっくり分解される炭水化物（下を参照）、ファイトケミカルが豊富な果物や野菜、そしてタンパク質ですが、何より欠かせないのは水です（P.84-85参照）。脱水状態になると、筋肉が疲労し、協調性を失います。ですから、運動をしているときは、推奨されている1日の水分摂取量、すなわちグラス8杯分よりも、さらに多く水分を摂るようにしてください。

炭水化物

持続力を必要とする運動に最適の燃料となってくれるのが、炭水化物です。炭水化物は体内で分解されてブドウ糖になり、まず肝臓と筋肉にグリコーゲンとして蓄えられます。その後、再びブドウ糖に変化して、運動時に使っている筋肉の動力源となってくれます。身体は一定量のグリコーゲンしか蓄えられないうえに、使っていない筋肉から使っている筋肉へとグリコーゲンを移動させることができないので、パワーウォーキングで使う筋肉に蓄えられたグリコーゲンは、すぐに使い果たされてしまいます。ですから、エネルギーはこまめに補給しなければなりませんし、運動を終えた後、すぐに炭水化物の軽食を取れば、回復が早まります。

炭水化物は、必ず体内でブドウ糖に変わりますが、その吸収率は一定ではありません。豆類や未精白の穀類といった食べ物は、ゆっくりと吸収され、比較的長い間エネルギー源となってくれますので、激しい運動を始めるときには理想的な食品です。

緑色を選ぶ

ベジタリアンは肉を食べる人よりも長生きで、ガン、心臓病、糖尿病といった生命に関わる多くの疾患にかかる率が低い、ということが、多くの研究結果によって裏付けられています。しかし、ベジタリアン食で必要な栄養が摂れるのか、特にスポーツで身体を動かすときも大丈夫なのかと不安に感じる人は多いはずです。スポーツ選手なら、充分なタンパク質を摂るために大きなステーキを平らげる必要があるのでは、と考えがちですが、実際は、西洋に暮らす人々の大半が、必要量をはるかに超えるタンパク質を摂っています。ほんのアーモンド数粒で、普通サイズのステーキに匹敵するタンパク質が摂れるのです。私たちは、身体に必要なタンパク質をすべて、植物から得ることができます。たとえば、大豆のような豆類、穀類、ナッツや種です。ここで、ひとつ注意を。肉の代わりにチーズを食べるのはやめてください。チーズには飽和脂肪が多く含まれているからです。

植物をベースとした食品を幅広く取ると、抗酸化物質やファイトケミカルを多く体内に取り込めます。どちらも健康の増進に多くの作用をもつ物質です。また、植物ベースの食品は、骨を強く健康に保ち、活動的な生活を支えるカルシウム源としてもすぐれています（生のブロッコリー、ヒマワリの種、アーモンド、ブラジルナッツなど）。

マラソンと食事

この本に書かれている食生活の指針とトレーニングプランを実践したら、マラソンに参加できるほどの体力がつくことでしょう。実際にマラソンに参加したら、レースの直前、直後の食事には充分注意してください。

レース1週間前

この日からはトレーニングを必要最小限にし、体内でのブドウ糖の使用量を減らしていきます。食事は軽く、シンプルなメニューにしましょう。野菜を蒸したり、焼いたりしてたっぷり食べます。野菜ジュースかスムージーを1日1杯飲んでください。さっぱりとしたドレッシングをかけたサラダ、焼き魚（または脂肪分がほとんどない肉）、未精製の炭水化物、たとえばジャガイモ、米、キノアをたっぷり取るのが理想的です。こってりとしたソース、スパイシーな料理、揚げ物は消化器に負担がかかるので避けてください。量が多いのもいけません。アルコールも、脱水の原因になるので避けましょう。2～3時間おきに、軽食としてシリアルバーを食べ、水をたっぷり飲みます。こうすると、レース当日、身体は充分に保水された状態になっており、少量の水分を定期的に摂るだけで大丈夫です。

レース前日

炭水化物がしっかり摂れる食事を2回してください。量が一番多い食事は必ず昼に取るようにします。こうすると、夜中に、消化で身体を酷使する必要がありません。

レース当日

スタートの2時間前に、シリアルまたはパンケーキに、フルーツを加えた朝食を取ります。水とは別に、エネルギーを与えてくれる食品、たとえばバナナ、レーズン、エネルギーバー、グルコース錠を取るのが賢明です。食べ慣れない食品を試すのはやめてください。胃が驚いてしまいます。また、ナッツのように塩気のある食べ物や、乾燥食品もおすすめできません。

レースが終わったらすぐにサンドイッチやマフィンなど、炭水化物の軽食を取って身体の回復を早め、その日のディナーは、炭水化物中心のメニューを選びましょう。

エネルギーの持続する食品

玄米
未精白の長米は、食物繊維と栄養価が白米の2倍含まれている複合炭水化物です。すぐれたタンパク質の供給源であると同時に、亜鉛、マグネシウム、ビタミンB6、セレンも含まれています。

バナナ
カリウムがもっとも多く含まれている食品のひとつ。カリウムは、筋肉の収縮を統制します。バナナを食べると汗で失ったカリウムを補えるので、激しい運動をしているときの理想的な軽食です。

ブロッコリー
食物繊維が豊富で、鉄と葉酸の供給源としてもすぐれています。鉄分は、赤血球が酸素と結合する働きを助けます。酸素はこうして赤血球によって全身に運ばれ、筋肉、臓器、組織に利用されます。葉酸は、赤血球を健康な状態に保つのに必要で、コレステロール値を抑えます。生で食べれば、カルシウムも摂れる野菜です。

豆類
長時間エネルギーを供給してくれる食品と言えば乾燥豆です。タンパク質の含有量も多く、葉酸の供給源としてもすぐれています（ブロッコリーも参照）。

ニンジンジュース
作りたてのジュースなら（P.89参照）、ビタミンA（ベータカロチン）が豊富です。ビタミンAは、成長や組織の修復に欠かせない栄養素で、感染症と戦う力になってくれます。

ドライフルーツ
小さなひと粒にパワーが凝縮されている、すぐれたエネルギー食品。鉄分（上記のブロッコリーを参照）とカルシウムも豊富です。果糖が多く甘みが強いのですが、ヒップバッグに入れておきたい手頃な軽食です。

パパイヤ
このエキゾチックな果物には、バナナと同じくらいのカリウムが含まれています。ビタミンCやベータカロチン（上記、ニンジンジュースを参照）も豊富です。

麺類
筋肉の動力源としてゆっくり燃焼する食品を探しているなら、全粒粉もしくはソバ粉を使った麺を選んで下さい。マラソン前の食事に、麺類はパーフェクトです。鉄分やビタミンB群のチアミン、ナイアシン、リボフラビンも含まれています。

ジャガイモ
このエネルギー野菜は、中くらいのサイズ1個で、バナナの2倍のカリウム（上記、バナナを参照）が摂れます。ビタミンCと鉄分（上記、ブロッコリーを参照）も豊富です。血液中のエネルギー量（血糖）を増やし、疲労と戦うすぐれた作用があります。

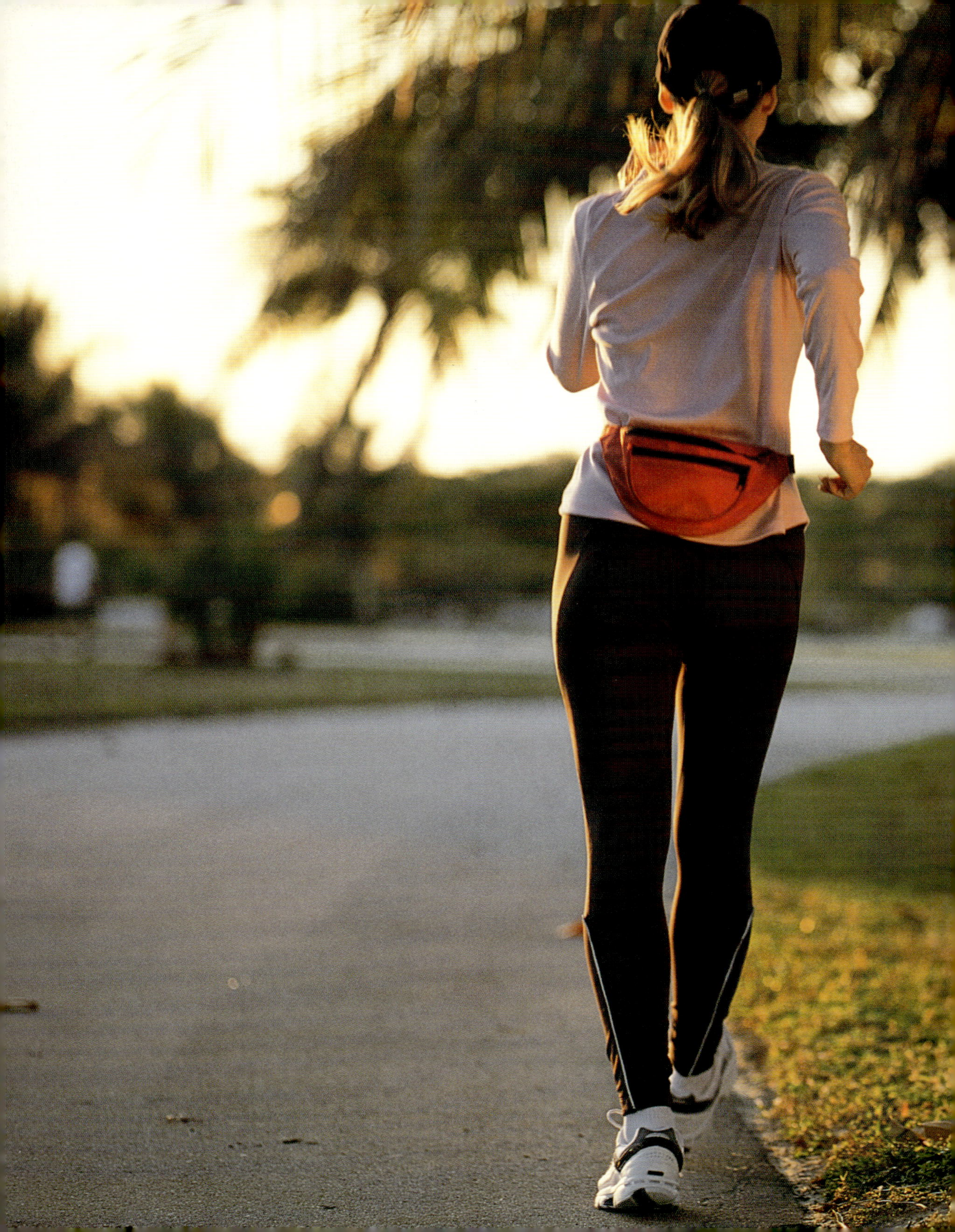

目的別
ウォーキング

ウォーキングを始めた目的がチャリティの寄付金集めでも、妊娠中の健康維持でも、ダイエットでも、家族で楽しい時間を過ごすことでも、ウォーキングは、そのすべてに応えてくれます。年齢や体力を問わず、体力作りを日常生活に取り入れることのできるもっとも手軽で、簡単な方法がウォーキングです。

『ウォーキングは愉快な狂気。正気の人間には打ってつけだ』

コリン・フレッチャー

ウォーキングを生活に取り入れる

現代人の多くは慌ただしい日々を送っており、日々のスケジュールは、めいっぱいのはず。いったいどうすれば、運動の時間を作り出せるでしょうか。パワーウォーキングに限れば、答えはこうです。「いとも簡単」。自分のスケジュールに合わせていつでも始められ、ウォーキングにかける時間も思いのままです。本格的にウォーキング・プログラムに取り組み始めたら、体力がつき、頭が冴えて、同じ時間で、以前よりも多くのことを手際よくこなせる自分に驚くかもしれません。

ジムに通おうとか、体力作りの運動メニューを続けようと心に誓ったものの、他の用を優先させて、このような有益な計画を実行するための時間がなくなる、といった事態をいったい何度経験したことでしょう？　普通は、仕事や子どもの世話、何かしらの活動への参加などが優先され、自分のために使える時間など無に等しい状態です。それでも友達に頼まれれば、時間を割いてその友達の手助けをするでしょう。ならば、自分自身への手助けをする時間も作るべきではないでしょうか？

私たちの多くは、自分のエネルギーの大半を、身体的にも精神的にも他人のために使っています。そのこと自体に問題はありません。ただし、趣味や運動、くつろぎといった、自分にとって必要な時間がきちんと確保できていれば、の話です。ウォーキングは、もっとも簡単で、始めやすく、報いの多い方法です。場所を問わず、ひとりでできます。効果が上がるのが早く、歩く距離や、時間帯にも決まりがありません。その理由は、ごく短い距離のウォーキングでも身体への影響が大きいからです。また、スポーツクラブに頼る必要もありません。ウォーキングは忙しい人が運動をするための条件を、すべて満たしています。

実際、自分にとってやる価値のあることなら、それを実行する時間をみつけられるはずです。日常生活にウォーキングを取り入れる秘訣は、時間の使い方に対する発想を変え、自分自身のために時間を割く意義を認めることです。

現実的に考える

慌ただしい毎日のこと、何事も量より質を取るほうがはるかに充実します。自分の健康や体力作りのために使った時間についても、例外ではありません。時間の使い方を見直し、自分のために用意した時間を、いつ、何に使うかよく考えましょう。ウォーキングが楽しくできれば、それだけウォーキングの効果も大きくなります。1時間のウォーキングに出たけれど、ほかにやるべきことがあったのにと、罪悪感やストレスを感じながら家路に着いた

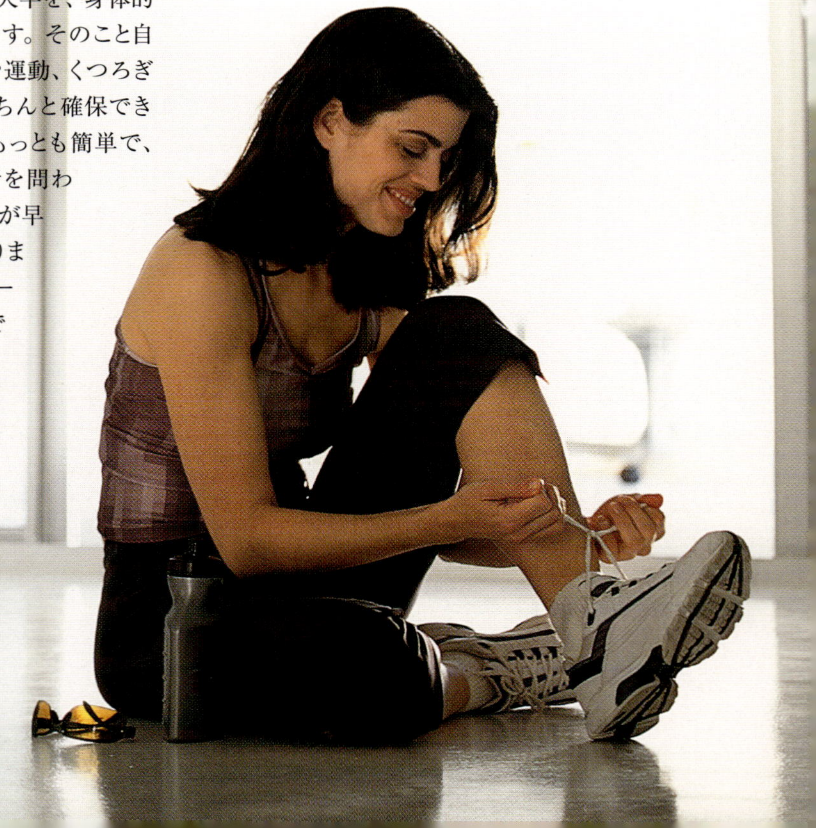

のでは、あまり意味がありません。ですから、現実的に考えたほうがよいのです。ウォーキングはごく短時間にし、気がかりなことがあっても、ウォーキング中は一切考えないようにします。

時間管理術を取り入れて、その日の仕事に優先順位をつけたり、断ることを覚えれば、大きな違いがでてきます。落ち着いて予定を立てればよいものを、仕事の多さに圧倒されたり、プレッシャーを感じたりして、貴重な時間を無駄に過ごすことが私たちにはよくあります。まずは30分の時間を取りましょう。できれば毎日同じ時間に始めます。その30分はウォーキングのための完全にプライベートな時間と決めてしまいましょう。間もなく、あなたはその時間の確保に努めるようになり、周囲の人もそれがあなたの生活の一部なのだと認めてくれるようになります。時間を作るためには、子どもを学校に送っていくときに、車を使わずに歩くとか、会合に歩いていくとか、通勤に電車ならひと駅、バスなら停留場ひとつ分だけ早く降りて、職場まで歩いていくといった方法を取ります。早起きして時間を作るのもよいでしょう。30分時間を作ると決めたら、必ず実行してください。

準備する

ウォーキングのルートを幾とおりか用意しておきます(P.38-39)。15〜20分しか時間のないときのために、短いルートも考えておきましょう。公園や森を通るルートも用意したいものです。そうすれば、静かな環境でひとときを過ごすことができ、心を真っ白にする時間が取れるでしょう。職場近くのルートも考えておけば、お昼休みにウォーキングの時間が取れる日に、どこを歩こうかと思いめぐらす必要がありません。職場にも、ウエア類を一式用意しておけば、時間ができたときに、ウォーキングのチャンスを逃すこともなくなります。

スケジュール表に書き込む

時間を作るために、スケジュール表にウォーキングの時間を書き込んでしまうのも、ひとつの方法です。周囲の人には、その時間帯に予定があると伝えます。具体的に何をするのか言う必要はありません。30分間のウォーキングタイムを、周囲の人たちは大事な予定と考えないかもしれませんし、あなた自身も、予定の変更を迫られているよう感じるかもしれないからです。スケジュール表を使い始めると、1週間のうち、自分のために使える時間がもっと取れないものかと考えるようになり、時間に対する意識が変わってきます。

時間を作る

距離は短くてかまいません。長距離よりも短い距離のほうが楽しくウォーキングできるでしょう。距離が長いと時間がかかるため、他の仕事が気になってストレスやプレッシャーを感じがちです。

時間は上手に作りましょう。これまで乗り物を利用していた道のりのすべて、または一部を歩くようにしましょう。

ウォーキングのルートを、常に何とおりか準備しておきましょう。ルートにバリエーションをつけることが、やる気を維持するための重要なポイントです。

ウォーキングをすると決めた日は、他の予定を入れません。他の仕事や誘いを断る練習をしましょう。

ウォーキングのグループに参加したり、自分でグループを作ります。ウォーキング友達をみつけるのもよいでしょう。活動を共にする仲間がいると継続しやすくなります。

仲間を作る

スケジュールにウォーキングを組み込むためにもっとも効果的なのは、ウォーキング・グループに参加するという方法です(P.97参照)。地元のグループに参加するもよし、自分でグループを作ってしまうもよし。グループのメンバーは、あなたに休まないよう声をかけてくれるでしょうし、それが定期的に参加する動機になります。ライフスタイルが似ており、ウォーキングを始めたいと考えている人を探してみるのもよいでしょう。子どもがいるなら、その時間だけ、一緒にベビーシッターを頼むこともできます。もしシフト制の仕事に就いているなら、夜遅くにウォーキングをしたいと考えている人に出会えるかもしれません。ウォーキングを親睦の会と考えて、同じトレーニングプランに基づいて行動し、待ち合わせ時間と場所を決めておきます。

何人で歩くか

パワーウォーキングは、自分ひとりで、または友人やグループの人たちと一緒に行うスポーツです。もしあなたが多忙で、多くの仕事を抱えているなら、ひとりでウォーキングすれば貴重な息抜きの時間になるのではないでしょうか。一方で、友達と一緒にパワーウォーキングを行うと、楽しく、継続しやすく、親睦を深めるよい機会にもなります。ウォーキング・グループへの参加は、運動と社会生活を結びつける人気の高い方法です。

ひとりで歩く

ひとりでウォーキングするのは素晴らしい経験です。他人を気にすることなく、自分のベストタイムにトライできますし、自分のリズムで歩き、自分の身体のパワーと、身体を動かす喜びを感じることができます。私は、慌ただしい1日の終わりにストレスを発散させたり、マラソン参加に向けてスピードをつけたいときには、ひとりでウォーキングをします。

何らかの問題を抱えているときは、ひとりでウォーキングするとその問題についてじっくり考える最適の時間になります。注意を乱されることもありません。身体は自動的な脚の動きと共に力強く前進し、心を占領するものは何もありません。私は1時間半ほどその問題についてあれこれ考えると、ほとんどの場合、その解決策が出てきます。

多くの人が、ひとりで歩くとクリエイティブになり、アイデアが出やすいと言います。スタートする前は、そのテーマに心を集中させますが、いったん歩き出したら心を切り替え、周囲の環境に注意を向けます。自分の感性を身の回りのすべてのものに対して開くのです。人、建物、動物、花、木々。無理のない楽なペースで歩き、インスピレーションを働かせようとしてはいけません。インスピレーションは、無意識から意識へとごく自然に、何の努力もせず、浮かび上がってくるものだと信じてください。バッグに小さなメモ帳とペンを入れておけば、浮かんだアイデアをすぐに書き留められます。瞑想（P.82-83）も、ひとりでウォーキングするときに実行できます。

ひとりで歩く際の注意点は、事故や犯罪に巻き込まれる心配のないルートを必ず選ぶことです。

ひとりで歩くなら

ひとりでウォーキングするときは、危ない地域に迷い込まないよう、入念にルートの計画を立てましょう。安全確保のためのあらゆる手段を取り、行き先を必ず誰かに伝えてから出かけるようにします。ひとりでウォーキングに出るのは心躍るものですが、安全面で不安があれば、少しも楽しさを感じないでしょう。

ふたりで歩く

友達とウォーキングすると、あまりやる気の出ない日でも、がんばって出ていけるでしょう。定期的なウォーキングも続けやすく、歩く回数も増えると思います。一緒にルートを決めたり、トレーニングプランを立てて、対等の立場で関わるようにします。交代でペースメーカーとなれば、進歩が止まってしまうこともありません。体力向上を目指せば、ウォーキングに、もうひとつの目的ができます。

おしゃべりをしていれば、ウォーキングの時間はあっという間に過ぎるでしょうし、会話はウォーキング強度の正確な目安になります（P.34-37）。特に息苦しさを感じることもなく会話ができるなら、そのペースは遅すぎるのかもしれません。運動強度が中から強のペースなら、会話はできますが少し息が切れるでしょう。もし会話ができず、息苦しければ、それはあなたには運動強度が強すぎるので、ペースダウンしましょう。

グループで歩く

ウォーキング・グループに参加すると、仲間との間に友情が生まれるだけでなく、いつも彼らに励まされ、支えられます。冗談や笑いも絶えないでしょう。所属しているという感覚、そしてグループの人と共通の目的を持っているという感覚は、かけがえのないものです。グループでのウォーキングは、ひとつの社交の場であり、同士との出会いを提供してくれる機会であり、長らく続く友情を形作る手段でもあります。当然ながら、グループが大きくなればなるほど、メンバーのレベルにばらつきが出てきます。同レベルか、少し自分より上のレベルの人たちと組んで歩くようにしましょう。グループ全員が、いくつかの小グループに分かれることになるかもしれませんが、このような場合、集合場所を決めておきます。

ウォーキング・グループは、友人や同僚が集まった非公式なグループがほとんどです。しかし、より公式なウォーキング・グループやクラブもあります。地元のスポーツセンターや新聞で、グループの情報を集めましょう。

やる気を持続させ、最後までトレーニング・プログラムをやり遂げるためにたいへん効果的なのは、友人と一緒に取り組むことです。友達がいれば、単なる運動を社交の場に変えることもできます。

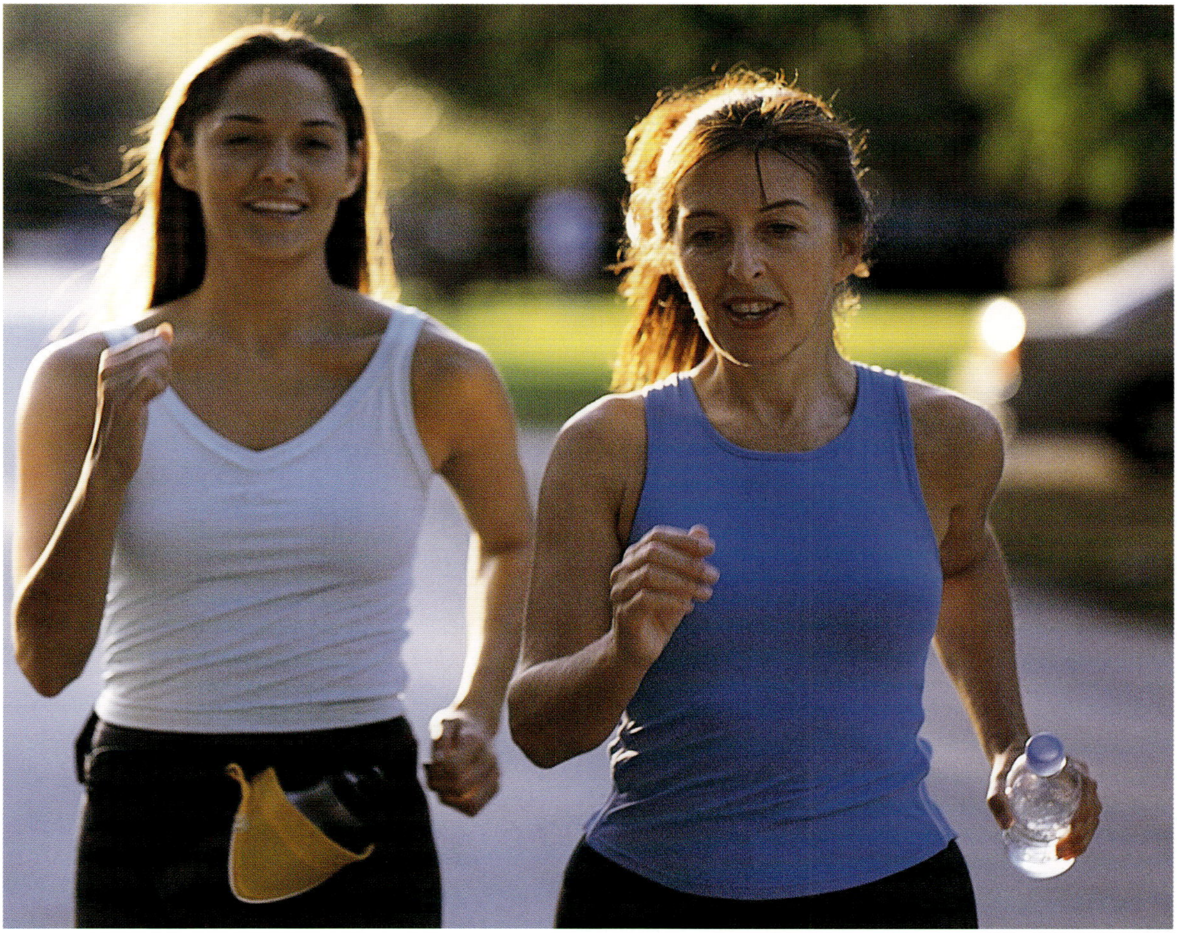

ウォーキングでやせる

1回45分のパワーウォーキングを週に4回行うと、食生活を変えなくても、1年間でおよそ8kg減量できます。ウォーキングに、ストレッチや筋力をつける運動をプラスし、さらに食事を健康的で、減量を意識したメニューに変えれば、ダイエットの条件はすべて揃います。この方法で理想体重まで減らし、達成感を味わってください。

記録をつける

ダイエットの目標が2kg減でも、22kg減でも、その目標に到達するために、必ず実行すると心に決めなければならないことが3つあります。ひとつ目は、毎日の記録です。最初の週は、食事内容を変えずに、ただ、食べたものをすべて書き留めます（右ページの「健康的な食べ物」を参照）。翌週から3週間は、メモをもとに食事内容と量、食事した時間、ウォーキングの距離とペース、感想を表にします。自分に嘘をついてはいけません。どんな小さなことでもすべて記録しておいてください。記録を取ると、自分の弱い面、強い面がはっきり見えてきますので、実態に合わせて変化を起こします。

その記録に、実際に達成できる1カ月後の理想体重を書き込みます。1週間で0.5〜1kgを目標にするのが目安です。これ以上の数値を目指しても、水分と筋肉が減るだけで、脂肪は減りません。ダイエットを始めた当初はなかなか思うように体重が減らないかもしれませんが、がっかりしないでください。これが普通です。特に、運動を取り入れたダイエットを行うと、筋肉の量が増えますが、筋肉組織は脂肪よりも重いので、すぐに体重は減らないのです。体重は1週間に1度だけ、同じ時間に計ります。というのは、体重は1日ごとに変動するからです。

活動的になる

守らなければならないことの2つ目は、運動です。「食生活を変えなくても、有酸素運動を行って摂取カロリーを燃焼させれば、体重は減る」。原理はこのように単純です。パワーウォーキングは、衝撃の少ない有酸素運動です。体重70kgの人がきびきびとしたペースでウォーキングをすると、1時間でおよそ300カロリーを消費します（スピードが速いほど、つまり運動強度が上がるほど、燃焼カロリーが増えます）。パワーウォーキングは筋肉を増やすので、脂肪に対する筋肉の割合が高まり、代謝が速まります。代謝のスピードが上がると、寝ているときですら自然にカロリー（エネルギー）を消費します。ですから、ウォーキングで体脂肪が減るだけでなく、筋肉が増えるのです。

体重を減らすには、1日1万歩歩くとよいでしょう。そのうちの4000〜6000歩は純粋なウォーキングとして行いたいものです。歩数計で歩数をカウントし、消費カロリ

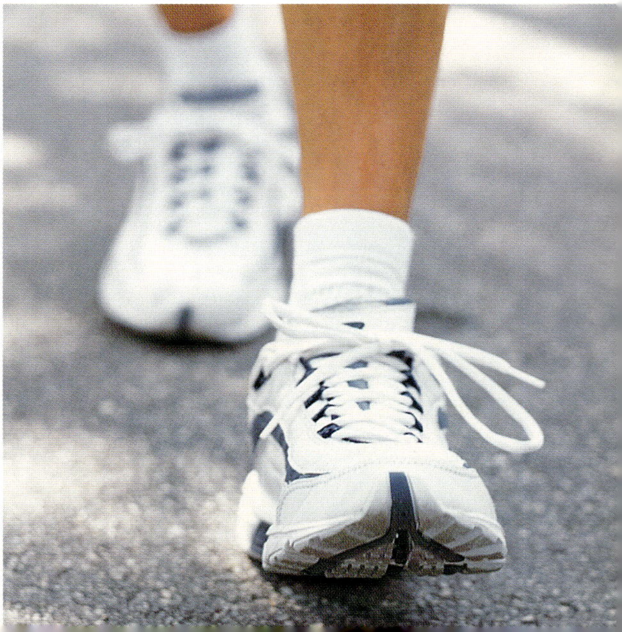

パワーウォーキングは、カロリーを効率よく消費し、体調を整え、引き締まった身体を作ります。健康的な食べ物をバラエティ豊かに取りますが、減量しようとしているなら、量には注意しなければなりません。食事の内容を記録していると、食べ過ぎに気付くことができますし、その理由もわかります。また、運動プランが実行できたかどうか、一覧表にしましょう。

ーを計算します（P.36-37参照）。心拍計（P.32-35参照）を使えば、脂肪を燃やせるだけ心拍数が上がっているかどうか確かめられます。トレーニングでは、減量プログラム（P.152-153）を活用してください。このプログラムには、ストレッチや筋力トレーニングも含まれています。

健康的な食べ物

守らなければならないことの3つ目は、健康的な食生活に変える、ということです。私は、てっとり早いダイエット食は、どのようなものでもおすすめしません。その理由は、効果が短期間しか持続しないものがほとんどですし、身体を丈夫に、そして活力ある状態に保つために欠かせないバランスの取れた食事を身体に与えない方法だからです。

私のおすすめする方法では、特定の食べ物をやめる必要はありません。1週間は食事内容を変えませんが、食べたものを毎日すべて記録し、普段の食事の内容を見直す資料にします。また、歩数も記録します。その週の最後に、自分の理想の体型を目指してパワーウォーキングを始めますが、食事量を気にする必要はありません。ただし、ある種の食べ物に関しては、種類を替える必要があるかもしれません。たとえば精製、加工の過程が多い食品は、違う種類のものに少しずつ切り替えていくようにします。これまで白米を食べていたら、玄米や全粒粉のパスタに替えていくのです。そして、野菜、全粒の穀物、豆類を多く食事に取り入れるようにします。

一食の分量を減らす必要が出てきたとしても、朝食は必ず取り、代謝のスピードを上げます。1日に少量ずつ5〜6回食べれば、エネルギーのレベルが下がらず、代謝のペースも一定なので、空腹感に突然襲われることがありません。水をたっぷり飲みましょう（P.84-85）。水分が足りないと、喉の渇きよりも空腹を感じることがあります。空腹感に任せて食べると、体重アップにつながりがちです。毎日、何を食べるかあらかじめ考えておき、脂質や糖分の含有量もチェックし、しっかり噛んで食べるようにします。時には、楽しみで食べるのもよしとしますが、楽しみは特別の機会に取っておきましょう。減量計画の成功は、自分の食事内容を意識し、適切な食材を選び、目標に向かっていくつものステップを踏んでいくことができるかどうかにかかっています。

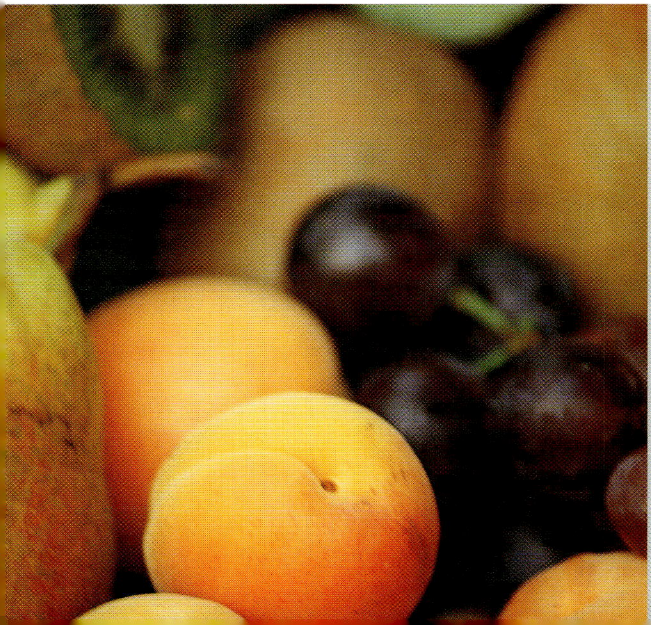

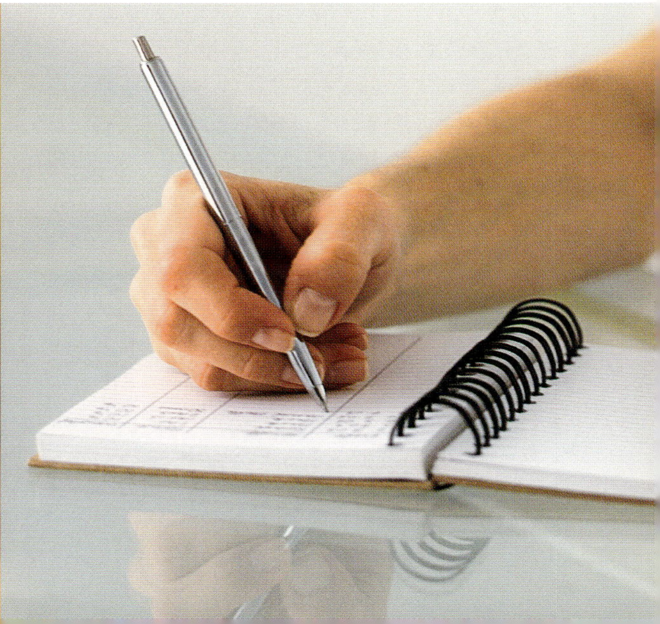

妊娠中のウォーキング

妊娠中に体力と健康を維持すれば、身体にみなぎるエネルギーが増え、疲れにくくなります。ウォーキングは衝撃が少なく、身体の接触がない心臓血管運動なので、妊娠後期まで続けられます。妊娠、出産のどちらにも欠かせない筋肉の強さとしなやかさを、ウォーキングによって維持することができます。

すでにウォーキング経験のある人なら、そのまま続けてかまいません。ただし、妊娠初期から、強度を落とします。何らかの余病があるなら、必ず運動に関して医師に相談してください。ウォーキングが始めてだったり、妊娠前にあまり運動をしていなかった人も、やはり医師に相談しましょう——体力にまったく自信のない人は、妊娠中には運動を始めないほうがよいかもしれません。特に、エネルギーが有り余っているように感じる妊娠初期の3カ月は、無理をしないよう、注意しましょう。週に3回ウォーキングにトライし、1回にかける時間は、20〜30分を限度にします。

自分の身体に意識を集中させ、疲れを感じたり、息が切れたり、苦しさを感じたら、すぐにやめます。疲れやすいときなので、自宅や文化施設の近辺を歩くのがおすすめです。ウォーキングの前後と、歩いている最中に水を飲みましょう。

歩き方を変える

妊娠中にウォーキングするときは、歩き方を変えなければなりません。妊娠中と出産直後は、リラキシンというホルモンが分泌されます。このホルモンには、出産に備えて骨盤の関節を緩め、やわらかくする作用があります。そのため、妊娠すると身体の柔軟性が増すため、ストレッチや他のエクササイズをしているときに、つい伸ばしすぎてしまうことがあります。身体がしなやか、というと聞こえはいいのですが、ケガをする危険性がありますので、無理に身体を曲げるのはやめましょう。

妊娠中は、普段よりも歩幅を狭くして、腰をあまり動かさないように歩きます。歩くときに地面からあまり足を上げないようにして、身体への衝撃を少なくするよう注意してください。妊娠中の全期間を通じて、マラソンはおすすめできません。

赤ちゃんとのウォーキング

出産後4〜6週間たったら、ウォーキングを再開できます。赤ちゃんはキャリアで抱っこしたり、どのような地形にも対応できるバギーの利用を考えましょう。バギーを使うなら、姿勢に注意しなければなりません。腕を曲げたまま自分の体重をかけて押し、肩は使わないようにします。もう少し大きい赤ちゃんやヨチヨチ歩きの子なら、身体にフィットするバックパックかキャリアーを使っておぶったほうが姿勢や歩き方にはよいでしょう。

妊娠初期、中期、後期のウォーキング

妊娠初期（1〜13週）では、普通のウォーキングとほぼ同じと考えてください。しかし強度は落とし始めます。高温多湿の日はウォーキングを休んでください。研究で、母体が加熱状態になると、赤ちゃんが先天的欠損症を起こす可能性が指摘されています。

妊娠中期（14〜26週）には、背中を傷めることがあるので、姿勢（P.40-41）に注意し、うつむかず、視線を前に向けるのを忘れないようにします。山道や海辺など、起伏あるところは歩かないでください。舗装道路だけにしましょう。中期、後期には、シューズがしっかりと土踏まずをサポートしているかどうか確認します。体重が増えるにつれ、力のかかる部分だからです。また、足がむくんで、シューズをワンサイズ大きいものに取り替えなければならないかもしれません。

妊娠後期（27〜40週）は、できるだけ長く歩きましょう。ゆっくりと歩くことになるでしょう。自分で気持よく感じる距離を限度とし、無理に遠くまで歩かないようにします。

レイズド・キャット・ストレッチ

ヨーガをベースにしたストレッチです。お腹に力をかけずに、腰のストレッチと脚の筋力アップが図れるパーフェクトなエクササイズです。バランス感覚と集中力が養われ、自分の身体に元気とたくましさを感じさせてくれる効果もあります。P.66-67の全身ストレッチの代わりに行ってください。

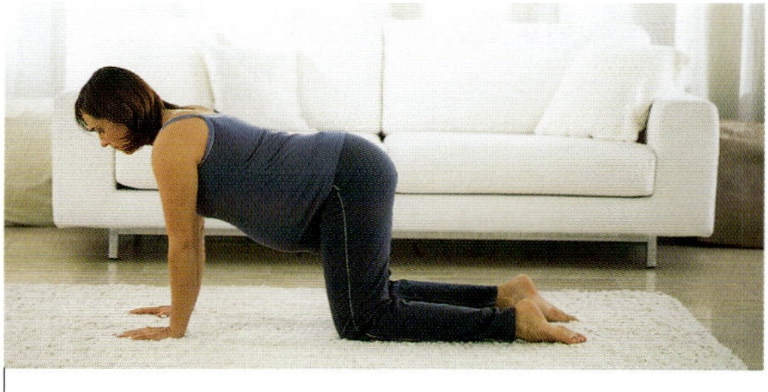

1 よつんばいになります。肩の真下に手をつき、お尻の真下にひざをつきます。腕は伸ばしますが、ひじを緩め、突っ張らないようにします。視線は下に向けてください。この姿勢に無理がないか、確認してください。

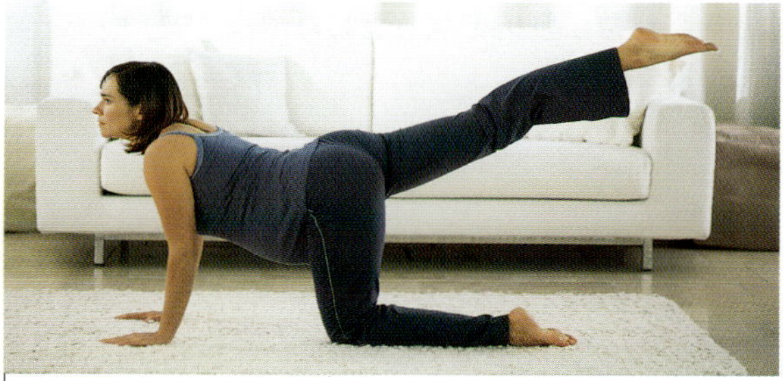

2 息を吸い、ゆっくりと右脚を上げます。つま先を伸ばし、脚と同時に頭も上げます。脚の背面が伸び、背骨に沿って腰が伸びる感覚をつかんでください。

3 右脚を曲げ、つま先を上に向けます。ゆっくりと息を吐きながら、2〜3秒間そのポジションをキープします。息を吸いながら脚を下げ、ステップ1のポジションに戻ります。もう一方の脚で同じように行ってください。このストレッチの動きに慣れてきたら、ステップ2と3を、流れるように続けましょう。

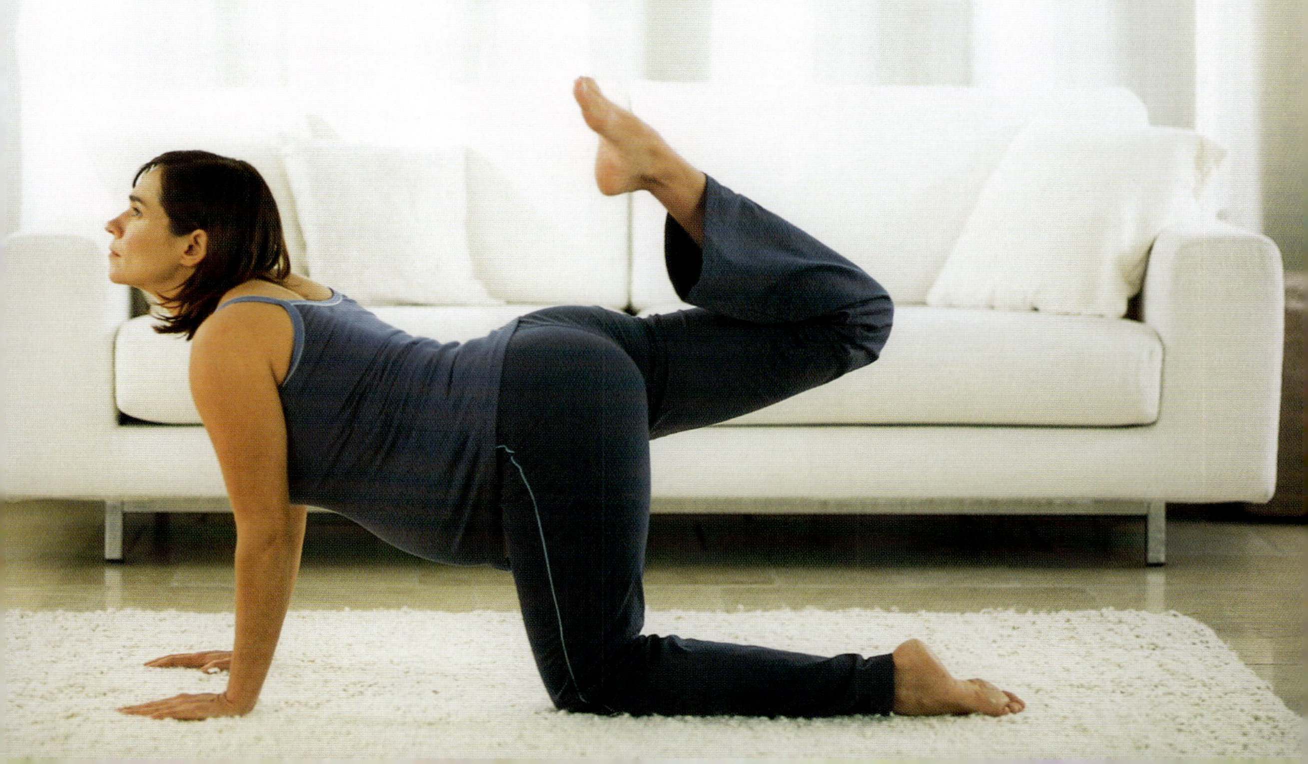

子どもと歩く

子どもの健康的な発育には、肉体的な活動が欠かせません。子どもの生活に、定期的な運動を取り入れる時期が早ければ早いほど、その生活パターンを、大人になるまで維持しやすくなります。子どもとのウォーキング——パワーウォーキングでも、ただきびきびと歩くだけでも——は、活動的な子に育てる素晴らしい方法です。親が子どもの大切な手本となり、ウォーキングとは、自然でごく日常的な活動だという考えを強く植え付けましょう。

統計では、先進国の子どもは座っている時間が長く、体力がなく、太りすぎの子が増えているという結果が出ています。学校でスポーツをする機会が減り、テレビやパソコンの前で過ごす時間が長くなっています。肉体的活動に関する行動パターンは幼いうちに確立しますので、子どもが身体を動かすよう、学校だけでなく親の働きかけが不可欠です。最近は子どもの運動量について、次のように推奨されています。毎日最低30分は中程度の肉体活動を行う。たとえば、外で遊ぶ、ダンス、スポーツ、サイクリングをする、ガーデニングといった活動的な仕事を手伝うなど。もちろん、この中にウォーキング（徒歩）も含まれます。このような活動を通じて、子どもは運動の技術を学び、体力をつけ、エネルギーの消費量を増やします。それだけではありません。学業成績が上がり、心の健康状態もよくなります。ウォーキングをできるだけ早い時期から子どもの生活に取り入れましょう。お誕生から1歳ごろまでは、抱っこやおんぶでウォーキングに連れ出せばよいのです。

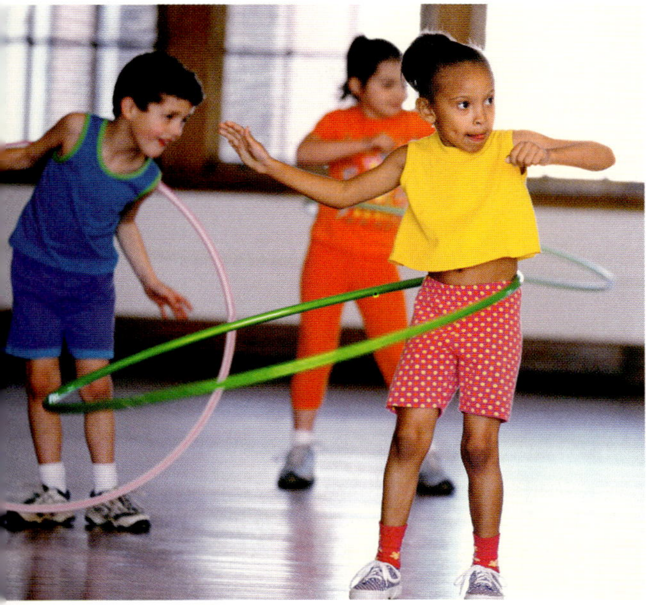

ウォーキングだけでなく、できるだけ多くの楽しい運動を取り入れて、子どもが身体を動かす時間を増やし、運動技術を伸ばしましょう。

学校までのウォーキング

朝のうちに肉体的な活動をすると、眠気が吹き飛び、親子ともども機敏になり、1日を始める心構えができます。学校までの距離が遠い場合など、子どもを徒歩で通わせるのが難しいかもしれませんが、もし可能なら、学校までのウォーキングは、我が子とともに特別な時間を過ごす素晴らしい手段にもなります。ほかの子の親と一緒に、ウォーキング当番を決め、交代で子どもたちを送っていくというやり方もあります。

時には、子どもがひとりで学校に行きたいと言い出すことがあるでしょう。前もって子どもと一緒に歩き、安全を確かめた経路以外は、絶対にひとりで歩かせないでください。そのとき、子どもと歩いた時間を計っておけば、通学にかかる時間が把握できます。一緒に通学できる友達をみつけ、ひとり歩きはさせないようにします。グループでの通学なら、なお安心です。

安全への配慮は欠かせません。子どもが安全に徒歩で通学できるよう情報を集めましょう。

楽しく歩く工夫を

ウォーキングをスケジュールに入れてしまいましょう。1回につき30分から1時間とし、日頃からよく身体を動かしている子なら、最低週に1回、あまり運動が好きでない子なら、週に3〜4回まで増やします。3歳から7歳までの子なら、おそらく、いいウォーキング・パートナーになってくれるでしょう。あなたがパワーウォークをすると、ペースは決して速くないでしょうが、子どもも真似てついてくると思います。小さい子と一緒に歩く距離は、1Kmに年齢をかけた距離を目安にします。たとえば3歳の子ならトータルで3Kmを歩きます。ただし、充分な休憩が必要です。また、体力があって、平均的な子より長く歩ける子もいます。

見たいものがあったり、道すがらやることがあれば、子どもは遠くまで歩くものです。ですから、公園、小川、森などを通るルートをいくつか試してみましょう。歩きながら面白いものをみつけたり、ゲームをして遊ぶのも楽しいでしょう。折り返し地点は、公園やおもちゃ屋さんにしましょう。子どもが頭の中で、何らかの楽しい活動とウォーキングとを結びつけたら、また行きたがるはずです。子どものために水を余分に持っていくのをくれぐれも忘れずに。

もっと年齢が上の子なら、地図を見ながら一緒にルート作りをしましょう。行き先を任せれば、喜んでルートを考えるでしょうし、生活に役立つ勉強にもなり、一石二鳥です。子どもは道具に興味を示すものなので、歩数計(P.36-37)を付けてのウォーキングは、子どもの気を引くでしょう。自分で記録できるような表を作って部屋に貼ったり、がんばりに対するごほうびをあげるシステムを考えるのも効果的かもしれません。

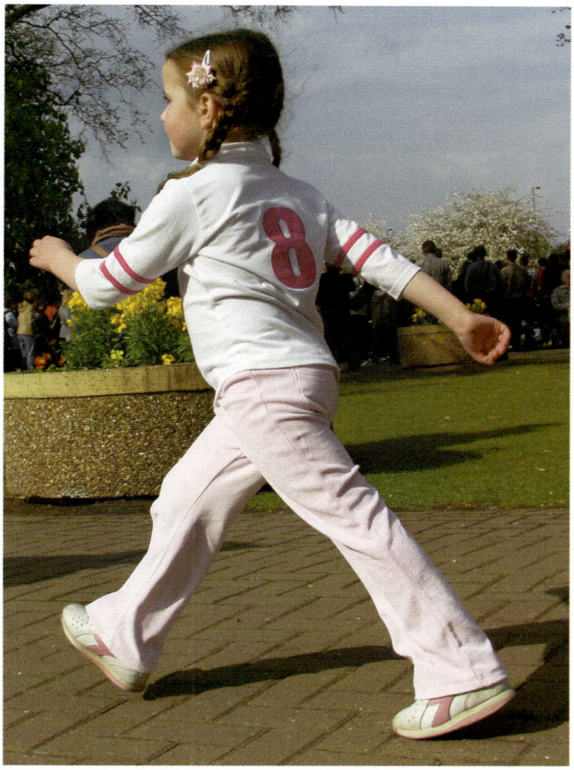

ウォーキングは、子どもにとっても素晴らしい活動です。海辺、公園、森を探検してみましょう。雨の中のウォーキングにもトライしたいものです。ルートに変化をつけたり、色々なゲームをしながら、楽しくウォーキングできるよう工夫しましょう。

ウォーキング大会

競争しないウォーキング大会、つまりメダルやゼッケンと無関係の大会なら、ほとんどの子どもは喜んで参加するでしょう。多くのチャリティ・ウォーキング大会は、家族連れに最適で、子どもと一緒にできる趣味にもなります。とりわけ、他人のためにお金を集めることを子どもたちは楽しむでしょうから、たとえ少額であっても、彼らのウォーキングに対して必ず寄付が集まるようにしましょう。

ティーンエージャーのウォーキング

ティーンエイジャーの体重コントロールを良識のある、健康的な手段で行うのに、ウォーキングは理想的です。この時期の子どもはチャレンジを求めていますから、運動量を増やすには、ハイキング(P.112-113)とか、オリエンテーリングといった活動がぴったりです。オリエンテーリングは、地図に明記されたポイントへ、次々と進んでいくスポーツです。田舎を探検する素晴らしく楽しい方法であり、地形によっては、たいへんな体力を使います。地元にオリエンテーリング大会を主催しているクラブがないか調べてみましょう。

ウォーキングのイベントやマラソンの多くには、アンダー17(17歳未満)というカテゴリーがあります。このカテゴリーの人気は高まりつつあり、多くの参加者があります。

チャリティ・ウォーキング

自分に対する目標設定の機会になり、体力作りの動機付けにもなる、報いの多い積極的な方法に、チャリティ・ウォーキングへの参加があります。このイベントに参加すれば、活動的な方法で寄付金集めができるうえ、意義ある運動に対する、社会の意識を高めたいと願う人々の輪に加わることができます。世界中には数多くのチャリティがあり、環境、野生動物、病気、子育てなど、その目的は多岐にわたります。あなたのウォーキング力と関心に合うイベントが、自宅に近いエリアでも必ず開催されるでしょう。

参加してみたい、という方へ

手始めに、気に入っているチャリティがあるなら、そのチャリティが関わっているイベントが近々開催される予定がないか、確認してみましょう。自分で歩きたい距離がはっきり決まっているなら、その距離を前提に調べます。イベント参加を決める前に、それに向けてのトレーニング時間が取れるかどうかよく確認しましょう。イベントによっては人気が非常に高く、参加人数を限定していることがあります。ウォーキングの後半でギブアップしてしまうと、そのチャリティに本来集まるべき寄付金が減ってしまいます。マラソンに参加するなら約3カ月、10Kmでしたら3～4週間のトレーニング期間が必要であることを覚えておいてください。トレーニング・スケジュール(P.140-153)の例を掲載したページを参考にしてください。たいへん多くのチャリティ・ウォークが開催されていますが、「ストローラソン」なら誰でも参加でき、ウォーキングレベルを問いません。短距離ウォーカーや初心者、また気軽にチャレンジしたいという人には理想的な、5Kmや10Kmコースのあるイベントも頻繁に行われています。ウォーキングに自信のある人なら、参加者の先頭を行きたいとか、早くスタートして、家族連れとかペースの遅い人に邪魔されずに歩きたいと思われるかもしれません。短距離コースを設定したランニング大会もありますので、自信のある方は、ウォーキングで参加するのもよいでしょう。

この時点で、ひとりで歩きたいか、それともチームで歩きたいか考える必要が出てくるでしょう。チームに入れば、トレーニングは親睦の意味合いが強くなりますし、常に周囲に励まされるという利点があります。

寄付を集める

大規模な大会ほど、募集人数よりもはるかに多い参加希望者があります。普通チャリティの団体は、参加人数の枠を用意してもらえますし、そのチャリティが設定している寄付金の額を集める気さえあれば、エントリー権はすべての人に開かれています。ただし、寄付の最低額がかなり高く設定されているケースもありますので、申し込む前に、その額が本当に集められるか、よく考える必

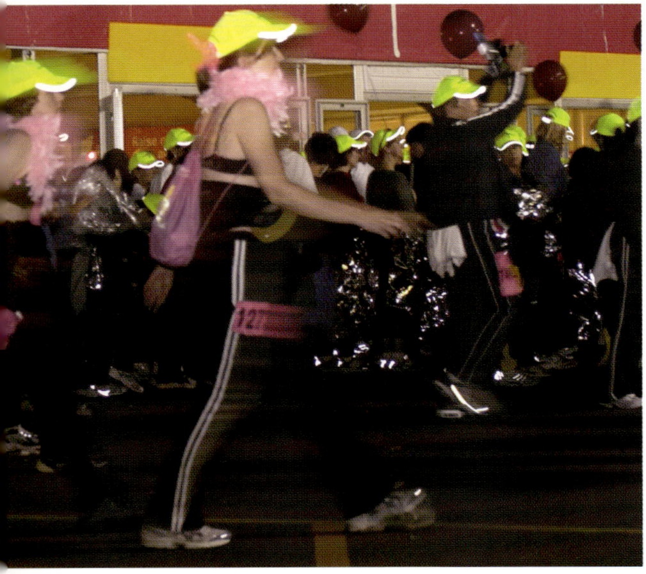

「ウォーク・ザ・ウォーク」は、ガン研究の支援と健康増進をアピールするチャリティ・イベント「ムーンウォーク」を開催しています。スタートは午前零時。数千人が夜通しパワーウォーキングでゴールを目指します。

要があります。寄付の集め方について、できるだけ多くの情報を得ておいたほうがいいので、インターネットで問い合わせてみましょう。チャリティの事務局が相談に乗ってくれたり、寄付金額を増やすアイデアを提供してくれるはずです。

エントリーが済んだら、送られてきた説明書をじっくり読み、給水所やトイレ、救護所がどこにあるか確認しておきます。また、そのイベントが何時に終了するのかもチェックしましょう。ハーフマラソンの大会には、わずか3時間で終了するものもあります。つまり、3時間しかウォーキングが許されないわけですから、時間内にゴールできるようにトレーニングを積まなければなりません。しかし、多くのイベントは、様々なレベルのウォーカーや家族連れも参加できる内容になっています。

所定の距離を歩き終えたあと、寄付の集金にかなり時間を取られるかもしれません。あらかじめスポンサーに少額の寄付金を出してもらう形にすれば、同じ人を2回訪ね歩く時間が節約できます。

さらに上を目指す

短めのコースを歩ききることができ、イベントへの参加を楽しめたら、レベルアップを目指し、16Kmのコースやハーフマラソン（21Km）、フルマラソン（42.2Km）に挑戦してみましょう。こういったイベントは、世界中で、ほぼ毎週末に行われていますので、選択肢は豊富です。地元の大会ももちろんよいのですが、ウォーキング力がついてきたら、外国に出かけて特別のチャレンジをしてみてはいかがでしょう。

特別な目的がある場合は別として、海外の大会では、旅費の返還を保証してくれる大会を探します（所定の寄付金を集めることが条件です）。あなたには旅費が戻ってきて、チャリティには必要な寄付金が集まるわけですから、これほど好都合な取引はありません。体力の限界に挑戦したいという人は、アメリカで開催される3日間連続のハイキングレースや、コースがほぼ上り坂だけの苛酷な長距離マラソン、中国は万里の長城で行われるウォーキング大会、世界各地で開催されている161Kmレースがあります。それらの中には、主にランナー向けのものもあるので、ウォーキングでも規則に違反しないか、また制限時間内にゴールできるかどうかを確かめてください。「ウォーク・ザ・ウォーク」は、私の主催しているチャリティで、5Kmコースからマラソン、インカ・トレイルのウォーキングまで、様々なコースをチームで歩きます。なかでも、夜間のマラソン「ムーンウォーク」はたいへん人気があり、世界中で開催されるようになってきました。

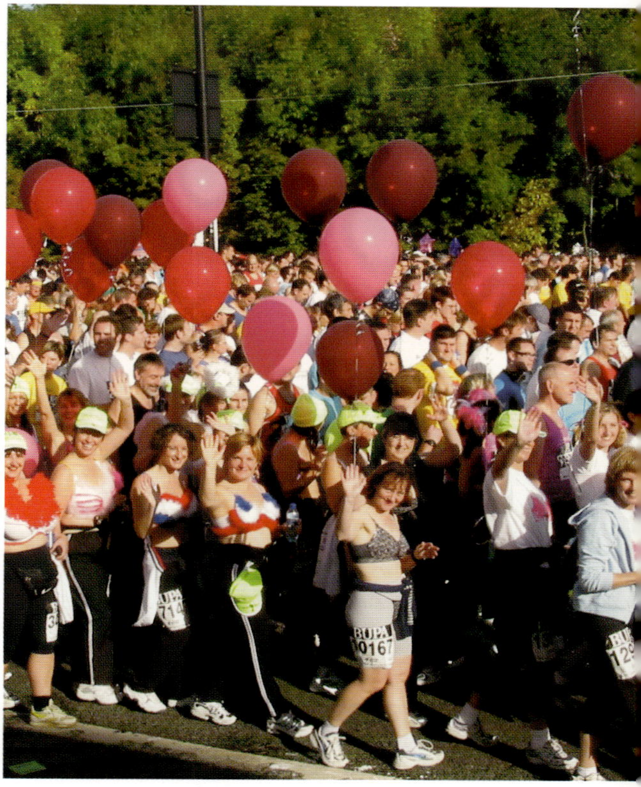

マラソンのスタートはたいへんエキサイティングです。Tシャツかトップスに名前を書きますので、サポーターが名前を呼んで応援してくれます。ゴール間近で身体がつらいとき、沿道の人たちの声援は、大きな励みになります。

ウォーキング競技

トレーニングに対するやる気を維持し、集中的にトレーニングに取り組むための最良の手段は競技への参加です。目標を設定するときは、到達可能なレベルにしましょう。何度レースに出ても、フィニッシュラインを踏み、メダルを受け取る瞬間には興奮します。あなたがペースの速いパワーウォーカーで、さらにもう1ランク上を目指したいと思うなら、スピードウォーキング、または競歩のイベントを探してみましょう。

レースの大半は街路で行われます。主にランナー向けですが、パワーウォーカーの参加に何ら支障はなく、今では、ウォーキング部門を設けているマラソン大会すらあるほどです。体力があり、スピードのあるパワーウォーカーは、ランナーのペースにひけをとりません。自信をもって参加してください。ただし、ランナーの行く手を遮ることがないよう、充分に注意しなければなりません。

ロードレースは楽しいイベントです。何らかのチャリティを兼ねている大会が多いのですが（P.104-105）、入賞や記録更新だけの目的で参加している人もいます。レースの距離には、様々な設定があるので、まずは短めの

競歩はウォーカーのための競技です。世界中のウォーキングクラブとの親睦が図れるスポーツで、様々なレース距離が設定されています。

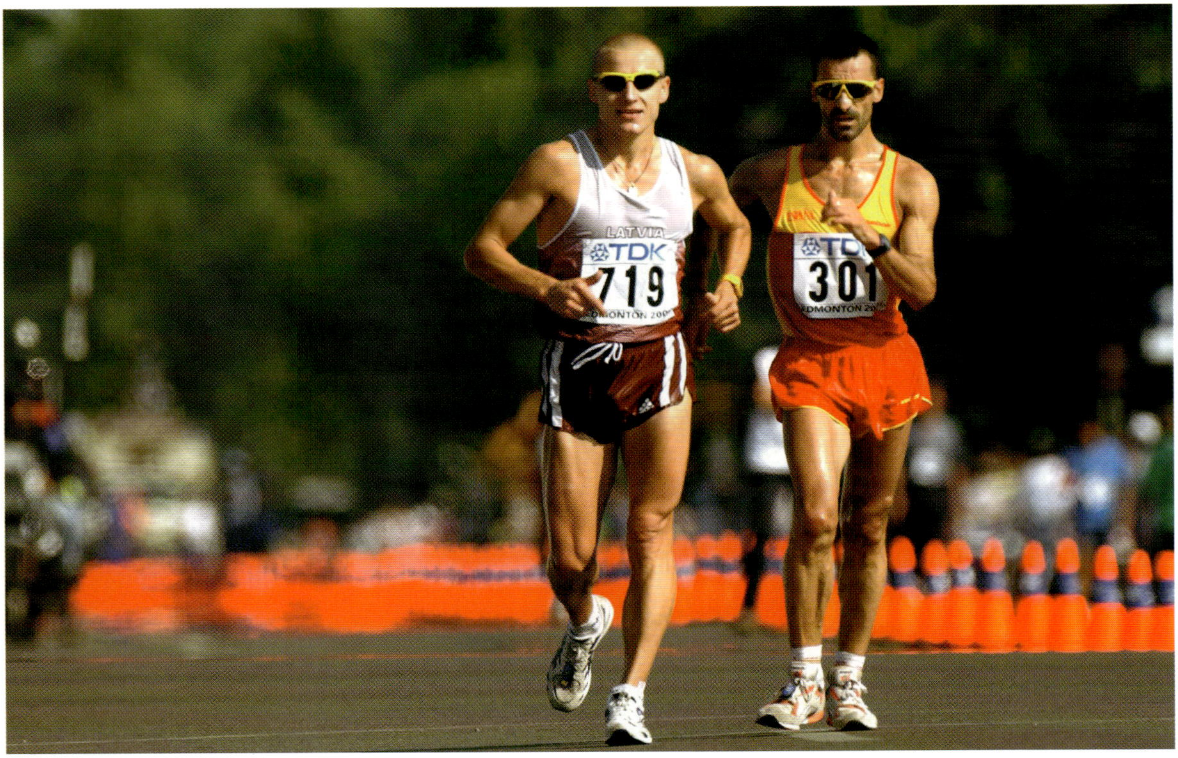

いつもと同じウエアで

マラソンや競歩のレース当日に、新しいウエアを着たり、さらに悪いことに、新品のウォーキングシューズを履いたりするミスをおかす人が少なくありません。大会には、ウエアや用具を始め、トレーニング中とまったく同じ状態で望むよう私はアドバイスしています。こうすれば、当日に「しまった」と思うようなことはまず起こりません。特にシューズは履き込んだもののほうが、靴擦れができません。

距離からスタートし、じょじょにマラソンへとレベルアップしていきましょう。

マラソンに参加する

マラソンで確実にゴールするためには、かなりのトレーニングが必要です。甘くみてはいけません。マラソンは42.2Kmであり、ゴールまでの所要時間はおよそ5～10時間ですから、かなり長時間歩き続けることになります。最低でも準備に3カ月は取るべきでしょう。好記録を出したいと考えている人は、なおさらです。マラソン初挑戦なら、さらにトレーニング期間を長くし、12～18週間程度を目安にします。P.150-151にマラソン参加に向けてのトレーニング・プログラムを掲載していますので、参考にしてください。

必ずマラソンを歩ききるのだと信じましょう。体力とパワーウォーキング力に合わせて、スピードのある一定のペースで最後まで歩ききることを目指しましょう。トレーニングの終盤に向けて、食生活を変えていく必要もあります。マラソン参加に向けての食生活については、P.90-91をご覧ください。当日は、いつもと同じトレーニングウエアを着ましょう(上の囲みを参照)。足の状態は、結果を大きく左右します(P.18-23参照)。ワセリンを足にたっぷり塗っておくと、靴擦れ予防にたいへん効果があります(P.128参照)。

スピードウォーキングと競歩

ウォーキングのペースが8Km／時以上に達したら、自然に走りたくなります。その理由は、始めのうちだけですが、ランニングのほうが、身体をスピーディに前進させるのが楽ですし、そのほうが身体エネルギーの節約になるからです。しかし、ランニングする代わりにウォーキングを続けて、さらに強く身体を押し進めていると、いつの間にかスピードウォーキングをしている自分に気付くでしょう。スピードウォーキングは、競歩の、穏やかでスピードの落ちた形です。ジョギングとランニングの違いにちょうどたとえられます。興味深いのは、スピードウォーキングも競歩も、ランニングよりエネルギーとカロリーの消費量が多い点です。パワーウォーキングとスピードウォーキングから競歩にレベルアップするのは比較的楽ですが、競歩の歩き方をコーチしてもらうために、クラブに参加したほうがよいでしょう(P.150-153参照)。

競歩には遵守しなければならない主要なルールが2つあります。ひとつ目は、ウォーカーは常に地面に足を着けていなくてはなりません。ですから、前足を地面に着けてから、後ろ足を上げなければなりません。ふたつ目は、前足を地面に着けた瞬間から、その脚が垂直になるまでの間、前脚のひざはまっすぐに伸びていなくてはなりません。この規則によって、体重が左右に移動するたび、お尻が回転し、競歩独特の腰のうねりが生まれるのです。

競歩はパワーウォーキング同様、持久力の必要な競技ですが、衝撃が少ないためにケガをする危険性が低いというメリットがあります。世界中にクラブのある、非常に社交的な競技でもあります。会員は、新しい参加者を待ち望んでおり、年齢、レベルを問わず、新しい参加者への協力を喜んで行っています。

競歩は主要な競技であり、英連邦の競技会「コモンウェルス」とオリンピックの種目でもあります。競歩のクラブは、1.6Km(1マイル)から161Km(100マイル)以上まで、様々な距離のレースを開催しています。

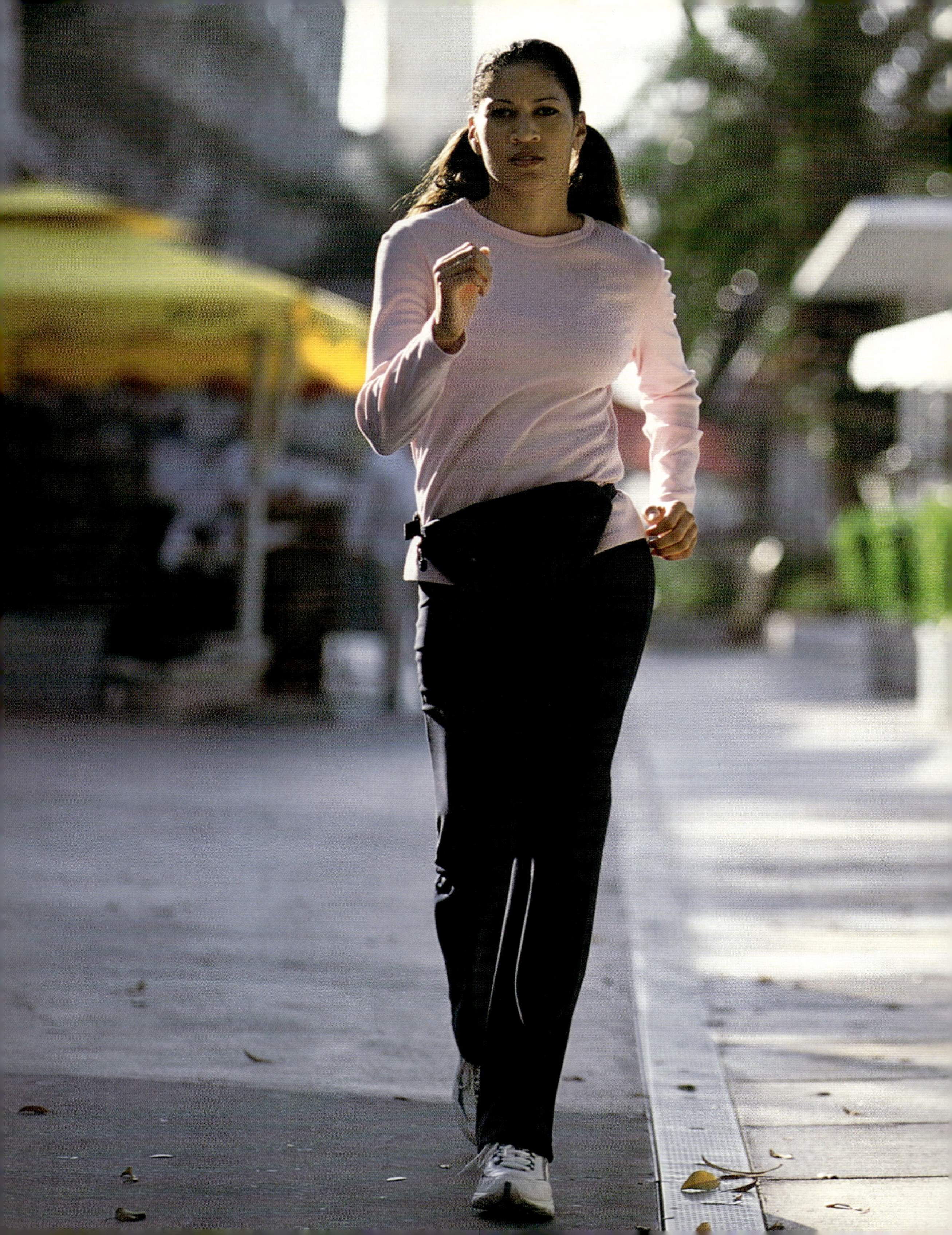

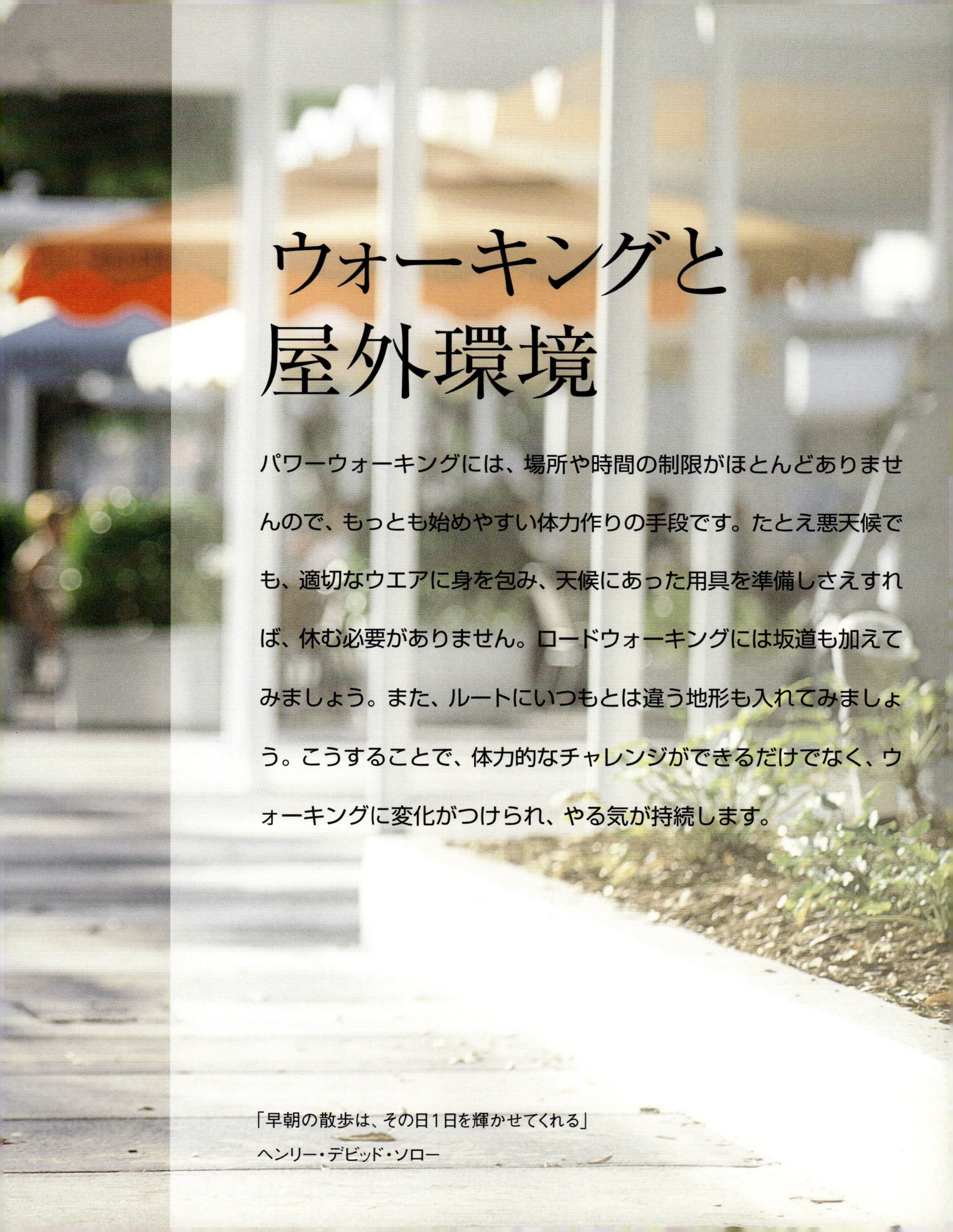

ウォーキングと屋外環境

パワーウォーキングには、場所や時間の制限がほとんどありませんので、もっとも始めやすい体力作りの手段です。たとえ悪天候でも、適切なウエアに身を包み、天候にあった用具を準備しさえすれば、休む必要がありません。ロードウォーキングには坂道も加えてみましょう。また、ルートにいつもとは違う地形も入れてみましょう。こうすることで、体力的なチャレンジができるだけでなく、ウォーキングに変化がつけられ、やる気が持続します。

「早朝の散歩は、その日1日を輝かせてくれる」

ヘンリー・デビッド・ソロー

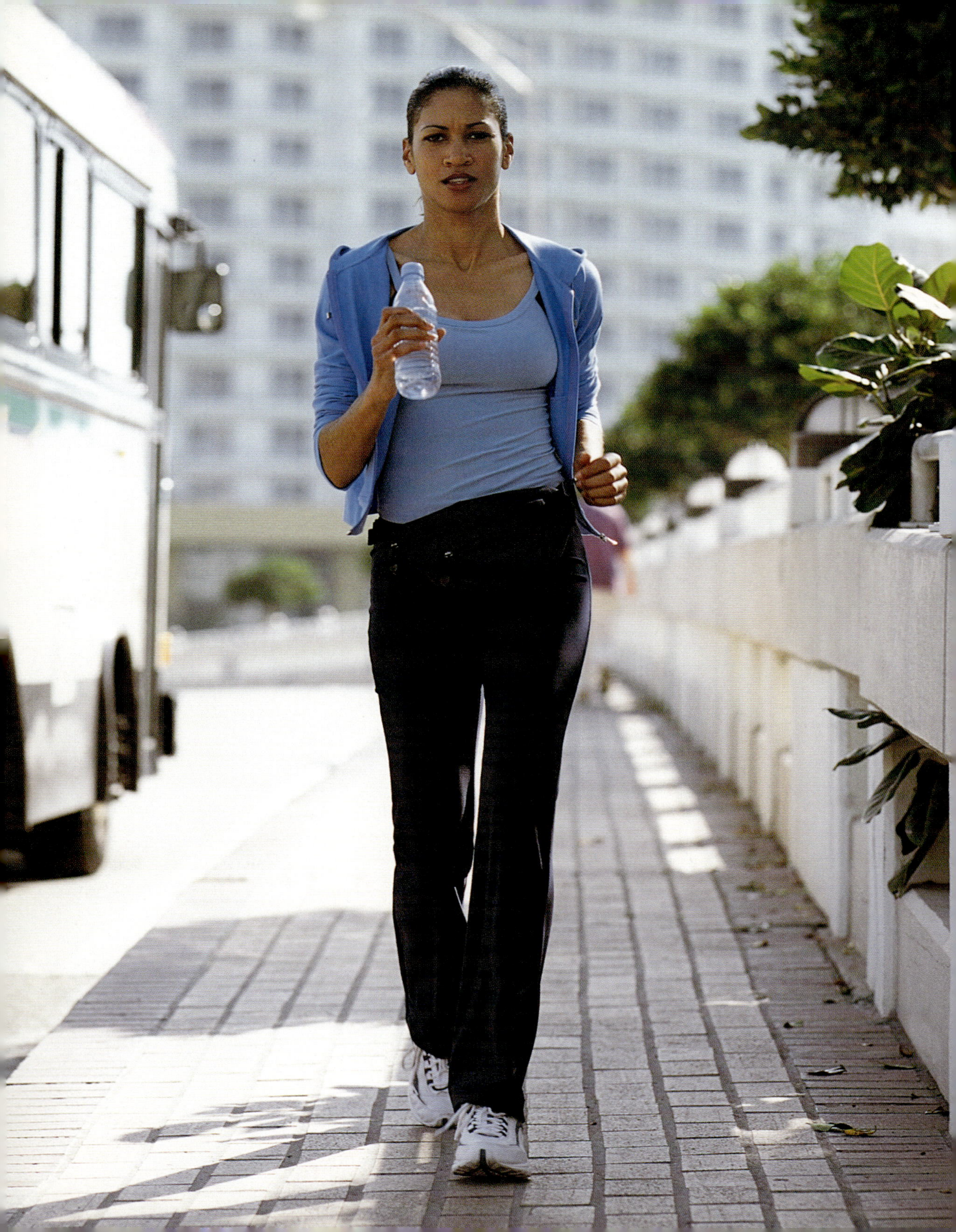

ロードウォーキング

ウォーカーにとって、道路は歩きやすい場所です。アスファルトの路面には凹凸がほとんどないので、足首やひざにかかる負担が少なく、その分ケガをする危険性が少ないというメリットがあります。道路は、インターバル・トレーニングに特に向いています。舗装道路に限らず、どのような地形の場所でもインターバル・トレーニングはできますが、道が平坦であればあるほど、スピード調整と歩き方に意識を集中させることができます。

長距離のウォーキング大会に参加したいと考えているなら、舗装道路でトレーニングを積んでおく必要があります。概して、こういった大会に使われるのは、舗装道路だからです。トレーニング・プランにインターバル・トレーニングを取り入れてもよいでしょう。体力の向上に役立ちます。

インターバル・トレーニング

心臓も、随意筋と同じように鍛錬を必要とする筋肉です。インターバル・トレーニングは、心筋を鍛える目的で考案されたトレーニング法です。強い運動強度での（速い）ウォーキングと、弱い運動強度での（遅い）ウォーキングを、時間を区切って交互に行うことで、体力・持久力をつけ、酸素摂取量の増やし、心筋を鍛えます。ペースの速いインターバルでは、体力の限界を感じる強度にし、ペースの遅いインターバルでは、次のスピードアップに備えてゆっくり歩いて呼吸を落ち着かせます。

このトレーニングは、脂肪の燃焼を促すのにたいへん効果的です。急歩のインターバルで身体を激しく動かすため、ウォーキングを終えたあと、最長18時間も脂肪（カロリー）が燃え続けるほど代謝スピードが上がります（P.98-99参照）。

ウォームアップのためのウォーキングとストレッチ（P.68-72）をまず行いましょう。身体が温まってウォーキングの準備が整ったら、いよいよインターバル・トレーニングに入ります。それぞれのインターバルの運動強度と時間は、各自の体力に応じて決めましょう。このトレーニングは心臓に強い負担がかかるため、体力のない人には向きません。自分にふさわしいかどうか、医師に相談してから行ってください。

急歩のインターバルは短めで、30秒～3分とし、緩歩のインターバルは、2～15分間と長めにします。目安として、1：2の時間配分から始めてください。たとえば1分間急歩したら、体力回復のための緩歩で2分歩きます。このペースではきつすぎるとか強度が足りないと感じたら、インターバルを自分に合わせて調整します。体力がついてきたら、時間配分を1：1にし、急歩と緩歩のインターバルの時間を同じにします。

急歩と緩歩のインターバルを一組とし、その強度は最後まで変えないことが大切です。ですから、最後まで同じ強度を続けられないほど、速いペースで始めてはいけません。インターバル・トレーニングも、クールダウンのウォーキングとストレッチで締めくくります。肉体的にハードなので、週に2回までにしましょう。このトレーニングでの進歩をチェックするために、記録を取っておくとよいでしょう（P.158-159）。

トレッドミル（P.136-137）は、各インターバルの時間や速度を正確に管理できて便利です。トレッドミルには弾力があり、他の地形を歩くときよりも、足への当たりがソフトです。

舗装道路でウォーキングすると、長距離イベントに参加する準備ができます。また脂肪を燃焼させ、運動強度の強い有酸素運動によって心臓を鍛えるインターバル・トレーニングの実施にも最適な路面です。

カントリーウォーキング

様々な地形を歩くカントリーウォーキングには、ロードウォーキングとは違った楽しさがあります。特に、山登りをすると、ウォーキング強度が高まり、忍耐力がつき、より多くのカロリーを消費できます。また、起伏に富む地面を歩くことで、体幹の安定性を試せます。このタイプのウォーキングを存分に楽しみ、充分な効果を得るためには、歩き方とウエアの両方を変えなければならないでしょう。

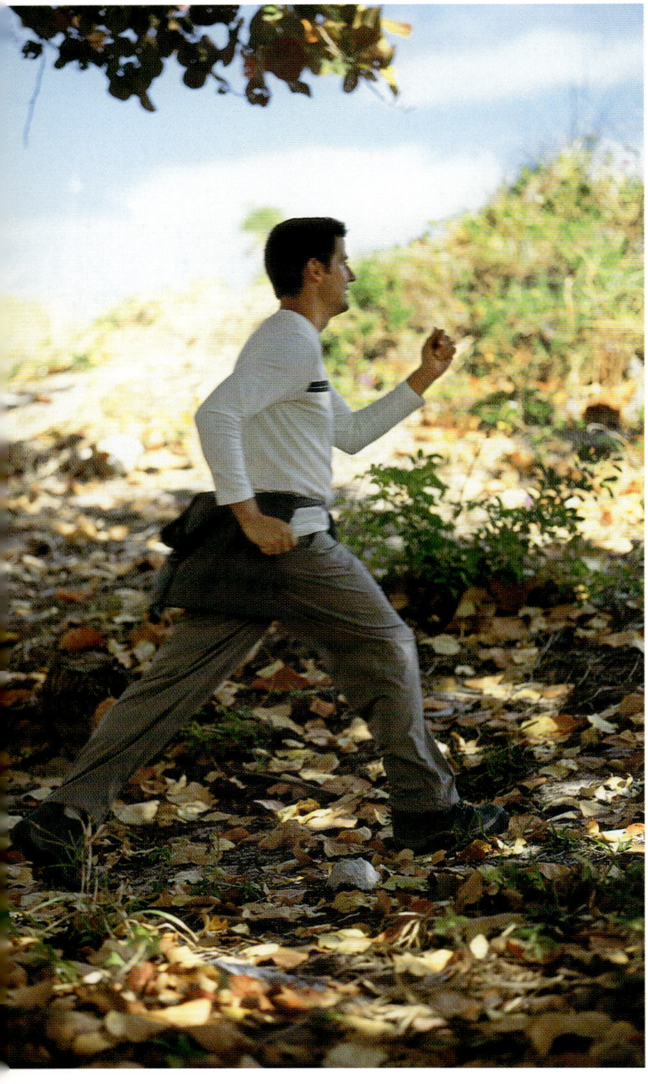

でこぼこ道を歩くと、身体の様々な部分を使います。舗装道路を歩くときとは、違うシューズやウエアを考えなければなりません。

概して、カントリーウォーキングでもっともハードなのは山道です。山道を行くなら、そのための準備が必要になります。ロードウォーキングと同じように、最初は短距離から始めて、じょじょに距離を延ばすトレーニングを山道で行います。まずは舗装道路でのウォーキング・ルートに坂道を増やすか、トレッドミルを少し急勾配にします。およそ2週間程度で、角度の変化に脚が慣れてくるでしょう。残念ながら、下りを練習する手軽な方法はありませんので、ハードなウォーキングに慣れている人でも、下りのたいへんさに驚くことがあります。

歩き方を変える

登り斜面では、歩幅を狭めると身体を効率よく使うことができ、歩きやすくなります。斜度がきつくなり始めたら、少し身体を前に傾けて歩きましょう。くだるときも、やはり歩幅を狭めて少し後ろに身体を傾けますが、ひどくそっくり返らないようにしてください。坂道をくだるのは楽なように思えますが、きつさは登りと変わりません。というのも、脚にかかる衝撃が体重の5倍に増えるからです。そのため、脚や関節に余分な力がかかり、慣れないうちは、少し脚に痛みを感じるかもしれません。

サンドウォーキング

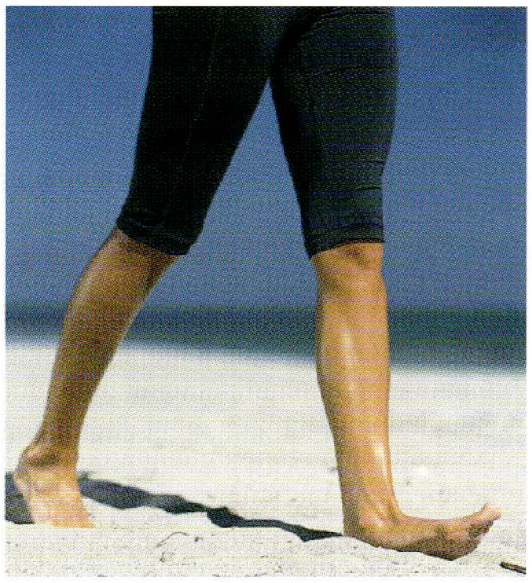

砂の上を裸足で歩くと、足裏のよいマッサージになります。靴を履いても履かなくても、足首が鍛えられ、脚の筋肉を強化する効果もあります。その動きは坂道をのぼったり、くだったりするのと似ており、足首に特に力がかかります。足が砂に沈むので、普段よりも足を上げるときに、より多くのエネルギーを使います。また砂の上では、パワーウォーキングの特色である、かかとからつま先への強力な足の動きを意識しやすく、しっかりと行えます。やわらかい砂の上を歩くのは、脚を酷使するので、自分にはきつすぎると感じたら、さらに海に近い、固い砂の部分を歩きましょう。波打ち際を歩けば、寄せる波が抵抗力を与えてくれるというメリットもあります。浅瀬を歩くと、普段よりも足に12～14倍の抵抗力が加わります。歩くときは、波打ち際を行き、深みにはまってバランスを崩さないように注意しましょう。

足首、ひざ、お尻、腰は、身体の安定に使う部分なので、それだけ余分な力がかかってしまいます。太ももの外側の筋肉（外転筋）も、普段より酷使します。これらの筋肉と体幹を安定させる筋肉を集中的に鍛えて、身体がしっかり支えられるようにします（P.54-59参照）。

ウエアと便利な小物

シューズは、快適に歩き続けるための鍵です。とりわけ、ある程度まとまった時間、でこぼこしたきつい坂道を歩く場合はシューズが特に大切です。舗装道路を歩くのでなければ、靴底のすべりにくい丈夫なシューズを履いたほうがよいでしょう。ゴアテックスのシューズは、驚くほど軽いのに足をきちんと守り、水を一切通しません。坂道をくだるときは、靴の中で足が前に滑りますので、つま先の部分にゆとりのあるシューズを選びます。

起伏の多い場所を冬に歩くなら、頑丈で水を通さないハイキングブーツにします。ハイキングブーツは足首まで隠れるので、サポート面に関しては申し分なく、足やひざを傷めることがありません。どんなシューズで足元を固めるにしても、しっかり履きならすことが大切です。靴の重み、靴の中での足の動きに慣れてから、長距離のウォーキングに出ましょう。

さほどきつくない山道を歩くなら、パワーウォーキングと同じウエアでかまいません（P.24-25参照）が、スパッツの代わりに、薄手のウォーキング用ズボンやショートパンツでもよいでしょう。山に登ると、晴れわたった温かな日でも、急に気温が下がってジメジメしてくることがありますから、風を通さないジャケット、フリース、雨具は必ず準備していきましょう。山歩き用の装備については、専門家のアドバイスを受けることをおすすめします（P.114-115）。山に出かける日は、小さめのリュックを背負っていきましょう。ヒップバッグでは、必要な荷物が入りません。まずは、背中の重みになれるために、リュックを背負って2～3度ロードウォーキングをしてみましょう。水は充分に必要ですし、食べ物や、虫よけ、雨具、詳細な地図、安全に歩くための用具類（P.116参照）、コンパスを入れなくてはなりません。山に出かけるにあたって、事前に地図の見方やシンボルの意味を理解しておきましょう。

でこぼこした急斜面を歩くときは、ウォーキング用の杖が便利です。様々な重さのものがあり、現在では驚くほど軽いものもあります。杖を使うとバランスが取りやすくなります。特にくだりに便利です。

最後に、安全面の注意を書いておきます。カントリーウォーキングでは、予想外のことが起こりやすいので、ひとりで歩かないのが賢明です。友達と出かけるか、グループに参加しましょう。

暑い日、寒い日のウォーキング

暑さ、寒さが非常に厳しい日のウォーキングは肉体的にハードですが、ウォーキングができないほどコンディションの悪い日は、めったにありません。新雪を踏みしめたり、肌を温めてくれる太陽の光の中を歩くのもまた素晴らしい経験です。暑さ、寒さが厳しい日のウォーキングでは、ふさわしいウエアを身につけ、体力の限界や安全で快適にウォーキングをするための手段をすべて頭に入れてから出発することが大切です。

天気予報を必ず確認して、その日のウォーキングが可能かどうか判断します。また予報によっては、必要な用具も準備しておきます。たとえ充分な体力のある人でも、ウォーキングなど問題外という日があります。気温が35℃以上かー23℃以下の日です。ここまで極端な気温だと、安全なウォーキングはできません。

暑い日のウォーキングでは、気温が26℃を越えたら体調に気を配り、ペースダウンしてください。湿度も肝心です。湿度が高いと、実際の気温よりも、5℃高く感じられます。身体は、発汗して体温を下げる仕組みになっているのに、空気中の水分が汗を蒸発させにくくするからです。熱疲労や熱射病も深刻なケースに至ることがあります。こういった事態を避けるために、1日のうちのもっとも涼しい時間帯、すなわち午前11時までと午後3時以降に歩くようにしましょう。いつもよりペースを落とし、体調に充分注意を払います。めまいや頭痛を少しでも感じたら、歩くのをやめて、涼みましょう。

ワンポイント／涼しさを保つ

ボトルに半分だけ水を入れて凍らせ、出かける直前に冷たい水を注いでいっぱいにします。こうすれば、少なくとも氷が溶けるまでは冷たい水が飲めます。

古い綿の帽子を冷水に浸けてからかぶります。熱を逃がすための穴をあらかじめ帽子に開けておきましょう。

霧吹きに水を入れておき、ウエアのトップを湿らせます。ウエアを湿らせると、より長い時間、涼しく歩けます。

同様に、風による冷えにも注意が必要です。気温の低い日に風があると、さらに寒さが増します。低温の環境下では、歩いたり、身体の温かさを保つために、心臓は余計に働かなければなりません。もし心臓に問題があるなら、かなり低気温の日に歩いても大丈夫かどうか、医師に相談してください。寒すぎる時間帯を避け、1日のうちでもっとも温かい、お昼前後に歩きましょう。

暑い日のウォーキング

必ず水分をたっぷり摂って脱水状態を避けてください。暑さの厳しい日は、普段よりも多く汗をかきます。失った水分を補うために、普段の2倍も水を飲まなければならない日もあるでしょう。ウォーキングのスタート前と終了後にそれぞれ0.6ℓずつ飲み、ウォーキング中は、少なくとも15～20分おきに少しずつ飲んでください。

歩くことに神経を集中させているために、日射しの強さに気付いたときには、すでに遅かった、ということもあるかもしれません。太陽光線を反射させる、白っぽい色のウエアを着ましょう。汗を放出する素材が使われているもので、できれば、UV加工の施されているウエアを買いましょう。日焼け止め指数（SPF）には、SPF30から100まで幅があります。肌の露出が少なく、できるだけ身体をカバーする部分の多いデザインを選びましょう。帽子は必ずかぶってください。できれば、首の後ろの日焼けを防ぐ工夫がされているデザインのものにしましょう。UV加工のサングラスも必須です。適切な日焼け止め効果のあるサンクリームをたっぷりめに塗りましょう。洋服でカバーしている部分の肌にも塗り、汗で流れてしまうので、塗り直しもきちんと行います。

ワンポイント／温かさを保つ

歩幅を狭めて足を速く動かすと、心拍数が上がり、温かさを保てます。

耳を覆う帽子を必ずかぶりましょう。身体の熱の60%は頭上から失われています。

凍えそうに寒い日は、手を温めるために、小さなカイロを持っていきます。

喘息の持病がある人は、冷たい空気が苦手かもしれません。その場合は、スカーフを巻いてあごと口を覆います。

寒い日のウォーキング

寒い日には、ウォーキングに出る前に、しっかりウォームアップとストレッチをしておきます。クールダウンのストレッチは室内で行い、ウォーキングが終わったら、すぐに着替えて身体の冷えを防ぎましょう。保温性のよい薄いウエアを2〜3枚重ね着してください。重ね着すると、衣類の間に温かい空気がたまりますし、暑くなったら、適宜脱ぐこともできます。腕とサイドの部分にファスナーがついた便利なウォータープルーフのジャケットなら、ファスナーを開けて皮膚呼吸をさせることができます。ジャケットは必ずフード付きのものにします。そのフードは、ひさしと、頭に合わせてサイズが調整できるドローストリング付きで、ジャケット本体から取り外しできるタイプにしましょう。こういった条件をすべて満たしているという意味で、スキージャケットは理想的です。長ズボンの下には、足首まである防寒下着を着ましょう。ただし、動きを妨げないものにしなければなりません。足はさらりとした状態を保つために、作りのしっかりしたウォータープルーフのシューズを用意します。足元が悪いときのために、靴底のすべりにくいものを選びます。どうしても靴底のしなりが悪くなるのですが、スピードを落としさえすれば、雨や雪の日でもウォーキングを休む必要がなくなります。

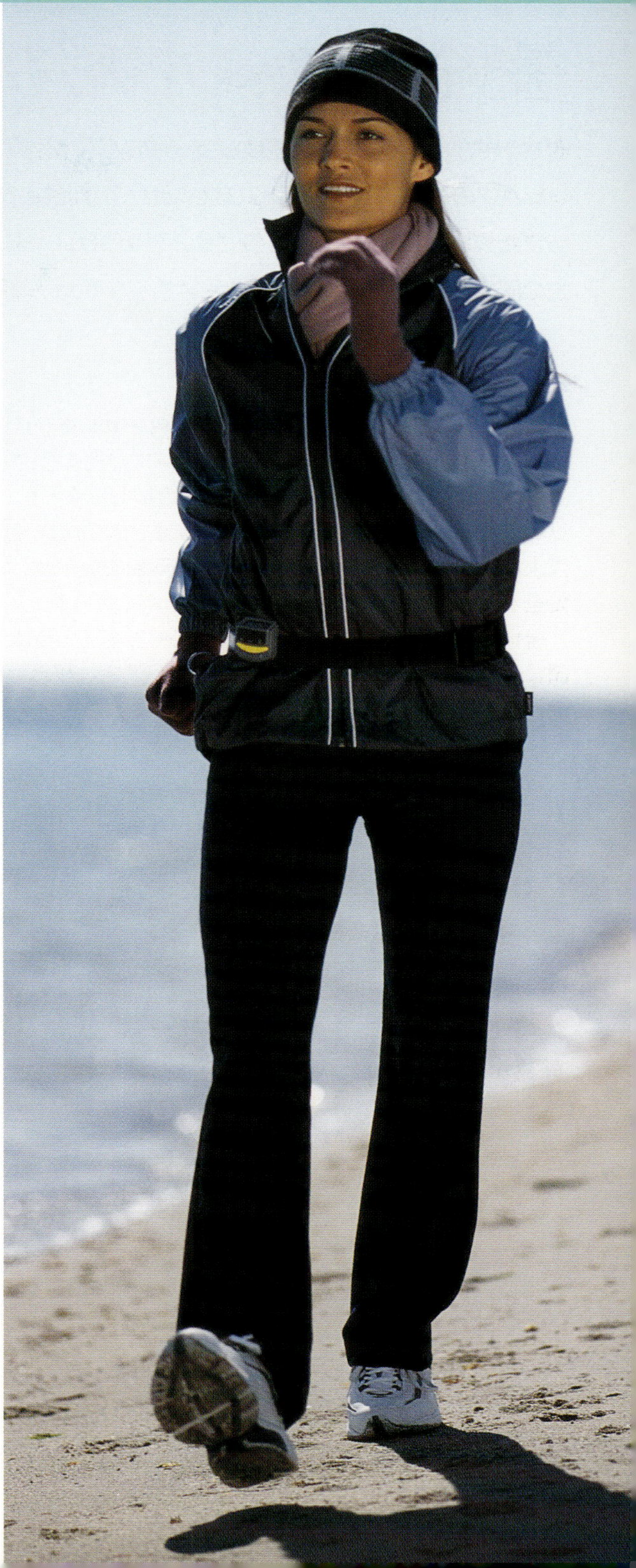

寒い日は、手袋をはめてしっかり腕を振るようにすれば、歩いている間、身体と手の温かさを保つことができます。

安全面に気を配る

ウォーキングの場所が交通量の多い街なかでも、ひっそりとした田舎道でも、また人数がひとりでも数人でも、常に安全面には気を配らなければなりません。残念なことに、大半の人が危険に注意を払わなければならない社会に暮らしているのです。とりわけ、大都市は危険と隣り合わせです。誰だって、周囲の様子をうかがいながらウォーキングしたくはありません。経験的な判断に加えて、いくつかのポイントを押さえれば、常に心の準備ができた状態で、安全なウォーキングができるでしょう。

安全に歩くための秘訣は、事前の準備です。第一に、ヒップバッグに必須アイテムが揃っていることを確認しましょう。第二に、入念にルートを計画しましょう。第三に、夕暮れ時や夜走るなら、人通りのある道を通りましょう。この3項目を守れば、落ち着いた気分で、自信をもってウォーキングできると思います。

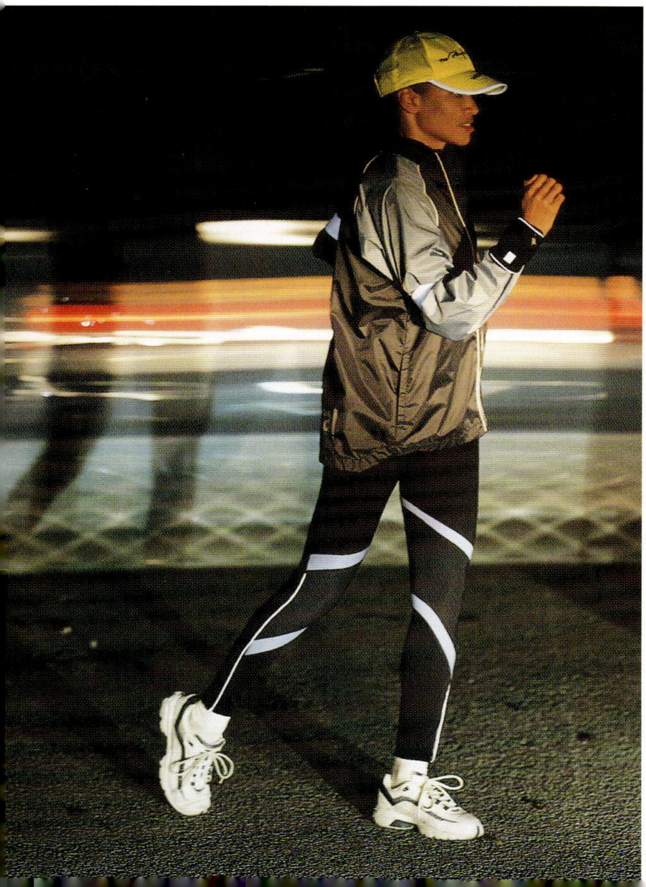

バッグに必ず入れておくもの

次にバッグに入れておくべきグッズを挙げましょう。種類がずいぶん多いように感じるかもしれませんが、どれも小さなものばかりです。ほんの短時間のウォーキングにも必ず持参してください。ヒップバッグは小型でも、必携グッズがすべて入るものを選んでください(P.28-29)。理想的なのは、ポケットがいくつかついているバッグです。ポケットがあれば、緊急時の医療情報や重要な連絡先の電話番号を書いたメモがしまっておけます。こういった大切な情報は、バッグの内側に油性ペンで書いておくのもよいかもしれません。これなら、メモをなくす心配もありません。現金は少額だけ持っていくようにします。飲み水が足りなくなったときや、タクシーに乗って帰れるくらいの金額があれば充分です。緊急連絡のために硬貨を何枚か用意しておき、使ってしまったら、忘れずに補充しておきます。靴擦れができ始めたときに足に塗れる、小さなケース入りのワセリンも必携です。また、暑さ、寒さの厳しい日は、唇が乾燥し、ひび割れを起こしやすいので、リップクリームも用意しておきましょう。救急ばんそうこうや、包帯のいらない傷当てパッドを用意しておけば、ちょっとした傷の手当ができますし、ティッシュは持参しておくと何かと役立ちます。紙と短いえんぴつも入れておけば、何かあったときや、トレーニングやルートについて気付いたことをすぐにメモできます。

ウォーキングに出るたびに入れ直しが必要なアイテム

日が暮れてから歩くときは、蛍光テープの着いているウエア、シューズ、帽子を身につけて出かけましょう。歩行者がいると気付いてもらえるために、蛍光テープは不可欠です。

は、バナナのような軽食、ボトル入りの水、鍵、持っているなら携帯電話の4種類です。

周辺環境を確認する

ひとりで歩くのは楽しいものですが、ルートの中に少し不安な地域があるなら、友達と一緒に歩いたほうが無難です。特に、冬場は日照時間が短いので、ウォーキンググループに参加することをおすすめします。ひとりで歩くなら、どこへ向かっているのか、また何時に戻るのかを、必ず誰かに伝えておきましょう。いったん外出したら、背筋を伸ばして頭を上げ、自信をもって歩けば、頼りなげな印象を与えません。目的意識をもって歩けば、あなたのウォーキングに対する姿勢が周囲の人によく伝わるはずです。もし気味の悪さを感じたら、すぐに深くゆったりと呼吸してストレスを追い払い、より安全で人通りの多い場所へと急いで歩いていきます。防犯ベルを持って出たり、周辺環境を熟知しているルートを行けば、気分がより軽くなるでしょう。

交通量の多い都市部を歩くなら、排気ガスを吸い込む量を減らすよう、防塵マスクを着用するのもアイデアです。喘息の持病がある人とっては特に大切なポイントです。排気ガスを避けるために、公園を通るルートにしたり、ラッシュアワーを避けるなど、交通量の少ない時間を選びましょう。初めてのルートを行くときは、迷ってしまったときのために、地図を必ず持っていきましょう。

暗がりを歩くときは

夜明け前、夕暮れ、夜中に歩くときは、必ず反射テープが前後に縫いつけられているウエアを着ましょう。人目を引きますし、身体の動きがわかりやすくなります。白っぽい色のウエアを着ただけでは充分ではありません。シューズ、スパッツ、ジャケットには、蛍光テープがついている商品が多いのですが、必要ならば、このテープだけ購入することもできます。蛍光ハットも必要ならば購入し、小型のトーチを持って、明るい場所を歩くようにしましょう。

安全に関するチェックリスト

トラブルを避けるための大きなポイントになるのが、ウォーキング時の姿勢です。顔を上げ、周囲をしっかり意識して堂々とした態度で歩けば、弱々しく見えず、狙われにくくなります。

危険を回避するためには、直感に従うことです。不安を感じたら、すぐに行動します。人通りの多い場所に移動したり、お店に入ってください。

ウォーキングのルートに入っているエリアに、何らかの不安があるときは、友達に頼んで一緒に歩いてもらいましょう。

知らない人が向かいから歩いてきたら、視線は落とさず、自然に前に向けた状態を保ちます。一瞬相手に目を向けてから、身体の横に視線をずらします。こうすると、相手の存在にうろたえていないと、その人に伝えられます。

ヘッドホンステレオをつけて、ひとりでウォーキングするのは危険です。周辺の様子に気が向かなくなるからです。どうしても使いたいなら、イアーピースを片側だけつけ、ボリュームは落としてください。

ひとりで歩くときは、たとえ使う必要がなくても、防犯ベルを携帯しておくと、安心感があるでしょう。

安全確保のために、歩く姿がドライバーから目立つようにしましょう。ウエアの前と後ろに反射テープをつけます。

少額のお金を持っていきます。帰りの交通費がまかなえる程度でかまいません。緊急連絡の電話に使う硬貨も用意しておきます。

思わぬアクシデントに遭ったときのために、医療情報や近親者の連絡先などの重要事項を書いたメモを、必ず持っていきましょう。

新しいルートを考えたら、まずは日中に歩いてみるか、友達と一緒に歩いて、人目につかない道や危険な道はないか確認しましょう。

携帯電話を持っているなら、緊急時に必要な連絡先の電話番号を登録しておきましょう。

目立つアクセサリーはつけません。貴重品は自宅において出かけます。

ヒップバッグに応急手当のミニセットを入れておきます。必須アイテムは、ワセリン（靴擦れや唇の荒れに）と、万一のケガのための、救急ばんそうこうや包帯のいらない傷当てパッドです。

あまり歩いたことのない地区を通るときは、地図を必ず持っていきましょう。

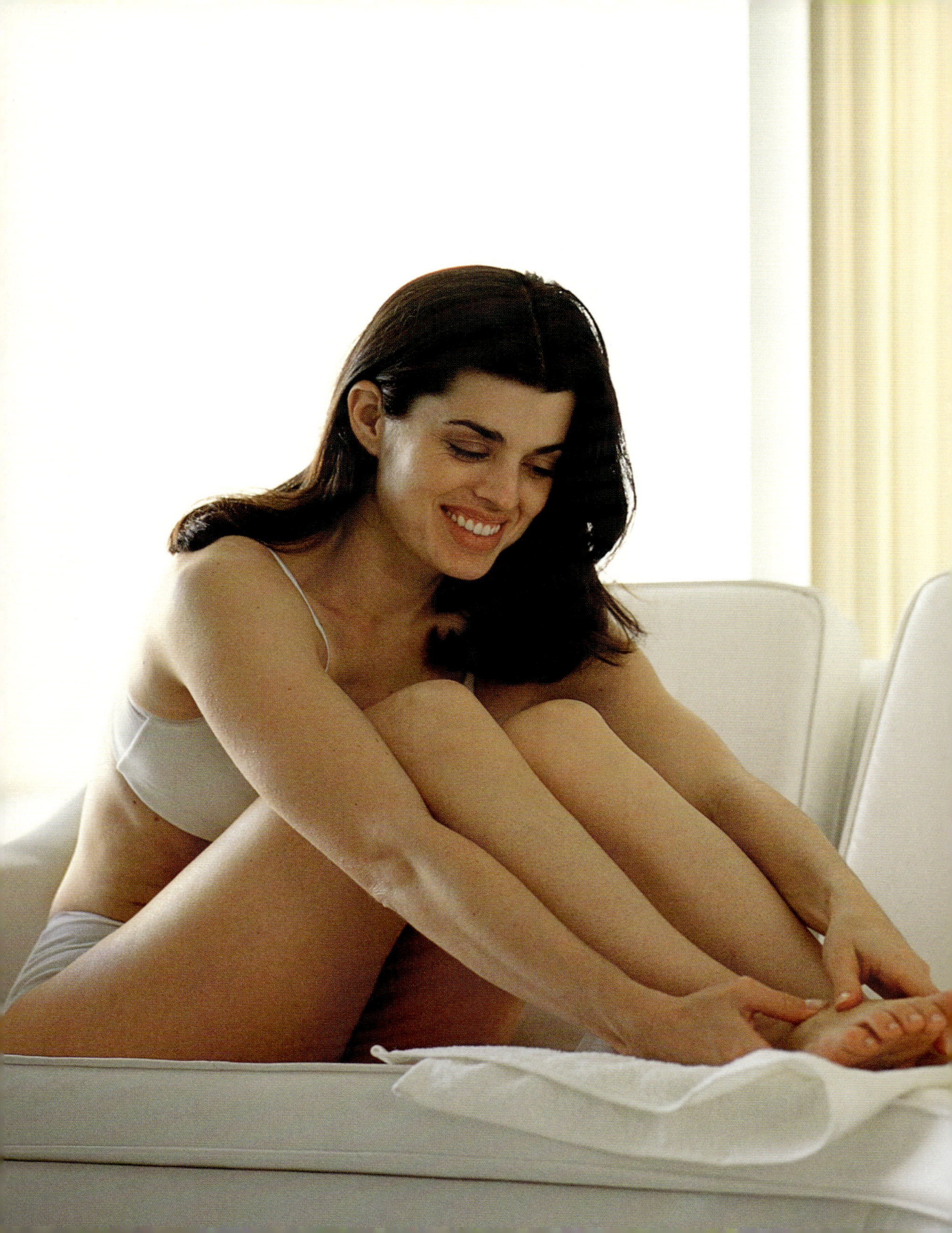

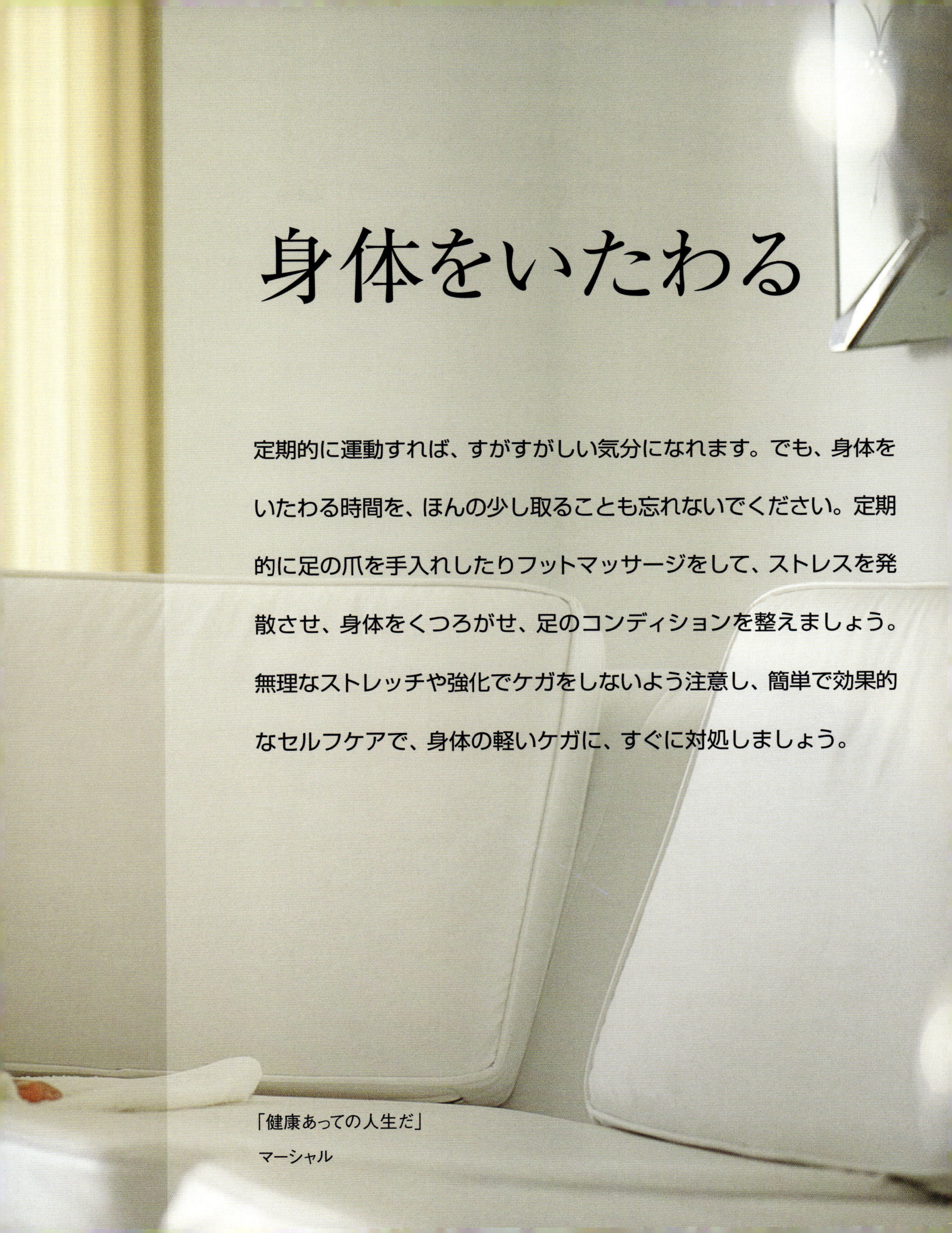

身体をいたわる

定期的に運動すれば、すがすがしい気分になれます。でも、身体をいたわる時間を、ほんの少し取ることも忘れないでください。定期的に足の爪を手入れしたりフットマッサージをして、ストレスを発散させ、身体をくつろがせ、足のコンディションを整えましょう。無理なストレッチや強化でケガをしないよう注意し、簡単で効果的なセルフケアで、身体の軽いケガに、すぐに対処しましょう。

「健康あっての人生だ」

マーシャル

身体に意識を向ける

身体の状態に何の疑問も感じないでいると、運動をしすぎたりケガをしたときに、痛みという形で身体が発するシグナルに気付かない危険性があります。ここからは、ウォーキングで起こしやすいケガの診断、手当、予防法をお教えします。身体の声に耳を傾け、いくつかのルールを確実に守れば、ケガと無縁でいられるでしょう。

パワーウォーキングを始めると、自然に自分の身体と、運動がもたらすプラスとマイナスの効果を意識し始めるはずです。自分の身体に注意を払えば、身体が正常に機能しているときはどんな感覚かわかるようになるでしょう。そしてケガの一歩手前の状態や、体調を崩し始めた状態、また自分の日常的なストレスが身体に与える影響にも、すぐに気付くようになるはずです。

危険信号に気付く

軽い痛みは、身体にとって最初の警報システムです。このサインを読み取る手段を学べば、その日休むべきか、それともトレーニングをすべきか判断できます。もしどこか調子の悪いところがあれば、自宅でセルフケアをするだけですむかもしれませんが、心配だったり、痛みが強かったり長びくときは、念のために病院で診てもらいましょう。

パワーウォーキングを始めてから、以前傷めたときに適切な治療をしなかった部分が悪化する場合があります。また、以前ははっきりしなかった筋肉や姿勢のアンバランスが目立ってきたと感じることがあるでしょう。このような場合は、医師と問題点を話し合いましょう。

身体的な変化の過程を把握するには、記録を取るのが一番です(P.158-159)。歩いた距離やペースを書き留めるだけでなく、身体的、精神的にどう感じたかも書いておきます。痛みを感じ始めたり、いつもとは違う痛みを感じたとき、日記に書き込んでおけば原因を突き止めやすくなりますし、同じトラブル避けるために役立つかもしれません。

サポートチーム

丈夫で健康な身体を保つための手助けをしてくれる人を探しましょう。私のサポートチームは、かかりつけのお医者様、カイロプラクター、手足治療医、鍼《はり》師の4人です。あらかじめ、こういった専門家の治療や施術内容を調べておけば、ケガをしたときに、誰にかかればよいか悩まずにすみます。

また、こういった専門家のところへは、痛みの出たときだけでなく、普段から時々、身体の状態を診てもらいに訪れることをおすすめします。パワーウォーキングをすると腰の痛みを訴える人が多いのですが、そのほとんどは、歩くときの姿勢の悪さが原因です。ウエストの位置から身体を前のめりにし、肩が丸まってしまう人が多いのです。歩き方を変えるのがこの問題の解決法ですが、定期的にカイロプラクターのもとに通うのもケガの予防におおいに役立つ方法です。

瞑想によるボディチェック

身体への意識を高めるために、ボディチェックの瞑想を行ってみてはいかがでしょう。この瞑想をすると、身体の各部を意識的に動かす技術が身につき、身体に何らかの変化が起こると、すぐに察知できるようになります。

- 座ってくつろぎ、四肢や胴の緊張感を振り払います。深く呼吸します。
- 頭上のあたりに意識を向け、次にその意識を頭皮や額の周辺におろし、こわばっている部分に気づきます。
- 意識を顔に向けます。ここは緊張感の強い部分ですので、目、口、舌、あごの力が抜けているか、確かめてください。
- 意識を首の位置に下げて、喉に向け、それから肩、腕、手へと意識を順に向けていきます。やはり、微妙なこわばりを感じ取ってください。
- 息を吸ったり、吐いたりするときの、ろっ骨と横隔膜の動きを意識します。
- お腹と腰に意識を向け、姿勢はどうか、不快に感じる部分はないか感じ取ります。
- お尻、脚、足に順に意識を向けます。足がしっかり地面に着いている様子を感じ取ってください。

ボディスキャンをしている間は、普段と同じように呼吸します。どこか緊張している部分があったら、そのこわばりが消えたと感じるまでその部分に意識を集中させます。頭上からつま先までのボディチェックを、もう一度、または何度か繰り返せば、より深いくつろぎを感じることができるでしょう。

ケガを防ぐためのチェックリスト

ウォーキングは衝撃の少ないスポーツなので、ケガをすることはほとんどありません。身体の発する声を聴き、次の簡単なルールに従えば、大半のケガを予防できます。

シューズ

適切なシューズとソックスを履きます。また、足の矯正具をつけて歩けば、足に限らず、様々な部分のケガの予防につながります(P.18-23)。

ウォームアップとクールダウン

筋肉を伸ばし、温めておけば、ウォーキング中にケガをしにくくなります。運動後に筋肉をゆっくりと休息状態に戻す、クールダウンも欠かせません(P.68-72)。

ストレッチと筋力トレーニング

筋肉のどんな動きにも対応できるよう,毎日ストレッチを行います。ウォーキング後のストレッチも欠かせません(P.60-72)。できれば、筋力アップのトレーニングを毎日行いましょう。筋力がつき、トレーニング・プログラムが楽にこなせるようになります(P.52-59)

休息日

トレーニングに休息日を設けないと身体が消耗してしまい、集中的な運動を行ったあとの自然な回復が難しくなります。速いペースで歩いたり、長距離を歩いたとき日の翌日は、ゆっくり歩くか、距離を短くしましょう。

過剰なトレーニング

目標が高すぎると、トレーニングにはマイナスかもしれません。無理をせず、スピードや距離は少しずつレベルアップさせましょう。特にケガをしたあとは、あせらずゆっくりペースを戻します。

クロストレーニング

身体がウォーキングに疲れてきたら、使う筋肉の違う、水泳やサイクリングをウォーキングの代わりに行いましょう(P.134-139)。

歩く場所を変える

ケガによっては、硬い路面を歩くと悪化する場合があるので、芝生を歩くかトレッドミルを使いましょう。身体への衝撃が減ります(P.112-113)。

足のケア

皮膚がざらざらしていると靴擦れができやすく、ウォーキングが楽しくできなくなるだけでなく、途中でやめる羽目になりかねません(P.122-125)。

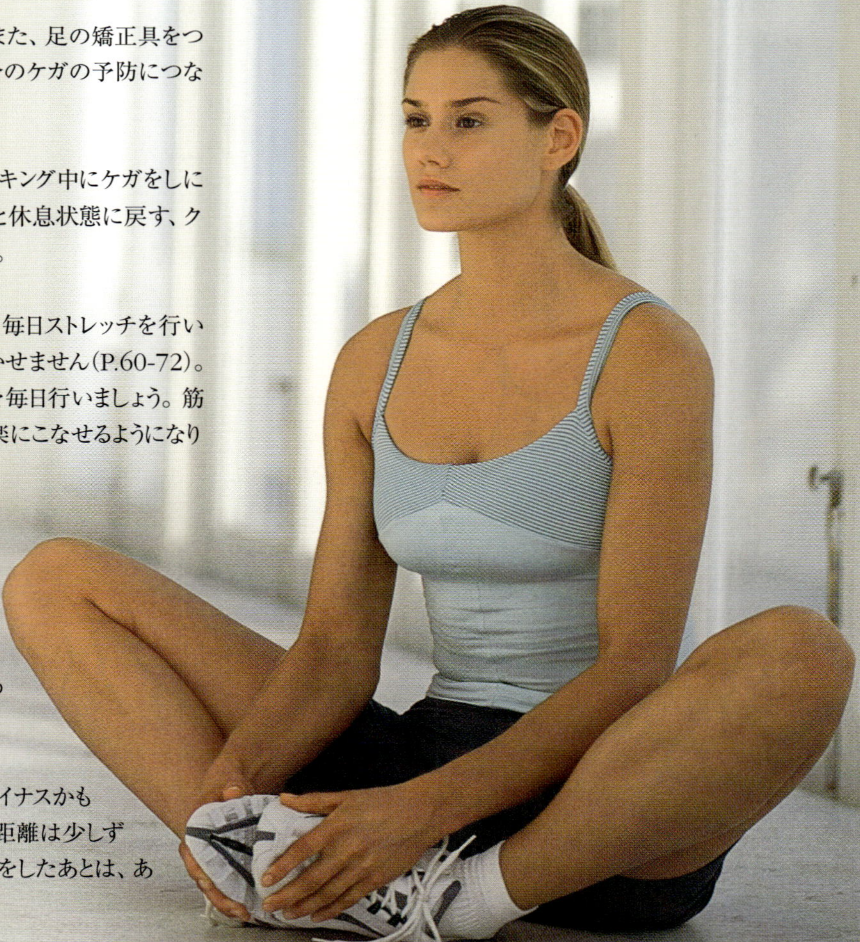

足の手入れ

月に一度ペディキュアをすれば、足が美しくなり、豆や足指の傷の予防にもなります。たとえ20分ほどの時間しか取れなくても、ペディキュアを、とっておきのぜいたくな時間にしてしまいましょう。ペディキュアの最後に、爪を磨いて自然なつやを出したり、爪にココアバターをつけ、柔らかい布か市販のネイルグッズで爪を磨いてもよいでしょう。

用意するもの

●お湯を洗面器に1杯 ●爪切り ●爪やすり ●軽石 ●ボディ用のモイスチャライザーか、フットクリーム ●精油（エッセンシャルオイル） ●甘皮クリーム ●甘皮スティック ●タオル（お湯で絞る） ●薄い綿のソックス

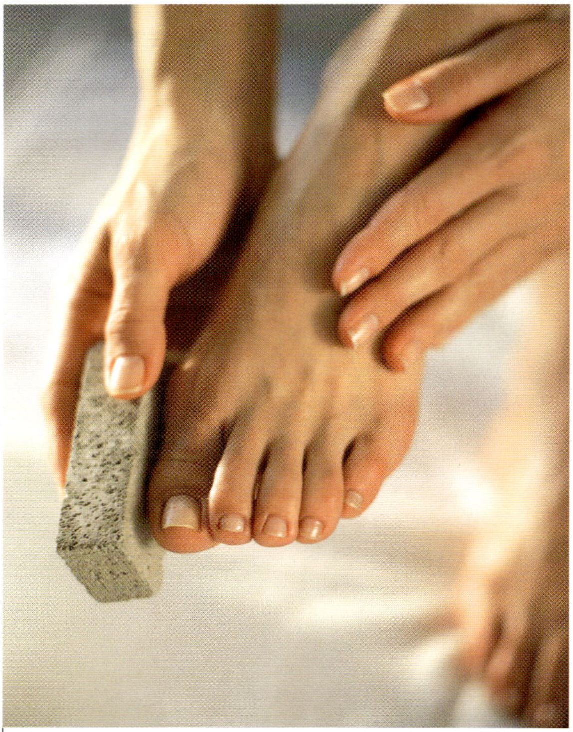

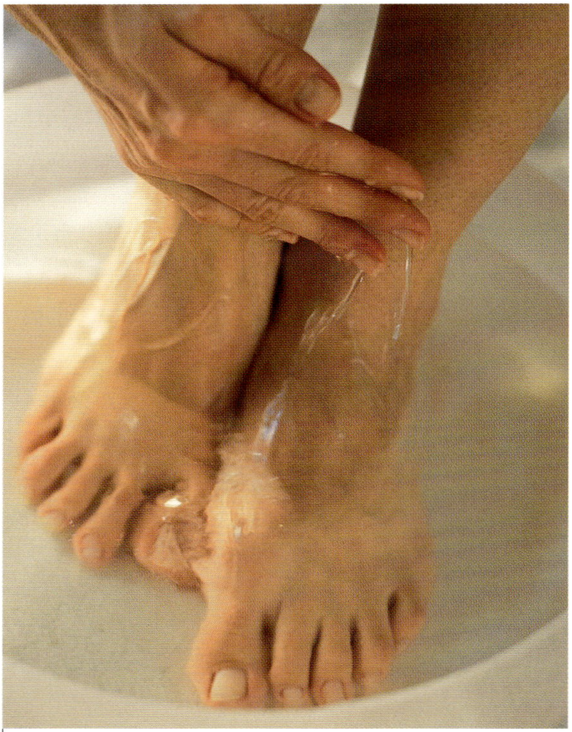

1 ざらざらしていたり、硬くなった皮を削ります。普通は足が乾いた状態のほうが削りやすいでしょう。硬くなりやすい部分は、かかと、足指付け根のふくらんだ部分、親指の横です。硬くなった部分が残っていると、歩いているときに靴やソックスに擦れて、マメができやすくなります。軽石、足用のやすり、質のよいフットスクラブなどを使って、硬くなった皮膚をやさしくこすり落としますが、こすりすぎに気をつけましょう。

2 乾いた皮膚を取り除いたら、5分間、お湯に足をつけます。ティートリー（殺菌効果）、ペパーミント（リフレッシュ効果）のような精油を2〜3滴お湯に加えてください。ラベンダーには、リラクセーションと調整作用があり、私のお気に入りの精油のひとつです。

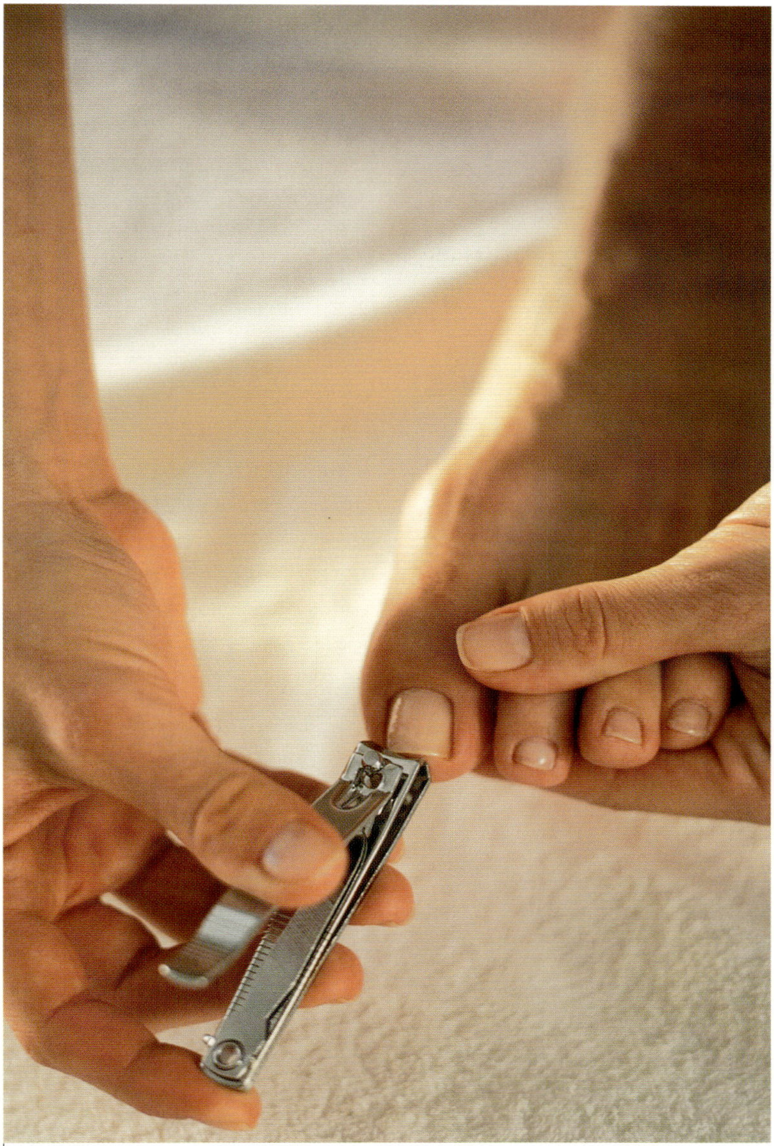

3 ていねいに足を拭きます。指の間の水気をしっかり取りましょう。爪を横一直線に切ってから、やすりを一方向に動かして切り口をなめらかにします。爪の両端に尖った部分がないよう整えてください。この方法だと、パワーウォーキング向きの、短い爪を保てます。爪が長いと地面を蹴るときにシューズに爪が当たり、指先に傷ができたり、爪下の内出血につながります(p.28参照)。

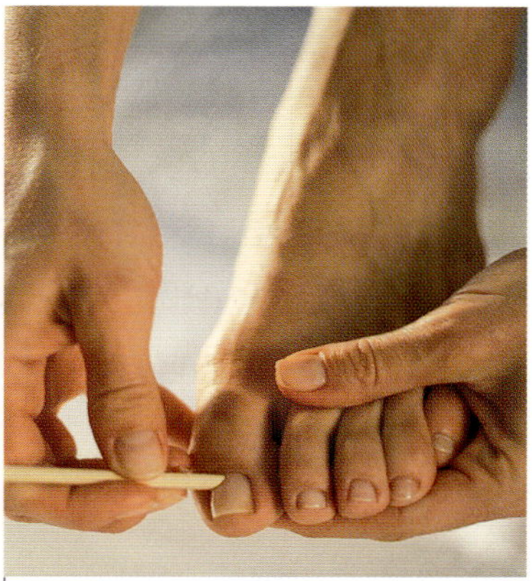

4 爪の根本に甘皮用クリームを擦り込み、専用のスティックで、甘皮をやさしく押し下げます。甘皮をカットすると、かえって甘皮が伸びやすくなるので、おすすめしません。

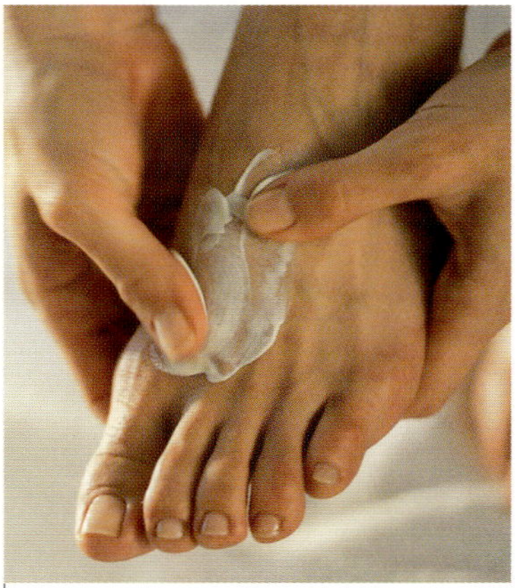

5 次に、フットマッサージを行います(P.124参照)。時間がなければ、ボディ用の栄養クリームかオイルを足にのばします。綿のソックスを履いて、モイスチャライザーを足にしっかり浸透させます。

足のマッサージ

足のマッサージは、緊張をほぐし、全身をくつろがせる効果の高い方法です。時間に制限はありませんが、それぞれの動きを少なくとも5〜6回ずつ行えば、すぐに次のマッサージに移るよりも、くつろぎ効果が高まります。必要な用具は、精油、アーモンドオイルのようなマッサージベースになるオイル、タオル2本です。

注意
妊娠中や、疾患にかかっている人は、精油を使う前にアロマセラピーの専門家に相談してください。精油の使用に不安がある場合は、アーモンドオイルだけでマッサージしましょう。

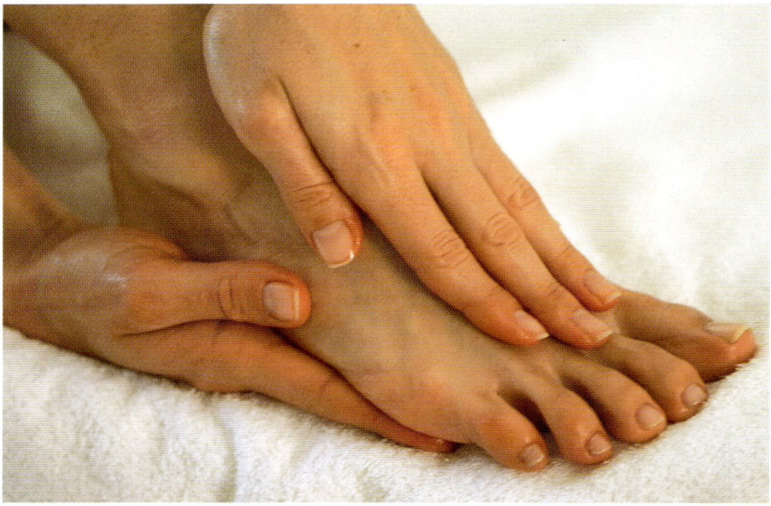

1 ベースオイル10ml（小さじ2杯）に精油を3滴加えて、マッサージオイルを作ります。ラベンダー、マジョラム、ネロリは、リラクセーション効果の高い組み合わせです。まず、手のひらに、2〜3滴のオイルをつけてこすり合わせ、手のひらを温めやわらかくします。足を両手で数秒はさみ（写真参照）、足首の方向に向かって、片手ずつ交互に、流れが途切れないようにやさしくなでます。

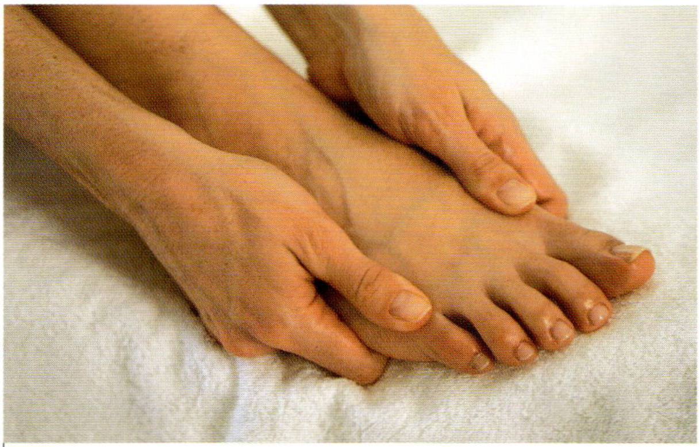

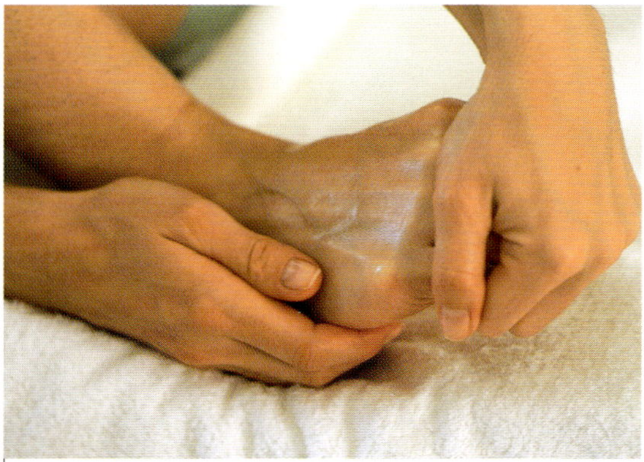

2 両手の親指を使って、足指を1本ずつマッサージします。親指を、足指から足首まで甲の上ですべらせ（写真参照）、再び足指に戻します。戻すときは、甲でなく、足の両側に親指をすべらせてください。

3 片手で足を下から支え、もう一方の手で足の指をつかんで動かします。右に回したら、次は左に回します。

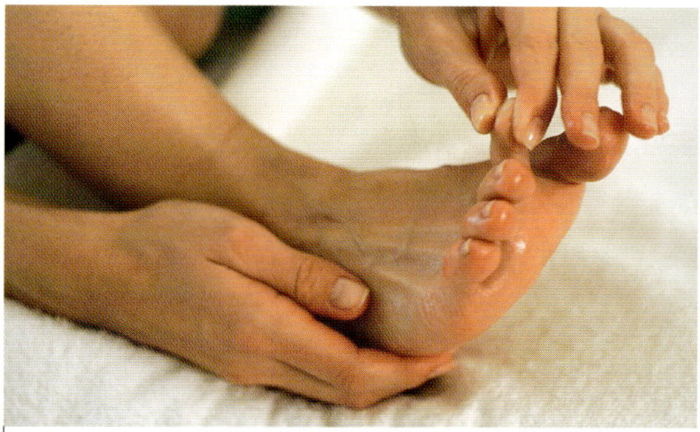

4 もう一度指をマッサージしますが、今度は親指と人差し指を使い、指をつまんで押したり、回してください。最後に、足の指を一本ずつ手前に引っぱります。

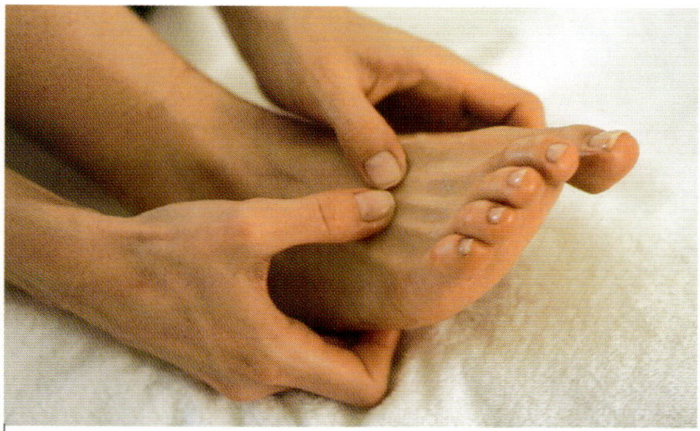

5 足の甲にある4本の腱の間に親指を当てて、足首まですべらせます。

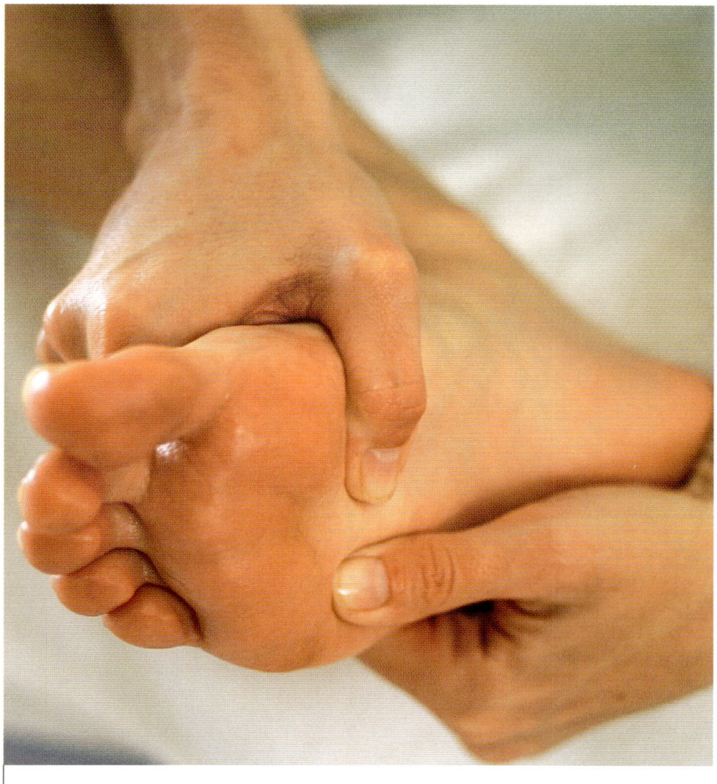

6 最後に足の裏をしっかりマッサージします。親指を使って、足の中心から横に向かって、ゆっくりと圧迫していきます。足裏のつぼマッサージが、全身に及ぼす大きな効果について詳しく書いてある、リフレクソロジーの専門書をぜひ読んでみてください。

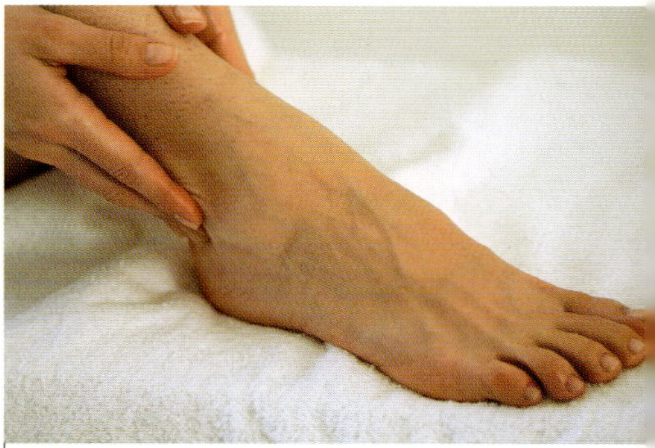

7 足首とアキレス腱の周囲を、小さい円を描くように指を動かし、しっかりとマッサージします。足首は緊張がたまる場所なので、この部分をマッサージするとすぐにくつろぎを感じるでしょう。足全体をなでて、マッサージを終えます。温かいタオルか毛布で足を包んで、もう一方の足のマッサージをします。

ケガの予防と対処法

パワーウォーキングでもっともよく使う部分――ひざ、すね、足首、お尻――を鍛えると、ケガの予防につながります。万一ケガをしたら、充分な回復を待ってからトレーニングを再開します。それでも、一度傷めた部分は弱くなっており、次のトラブルに結びつくことが少なくありません。ですから、以前よりもゆっくりとしたペースから始めるようにしましょう。

シン・スプリント（すねの痛み）

原因と症状　ふくらはぎの筋肉と脛骨《けいこつ》前面（すね）の筋肉は、おそらく他のどのスポーツよりも、パワーウォーキングでよく使われる部分です。ウォーキング技術（P.42-43）とは、これらの部分の筋肉を圧迫して、しっかり働かせる歩き方なのです。ですから、初心者や向上心の強いウォーキング経験者は、すねに焼けるような痛みや、うずくような痛み、鈍い痛みを感じることがあります。軽症では、すねに触れると痛みを感じます。足の過剰な回内（P.18-19）も原因のひとつです。

トレーニング中は、自分の体力やウォーキング力を越えたスピードや距離を目指してしまいがちです。その結果、脚は慣れない形で酷使されることになります。シン・スプリントの特徴は、ウォーキング中は痛みが治まるのに、立ち止まると再び痛み出す点です。

治療と予防　凍らしたエンドウ豆のパックをタオルで包み、15分ほどすねに当てます。1日に3回行うと、筋肉の痛みと炎症がやわらぐでしょう。痛みと炎症をやわらげるには、タイガーバームのようなメントール入り軟膏を塗ったり、エプソム塩を入れて入浴したり、抗炎症剤を使う方法もあります。脚の調子がよくなるまで、パワーウォーキングは休みましょう。ウォーキングを再開したら、数段階下のトレーニングから始め、スピードや距離もゆっくりとレベルアップしていくようにします。

同じケガをしないように、また同じ部分に痛みが出ないように、ふくらはぎとすねの筋肉の柔軟性と強度を高めます。そのために、定期的なストレッチ（右ページとP.129を参照）を行いましょう。また、シューズのフィット感を確認します。きつすぎて、足指が重なり気味になっていないか確かめます。

注意

パワーウォーキングを行うと悪化するのでは、と不安に感じるような身体のトラブルがあるなら、必ず事前に医師に相談してください。強い痛みやケガを放置したり、体調がすぐれないのに無理をするのは絶対にやめてください。取り返しがつかないことになりかねません。この章で書いている内容は、あくまでも目安です。もし何か疑問があるときは、医師の診察を受けましょう。

ねんざと筋肉のケガ

原因と症状　ねんざは、関節を支える靱帯の損傷で、落下したり、ひねったりしたときによく起こります。ねんざには軽症から重症まで様々なレベルがあります。第1度は靱帯が引き伸ばされている状態で、第3度では、靱帯が裂けて完全に骨から離れてしまった状態です。骨折をともなうことすらあります。ねんざは、完治まで数週間から数ヶ月かかります。

筋肉や腱のケガは、筋肉の使いすぎが主な原因です。筋肉がごくわずかに裂ける程度のものから、筋肉―腱―骨のつながりが完全に切れてしまう重症例まであります。

どちらのタイプのケガでも、患部に腫れと痛みが出て炎症を起こし、ひきつって弱くなります。ケガをした瞬間に筋肉を傷めたと気付くこともありますが、ウォーキングが終わってからケガに気付く場合もあります。

大腿四頭筋と足首のストレッチ

このエクササイズでは、すねの筋肉の断裂や、ねんざ、筋肉のケガ（左ページ）および、足底筋膜炎（P.130参照）を予防する効果があります。この動きは、太もも前面の筋肉をしっかりストレッチでき、つま先立ちの姿勢では、足首のストレッチと強化も同時にできます。つま先立ちの状態では、ふくらはぎも鍛えられ、すねの筋肉のストレッチにもなります。

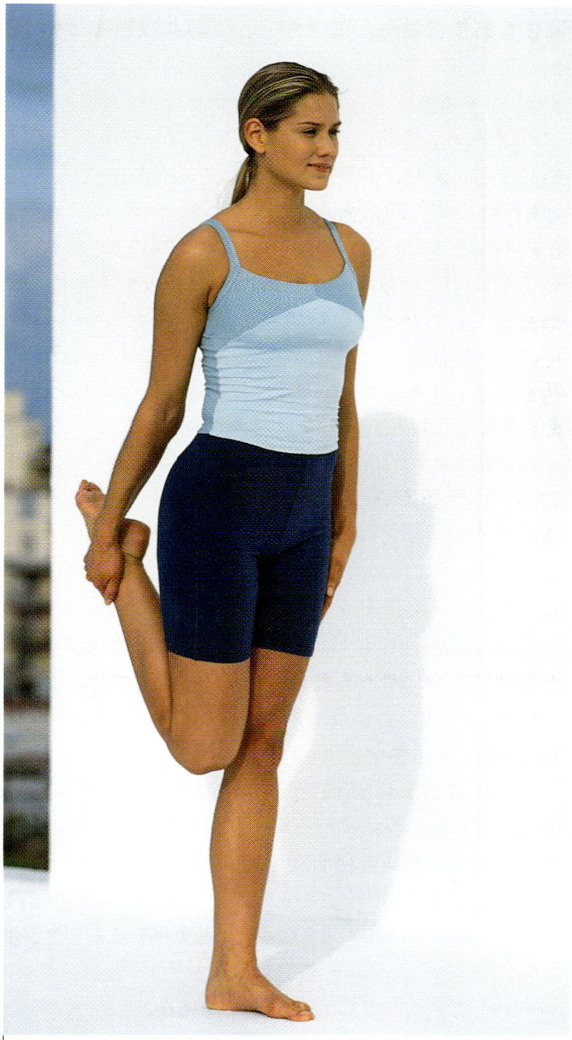

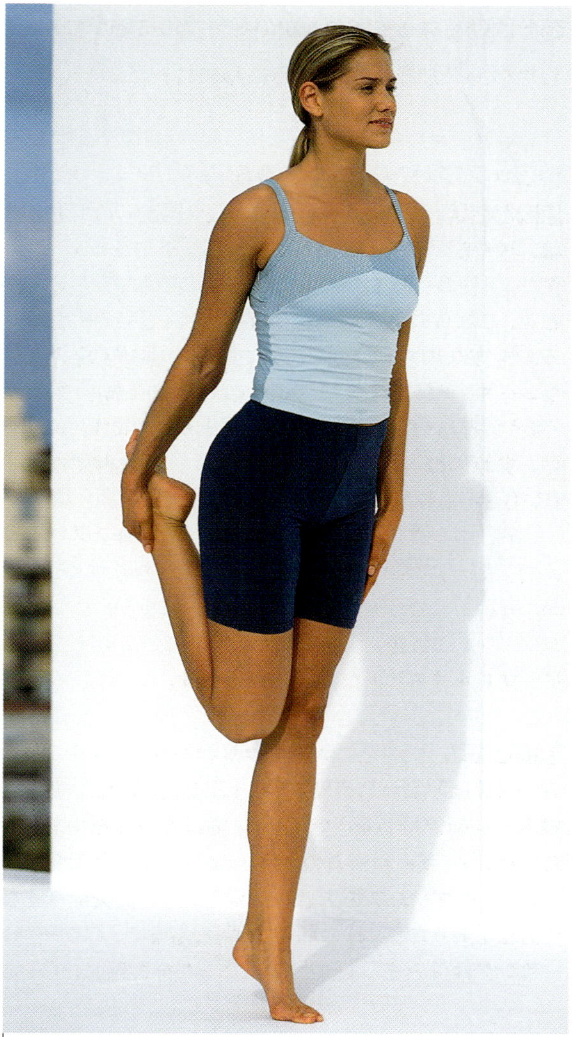

1 背筋を伸ばし、姿勢を正して立ちます。必要に応じて、片手を壁につけて身体を支えてもかまいません。右脚を曲げ、足首を手でつかみ、足をお尻につけるように引き寄せます。このとき、両ひざが開かないようにし、腰は後ろに引かずまっすぐ起こします。臀部の筋肉を引き締めて、ストレッチを強めましょう。

2 つま先立ちをし、そのままの姿勢を4秒間維持します。ゆっくりと足を床に戻しましょう。この動きを10回繰り返し、反対側の足で同様に行います。

治療と予防　どちらのケガの手当にもRICEルールが当てはまります。RICEの意味は、rest（休む）、ice（氷で冷やす）、compression（湿布する）、elevation（上げる）です。1日に3回、アイスパックを患部に15分間当ててください。伸縮性のある幅広の包帯を巻いて患部を圧迫します。痛みがやらわぐ程度にきつく巻きますが、あまり強すぎると、血の流れが止まってしまうので、注意してください。痛みと炎症がやわらいだら、タイガーバームのようなメントールの軟膏を塗ったり、エプソム塩を入れて入浴したり、抗炎症剤を試してみましょう。

ねんざ、筋肉のケガのいずれも、専門家に診てもらいましょう。その理由は、どちらのケガも痛みますし、深刻なケースもあり得ます。また適切な検査をしなければ、ケガの程度を判断するのが難しいからです。

腫れが治まってケガが癒えたら、その部分のストレッチと筋肉の強化（P.52-73, 127, 129, 131参照）を少しずつ始めてください。このようにして傷めた部分の柔軟性と可動性を保つようにすれば、関節や筋肉が元の強度に戻りやすくなります。ウォーキングを再開したら、数段階下のトレーニング・プログラムからスタートし、以前よりもスピードや距離のレベルアップをゆっくりと行ってください。

靴擦れ

原因と症状　皮膚を摩擦し続けると、皮膚の表層部に水疱ができ、圧迫による痛みを感じます。

合わないシューズを履いていることが、最大の原因です。大きすぎたり、小さすぎたり、古くて擦り切れたソックスも原因です。足がざらついていたり、汗や雨で足が湿っているときも靴擦れしやすくなります。

治療と予防　一般に、水疱が自然につぶれるのを待つよう言われていますが、24時間以内につぶれなかったら、水疱を針で刺して中の液体を出してください。私の経験では、水疱をつぶしてしまったほうが、早く治ります。まず、針を消毒してください。消毒薬で洗い流すか、煮沸するか、火にかざします。水疱の両側に穴を開け、滅菌ガーゼを押しつけて、液体を吸い取ります。

消毒薬でその部分を拭いてから、リント布でなく、低アレルギー性の傷テープでカバーします。こうすると、テープが皮膚の役目を果たし、一般的な方法の約半分の時間で治ります。

もし同じ場所がいつも靴擦れするなら、シューズがウォーキングに向かないか、サイズが合っていないのではないでしょうか（P.18-23参照）。ソックスが原因では、と思うなら（P.27参照）、違う種類のものを試してみましょう。また、足にワセリンを塗ったり、タルカムパウダーをはたいてみましょう。足の表面に膜ができて、擦れにくくなります。定期的に足の手入れをするのも効果的です（P.122-123参照）。

靴擦れを防ぐ専用の商品「ブリスター・ブロッカー」も販売されています。これは足に貼るソフトな樹脂製のパッドです。パッドが足の一部に思えるくらい、パッドの端をよく足になじませましょう。

水虫

原因と症状　足指の間と足の裏に赤いひび割れができたり、皮がむけたり、かゆみが出る真菌感染症です。ひどく痛みをともなう場合もあります。足から足の爪へとうつることがあります。また、その反対のケースもあります。

治療と予防　抗真菌作用のあるクリームを、パッケージの説明に従って患部に塗りましょう。多くの種類の薬が出ています。水虫が再発したり、たびたび水虫になるなら、いつも使っている薬に対して耐性ができている可能性があるので、違うブランドのものを試しましょう。症状が治まってからも、2週間は薬を使い続けてください。真菌がその部分に根強く残っていることがあるからです。

この真菌感染症の再発を防ぐためには、足をいつも清潔に、乾いた状態にしておきます。足の湿り気を取り、発散させてくれる化学繊維のソックスを履きましょう。シューズやソックスの手入れも大切です。洗うだけでは、真菌を死滅させるのに充分でありません。

ヒール・トゥ・トー・ロック(ひざ下を鍛えるエクササイズ)

すね、ふくらはぎ、足首を強化するエクササイズで、すねの筋肉の痛みや、ねんざや筋肉のケガ(P.126参照)を防ぐ効果があります。これらの部分の筋肉が弱い人や、パワーウォーキングを始めたばかりの人には、たいへん役立つエクササイズです。1日に5分練習して、上手にできるようになりましょう。

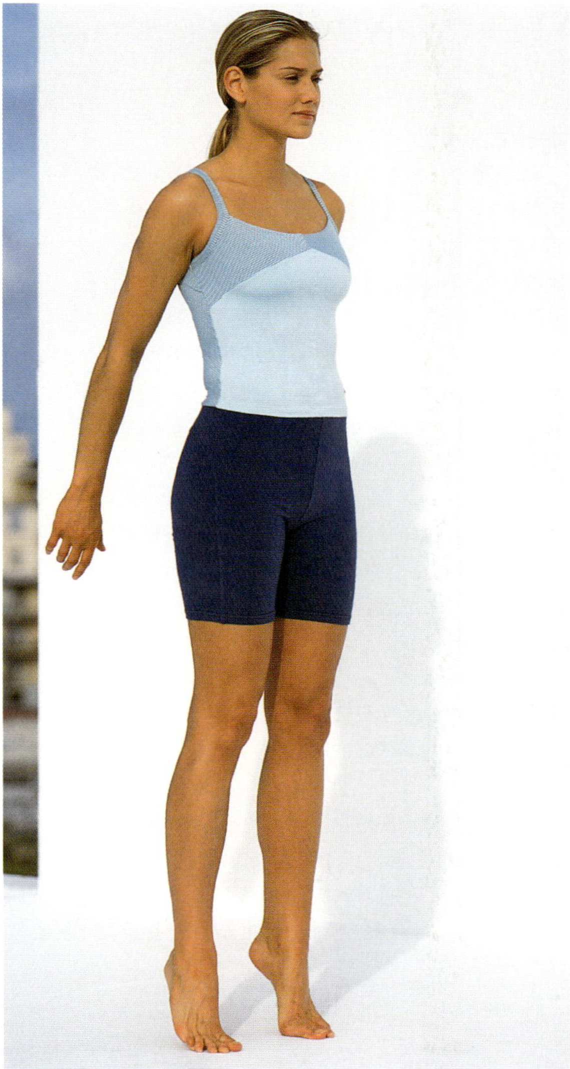

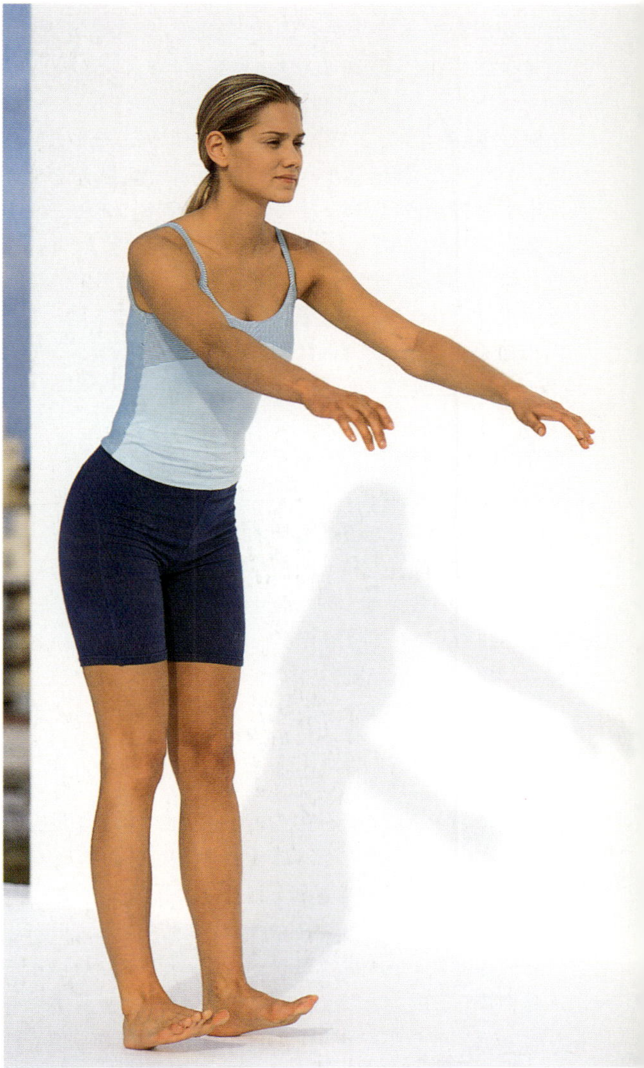

1 両足は、肩幅より少し狭いくらいに開きます。腕と手は力を抜いて両脇に下げます。脚はまっすぐ伸ばしますが、ひざは突っ張らず、緩めておいてください。腕でバランスを取り、体重をつま先にかけます。

2 身体の揺れと腕の勢いを使って、かかとに体重をかけます。このときも、ひざを突っ張らないようにしてください。前後に5回揺れたら、1分休憩し、さらに5回前後に揺れてください。

爪の内出血

原因と症状　足の爪が黒くなるのは、きついシューズを履いているのが原因です。ウォーキング中につま先で地面を蹴るたび、指先がシューズの前面にぶつかります。この状態が繰り返されると、指先の打撲によって爪の下に血がたまり、やがて爪が黒くなります。足の指が痛み、たまった血で圧迫されるため、うずきます。

治療と予防　消毒した針を爪に刺し血だまりをつぶします。この方法は痛くありませんが、爪に黒い部分ができてから1時間以内にしなければなりません。気付いたのが遅かったというときや、黒ずみができてもさほど痛くなければ、治癒は自然に任せましょう。2〜3カ月で自然にその爪ははがれ、下から新しい爪が生えてきます。爪の内出血を防ぐには、サイズの合うシューズを履き、爪のクッションになってくれる厚手のソックスを履きましょう。

巻き爪

原因と症状　巻き爪になるのは親指が多く、シューズが合っていないことが原因と思われます。また巻き爪は、爪の切り方、削り方にも関係あります。特に、足の爪がカーブしている人や、爪の両サイドを短く切りすぎると、巻き爪になりやすいようです。巻き爪になるとたいへん痛く、特に足の指が靴で圧迫されると強い痛みが生じます。爪の周囲の皮膚は赤くなって炎症を起こし、ときには感染を起こします。

治療と予防　腫れや不快感をやわらげるために、足湯を行いましょう。1日に最低1回、大さじ1〜2杯の塩と2〜4滴のティートリーの精油を加えたお湯に、巻き爪になった足をつけてください。皮膚に食い込んでしまって爪が切れない場合は、足の専門医か病院で診てもらいましょう。

　足の爪は、内向きに生えないよう、必ず横一直線にカットします。また爪やすりで、尖った角の部分をきれいに削るようにします。

足底筋膜炎《そくていきんまくえん》

原因と症状　足裏の筋肉をたばねている厚ぼったい帯状組織が、圧迫されすぎて炎症を起こした状態です。朝起き抜けや、しばらく座ったあとにかかとに痛みを感じますが、その日のうちに、じょじょに痛みを感じなくなっていくのが特徴です。その痛みは、「骨が傷ついたような」感じとよく表現されます。

　主な原因は、立っている時間が長い、太りすぎ、扁平足（特に過剰な回内の場合。P.18参照）、土踏まずのアーチが高い、過剰な回内を起こしやすい底の減ったシューズを履いている、アキレス腱が固い、などです。

治療と予防

　痛みが消えるまで休みます。1日に4回、アイスパックを患部に15〜20分当て、時間が取れるときは常に足を高くします。すぐには治りませんので、辛抱強く続けなくてはなりません。

　治療を長く続けてもやはり痛みが取れないときは、足治療の専門家を訪ねます。かかと用のカップやパッド、支持帯（P.20参照）をつけて、症状よりも根本的な原因に対処したほうがよいかもしれません。足裏で小さなボールを転がして足を押しつけ、必要な深さのマッサージをします。アキレス腱とふくらはぎのストレッチと強化を行いましょう。履いているシューズの底が減っていないか、また土踏まずがきちんとサポートされているか、確認しましょう（P.18-23参照）。

手指の腫れ

原因と症状　血行が悪くなると手指が腫れて冷たくなります。ウォーキング時に腕を下ろしているのが原因です。

治療と予防　腕は90度に曲げた状態を保ち（P.44-45参照）、定期的に手を握ったり開いたりします。正しい腕の動きを行えば、血液の循環がよくなります。手袋をはめて歩くのも、大きな効果があります。

ボール・スクワット

このエクササイズは、筋肉のケガやねんざ（P.126, 128参照）の予防にたいへん効果的です。大腿四頭筋、ハムストリングス、臀筋の強化と調整に役立ちます。ボールを使うと、かかとにかかる重みが増し、スクワットの強度が強まります。ボールのコントロールをするために、腰の運動にもなります。

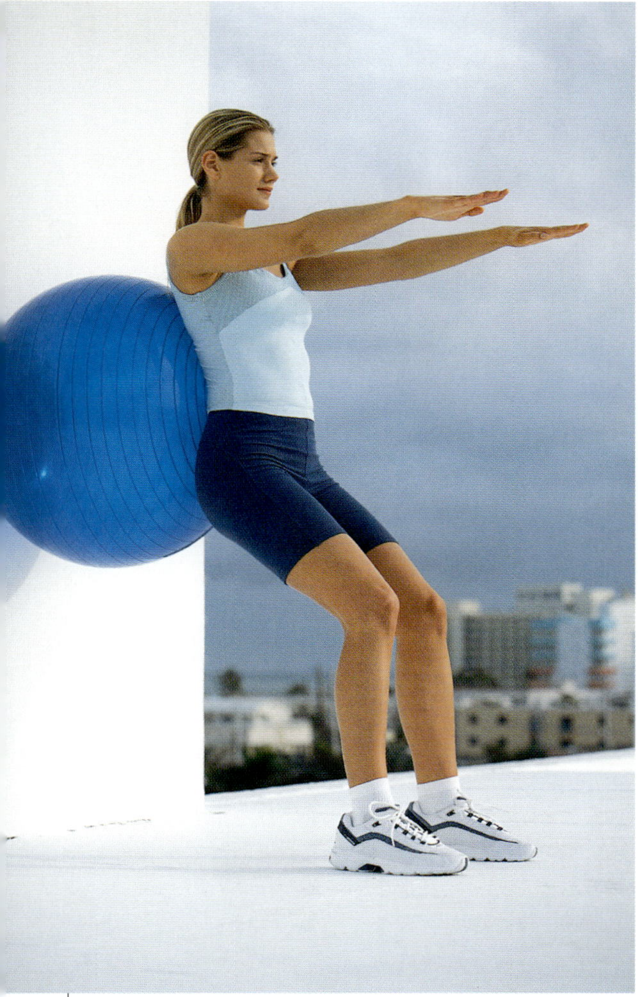

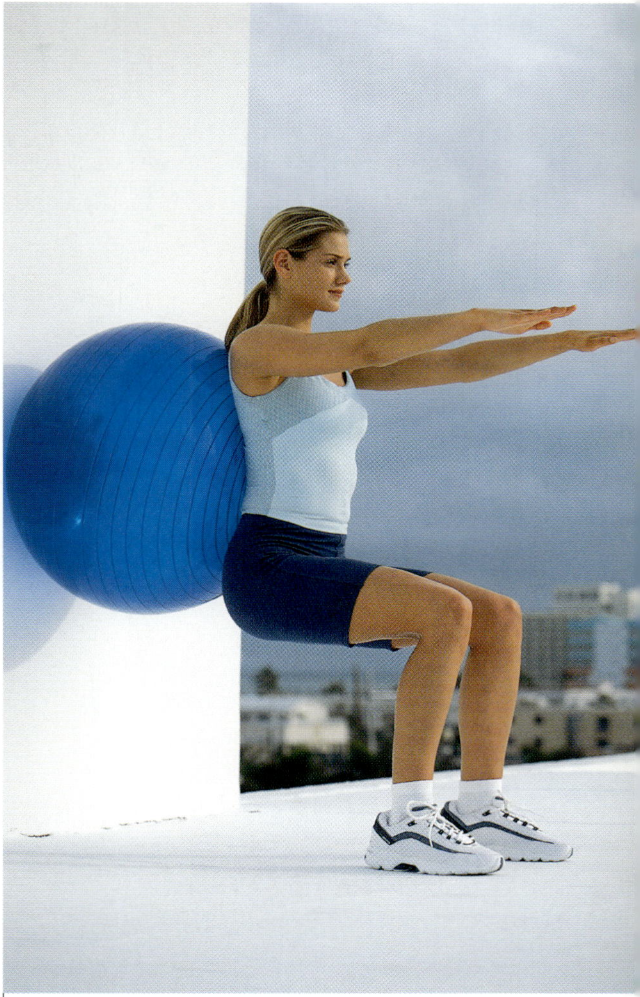

1 スイスボールを壁と背中の間にはさみます。背中の中ほどから下でボールをはさむようにしてください。ひざは腰幅に開き、少し曲げます。腕を前方に伸ばしてバランスを取ります。

2 ボールを壁づたいに転がしてゆっくり腰を下げます。ひざの角度が90度になり、椅子に座るようなポジションまで腰を下げて止まります。背中はまっすぐ伸ばした状態を保ちます。4数えたら、ゆっくりとスタートポジションに戻ります。5回繰り返したら、休憩してください。エクササイズをゆっくり行うほど、スクワットの強度が増します。慣れてきたら、ストップした姿勢でのカウント数を増やしましょう。

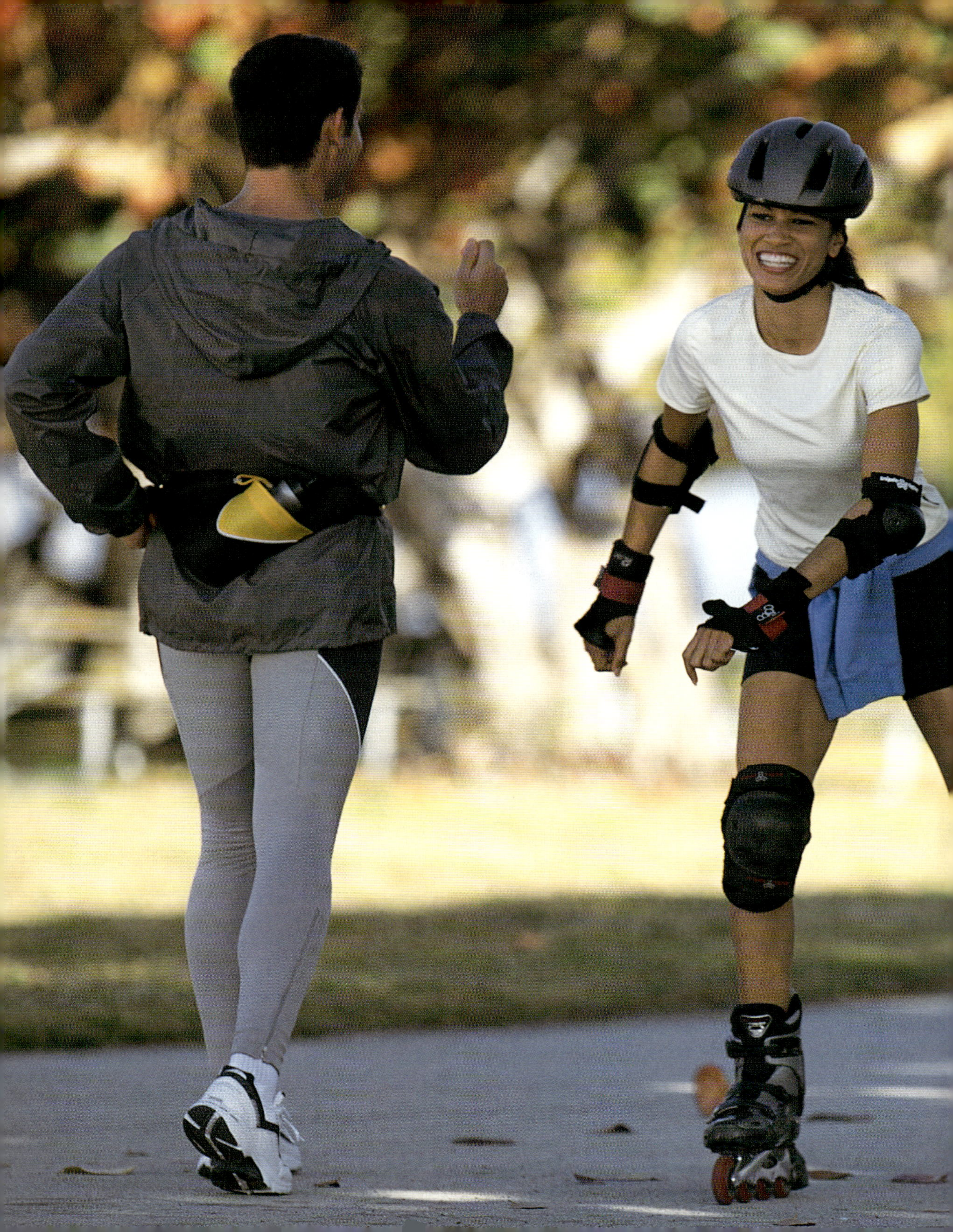

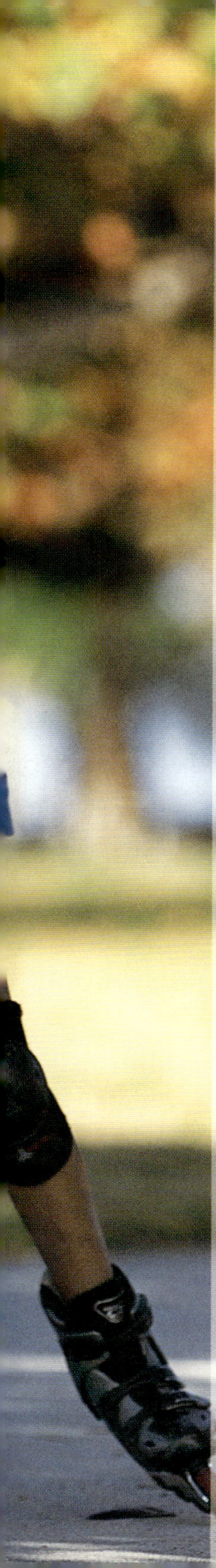

トレーニング・プログラム

トレーニング・プログラムの実行を自分に約束するのは、少し気が重いかもしれませんが、同時に心の高揚も感じてもらえることを私は期待します。トレーニングのスケジュールを守りぬくことから得られる報いや成功は、目標への到達だけではありません。自分の内側に新たな体力、運動能力が発見でき、日々のトレーニングを通じて達成感を味わうこともできるのです。

「私たちの中には、各自が未だに足を踏み入れたことのない領域が存在する。可能性の限界を押し広げること以外に、その領域を発見する手段はない」

ドクター・ジョイス・ブラザーズ

クロストレーニング

「変化には、休息と同じ効果がある」という、ことわざがありますが、こと身体に関しては、そのものずばり当てはまります。パワーウォーキングは、ふくらはぎ、ハムストリングス、臀部の筋肉を特によく使いますので、他の部分の筋肉を使う運動をしたり、同じ部分の筋肉を違った方法で鍛えるエクササイズを行って全身のバランスを取らなくてはなりません。クロストレーニングを続けていると、ウォーキングで使う筋肉を回復させるだけでなく、その部分をより強靭にする効果があります。

クロストレーニングの例として、水泳、サイクリング、ダンス、ローラーブレード、オリエンテーリング、ジムでのトレーニングなどが挙げられますが、運動のタイプはこれに限りません。どのような運動でも、30分間行えば、心拍数が上がって、様々な効果が上がります。

水泳

水泳は上半身と胴の部分を集中的に使うため、ウォーキングのクロストレーニングとして最適です。水泳は、有酸素運動としてもすぐれていますが、ウォーキングほどたやすく心拍数は上がりません。30分泳ぎ続けられるようにトレーニングを積むか、水泳でのインターバル・トレーニング（P.111参照）を実行してみてください。

水中エアロビクス、水中ウォーキング、水中ランニングを試してみるのもよいでしょう。水によって生み出される抵抗力のおかげで、これらの水中エクササイズは筋力アップにたいへん有効であり、カロリー消費にも打ってつけです。

サイクリング

ウォーキングでは、ハムストリングスと臀筋を使いますが、サイクリングは大腿四頭筋を使うので、ウォーキングのクロストレーニングにこちらも最適です。サイクリングは心拍数を増やして心臓を強化し、筋力と持久力をつけ、筋肉の機能を高めます。外転筋を特によく使うローインパクト運動で、バランス感覚を養い、筋肉の協調性を高めます。

自転車には様々な種類があります。スピードを出したり、遠距離を走るのに適したもの、オフロードやオリエンテーリングに向くマウンテンバイク、レース用や2人乗りのタンデムなどです。自転車を買おうと考えているなら、自分に合う商品を選ぶために、専門家に相談しましょう。自転車を使ったアクティビティをしているクラブや団体を調べて、どのようなタイプのサイクリングをやってみたいか、考えてみましょう。

サイクリングをして、効率よく持久力や筋力をつけるためには、同じスピードで30分自転車に乗り続けなければなりません。特にオフロードで乗るなら、ひざを鍛えておくようおすすめします。

ダンス

サルサ、ジャズ、ベリー、スイング、ヒップホップ、タンゴ、モダン、オールドタイムなど、種類を問わず、ダンスには体力を向上させる効果があります。ダンスはあらゆる方向に身体を動かすので、全身の筋肉の協調性が高まります。また、社交的な活動であり、楽しく、健康的に体力作りができる方法です。

ダンスの種類と体力レベルによっては、心臓血管に働きかける効果があり、体幹を安定させる筋肉を鍛える機会を与えてくれます。たとえば、サルサなら、腹斜筋を鍛える抜群の効果があります。

繰り返しますが、ダンスの種類によっては、骨に体重がかかるために、骨の強化や骨密度の維持に役立ち、骨粗鬆症を防ぐ効果が期待できます。激しいダンスを1時間続けると、ウォーキングやサイクリングに匹敵する約300キロカロリーを燃焼します。他の運動と同様に、ダンスに最大限の効果を期待するなら、30分間休まずに続けるとよいでしょう。激しい運動をするときと同じように、

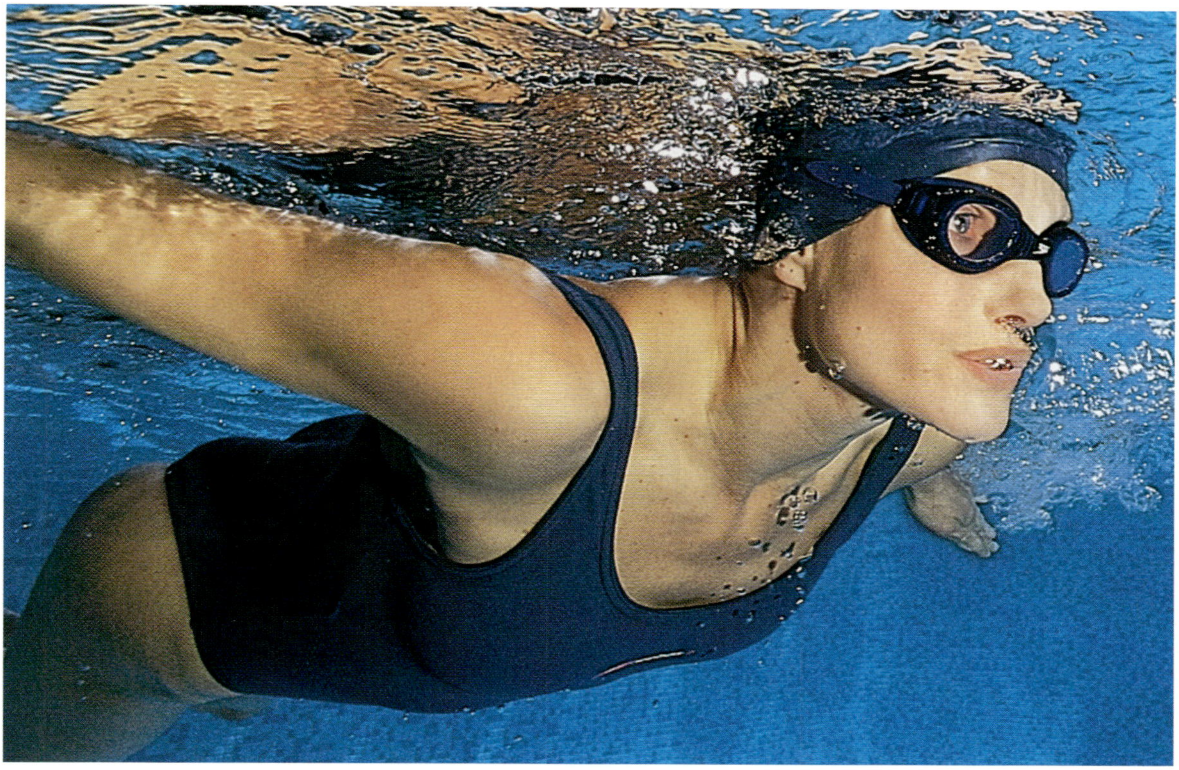

ダンスを始めるときも、ウォームアップとストレッチを必ず行い、ダンスの締めくくりに、クールダウンとストレッチを行います。

ローラーブレード

一見とても楽そうに見えますが、ローラーブレードは、驚くほどのエネルギーを消費します。慣れていないうちは特にエネルギーを使います。体幹の安定性と協調性を高めるすばらしい効果があり、特に脚とお尻の筋肉を強く働かせます。身体のコントロールと推進力は下半身とひざにかかっているので、ランジ（P.137参照）やボール・スクワット（P.131参照）でこれらの筋肉を強化しましょう。

泳法を変えて、様々な部分の筋肉や関節を使いましょう。水泳教室に参加すれば、技術の向上が図れます。

オリエンテーリング

探検の興奮や自然環境に親しむのが好きな人に向いているスポーツです（P.103参照）。ポイントが設置されているオリエンテーリングのルートは、森を通ったり起伏のある道が多く、子ども向けの1.6kmルートから、大人の経験者向けの12kmルートまで距離にバリエーションがあります。ルートを、走っていくか歩いていくかで、運動強度を調整することができます。自分の持久力を試す機会になり、全身運動ができます。

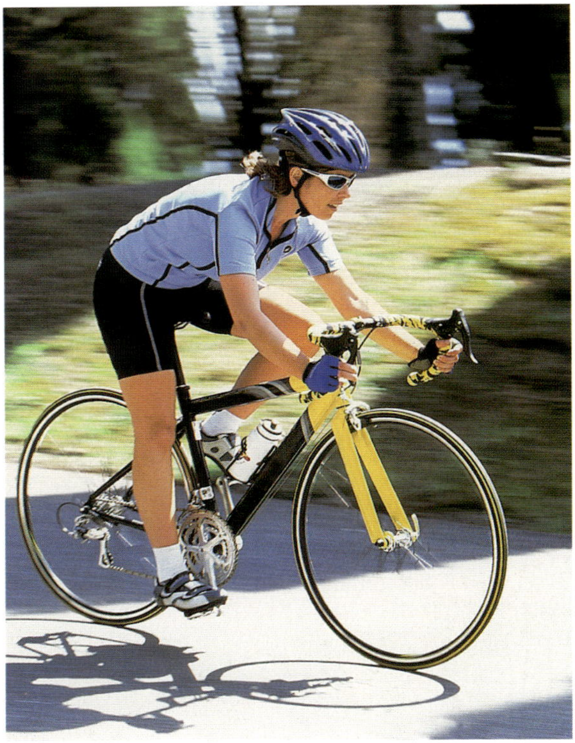

戸外でのサイクリングは、ストレス発散に効果的なスポーツです。その理由は、大半の人が楽しさを感じる運動だからです。しかも、年齢を問わず行うことができます。

ジムでのトレーニング

体力作りのプログラムに、ジムでのトレーニングをぜひ加えたいものです。特に、暗い冬の夜や天気の悪い日、ケガの回復期には助かります。多くのジムには、キックボクシングからピラティスまで幅広いクロストレーニングのクラスがあります。バラエティに富んだ運動の機会が与えられれば、体力作りのプランも継続しやすいでしょう。ジムでトレッドミルやウェイトマシンといった用具を使う利点のひとつは、こういった用具が鏡の前に置いてあるため、姿勢を常にチェックしたり正したりできることです。さらに、経験豊富なインストラクターがそばにいて、適切で安全な用具の使い方をアドバイスしてくれます。自宅でできるエクササイズを教わり、毎日のストレッチや筋力アップのトレーニングメニュー（P.73参照）に加えましょう。次のページから、自宅とジムのどちらでもできるエクササイズを3種類ほど掲載しています。右ページのランジは、下半身を強化するエクササイズで、続く2種類は、腕の筋肉の強化にたいへん効果があります。

トレッドミルを使う

トレッドミルを初めて使ったとき、そのディスプレイパネルにたいへん多くの表示やプログラム設定があることに気付かれるでしょう。カロリー表示、心拍計、速度計、ペース機能があり、坂道の歩行や地形の設定などができるようになっています。使い方は簡単ですし、わからないことがあれば、ジムのインストラクターが答えてくれるでしょう。トレッドミルの上を歩く感覚は路上とかなり違い、とても弾力性があります。この弾力性のおかげで、ウォーキング、ジョギング、ランニングが楽にでき、スピードが出しやすく、関節にかかる負担が減らせます。しかし、トレッドミルを平らにセットしてしまうのは、ありがちなミスです。確かにストライドのたびに身体は前進しますが、トレッドミルだと、路上ほどの運動強度はなく、筋力も必要としません。その理由は、トレッドミルの表面がやわらかいからです。実際、トレッドミルを平らにセットして歩くと、最終的には筋力が落ちてしまいます。たとえ初心者でも、必ずトレッドミルには最低1%の斜度をつけてください。また路上を歩くときのスピードを確実に再現しましょう。

心拍数のモニター機能を使って、ペースと運動強度を、路上を歩くときと同じにしてください。ストレッチ、ウォームアップ、クールダウンなどは、普段と同じように行います（P.68-72）。危険ですから、トレッドミルを裸足で使わないでください。

自分で坂道を設定したり、地形を変えれば、楽しみながらチャレンジができます。この機能を使えば、様々な距離、斜度、強度のプログラムを組み立てることができます。斜度を中～高レベルに設定すると、運動強度が増してウォーキング力がつきますが、ケガの危険性が低い点には変わりありません。しかし、15%以上の斜度だと、すねと足首に負担がかかるので、あまり頻繁に行うべきではありません。

オーバートレーニング

日々の生活で何らかのストレスを感じているときにウォーキングを実行しようとすると、オーバートレーニング症候群や燃えつき症候群になってしまうことがあります。たとえストレスの影響を受けていなくても、あまりにもハードなトレーニングをしたり、必要な休息期間（P.120-121参照）を取らなかったりすると、このような状態になることがあります。

オーバートレーニングの症状は人それぞれですが、典型的な例を挙げると、疲労感、睡眠パターンの変化、食欲不振、持続的な喉の乾き、気分の落ち込みや不安、安静時の心拍数の増加、軽い運動後でも筋肉痛になったり、イライラしたり気が動転しやすくなる、などがあります。ただし、このような症状を引き起こす隠れた病気をもっていないか、チェックするのが先決です。

トレーニングしすぎたと感じたら、すぐに運動量を減らす対策を取りましょう。体力的進歩の度合いを記録し始め、肉体的、感情的な状態についても詳しくメモしておきます。睡眠パターンや熟睡感を記録してください。マッサージを受けたり、週単位の休日を設けて、自分をいたわります。オーバートレーニングからの回復よりも、その予防のほうがたやすくできます。

ランジ

大腿四頭筋、ハムストリングス、ふくらはぎ、臀部の筋肉を強化、調整するエクササイズです。さらに身体を安定させるために外転筋と内転筋も使います。強度を増すなら、裸足で行ってください。ウェイトはなくてもかまいませんが、ウェイトを使ったほうが、早く効果が現れます。最大限の運動効果を得るために、動作はゆっくりとコントロールしながら行いましょう。5回を1セットとし、片脚2セットずつ行います。

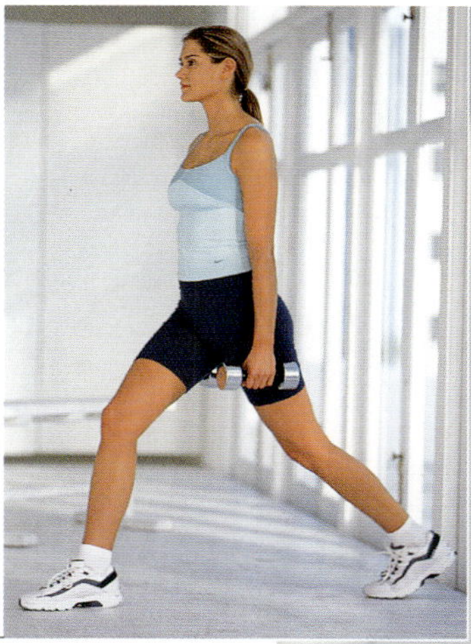

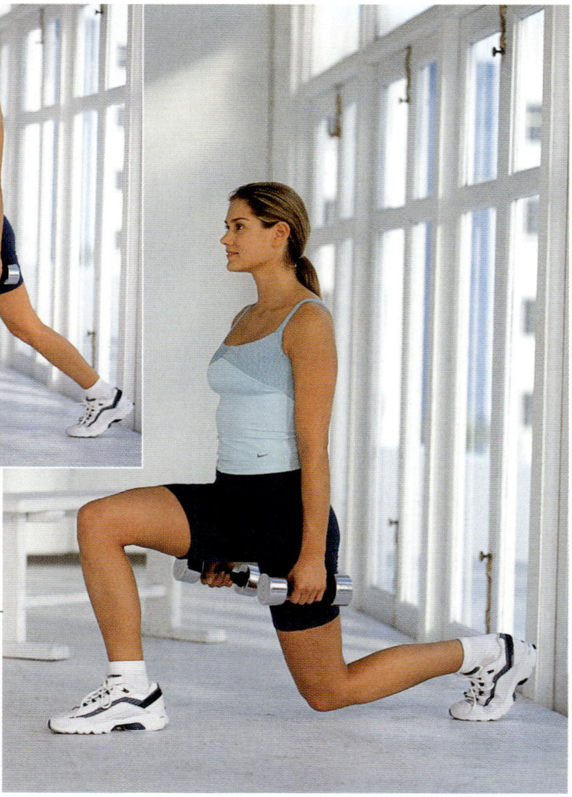

1 姿勢を正し、お腹を引き締めます。左足を大きく後ろに引き、かかとを上げます。両足に、均等に体重をかけてください。

2 背中をまっすぐ伸ばして肩の力を抜き、4数える間に、両ひざの角度が90度になるまで腰を落とします。右ひざは、足先よりも前に出ないようにします。そのままの姿勢で4数え、再び4数える間に元の姿勢に戻します。

上腕二頭筋の強化

上腕二頭筋を強化、調整するウェイト・トレーニングです。このエクササイズを定期的に行うと、腕の前面にはっきりとした違いが出てきます。片足をスイスボールにのせて行うと、バランス感覚も鍛えられます。ウェイトを一番高く持ち上げている間、収縮している二頭筋に意識を集中させます。

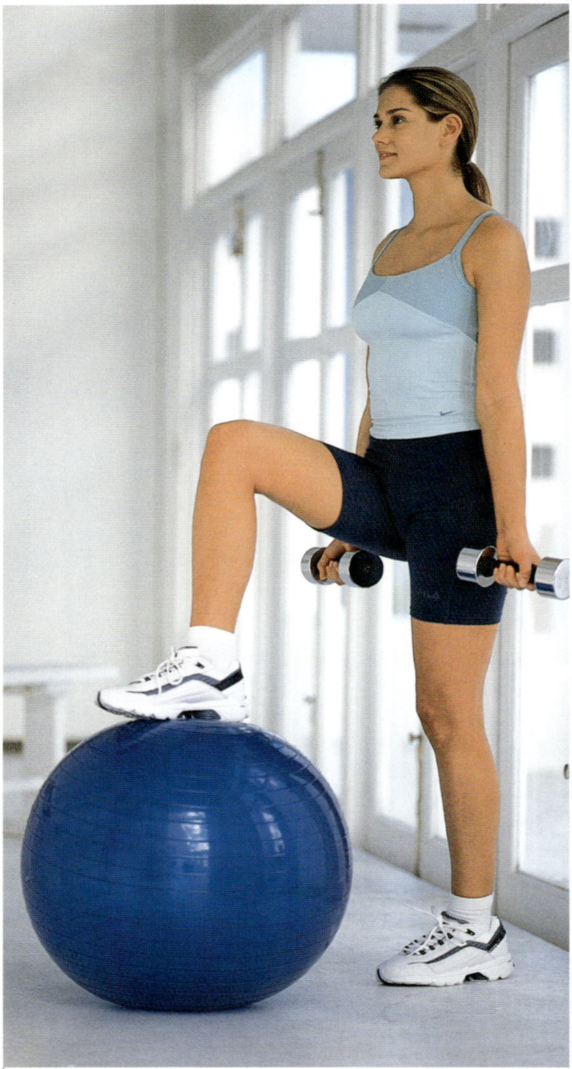

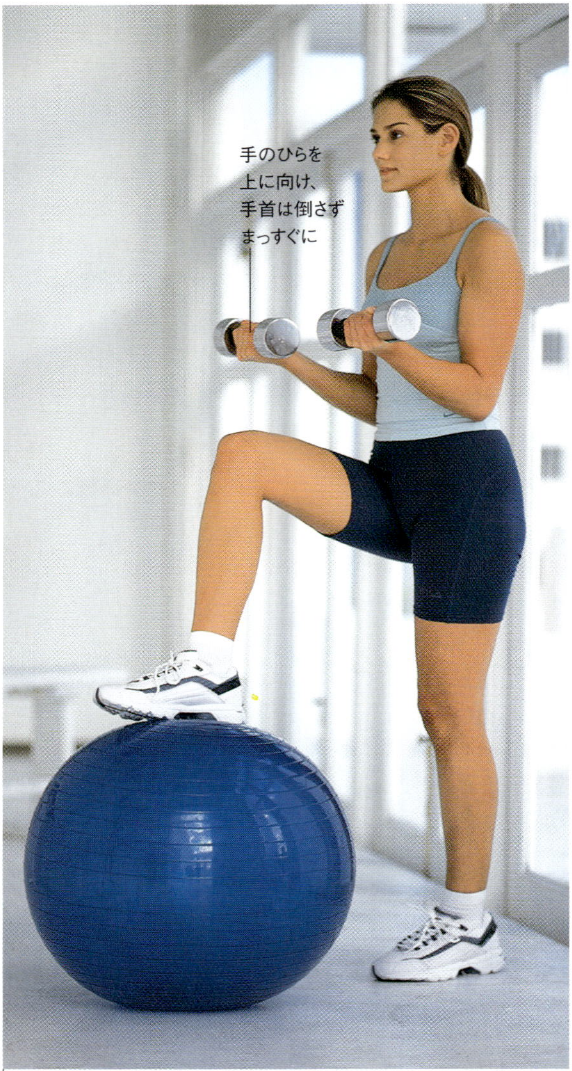
手のひらを
上に向け、
手首は倒さず
まっすぐに

1 両手にウェイトを持ち、右足をボールの真上にのせます。ウェイトを持ち上げる前に、心を落ち着け、意識を身体に集中させます。姿勢が悪くならないよう注意し、視線をまっすぐ前に向けます。体軸の安定とバランスを意識します。

2 4数えながら、腕が直角になるまで、ゆっくりとウェイトを持ち上げます。持ち上げたら4数える間維持し、再び4数えながら、ゆっくりと元の位置まで下ろします。5回のリフトを2セット行ったら、足を替えて同様に行います。

上腕三頭筋の強化

上腕の背面にある三頭筋の調整と強化にたいへん効果的なエクササイズです。ウェイトを持たず、自分の体重で抵抗をかけます。上腕両側の筋肉を鍛えるために、できるだけ、左ページのエクササイズとコンビで行いましょう。

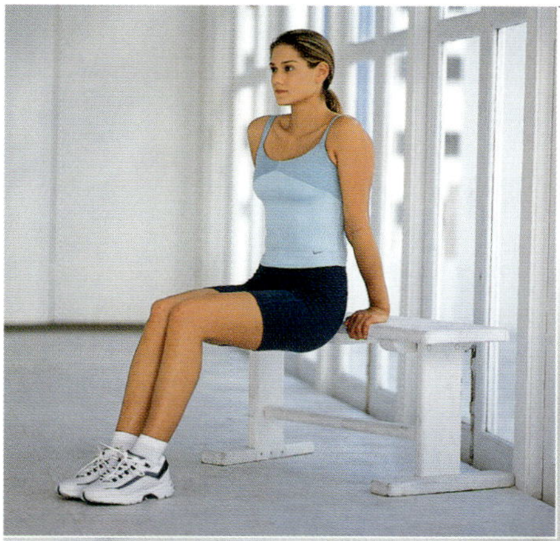

1 ベンチか椅子の前端に座ります。手を両横に着き、指先を前に向けます。腕で身体を持ち上げてください。腕はまっすぐ伸ばしますが、ひじを突っ張らないようにします。ひざは90度を保ち、かかとは、ひざの位置よりも少し前に出します。

2 身体を沈めていきます。ひじは後ろに向け、腕が90度に曲がるまで腰を落とします。そのポジションを1秒維持したら、深く息を吐きながら、腕を使ってゆっくり身体を持ち上げます。10～15回繰り返しましょう。

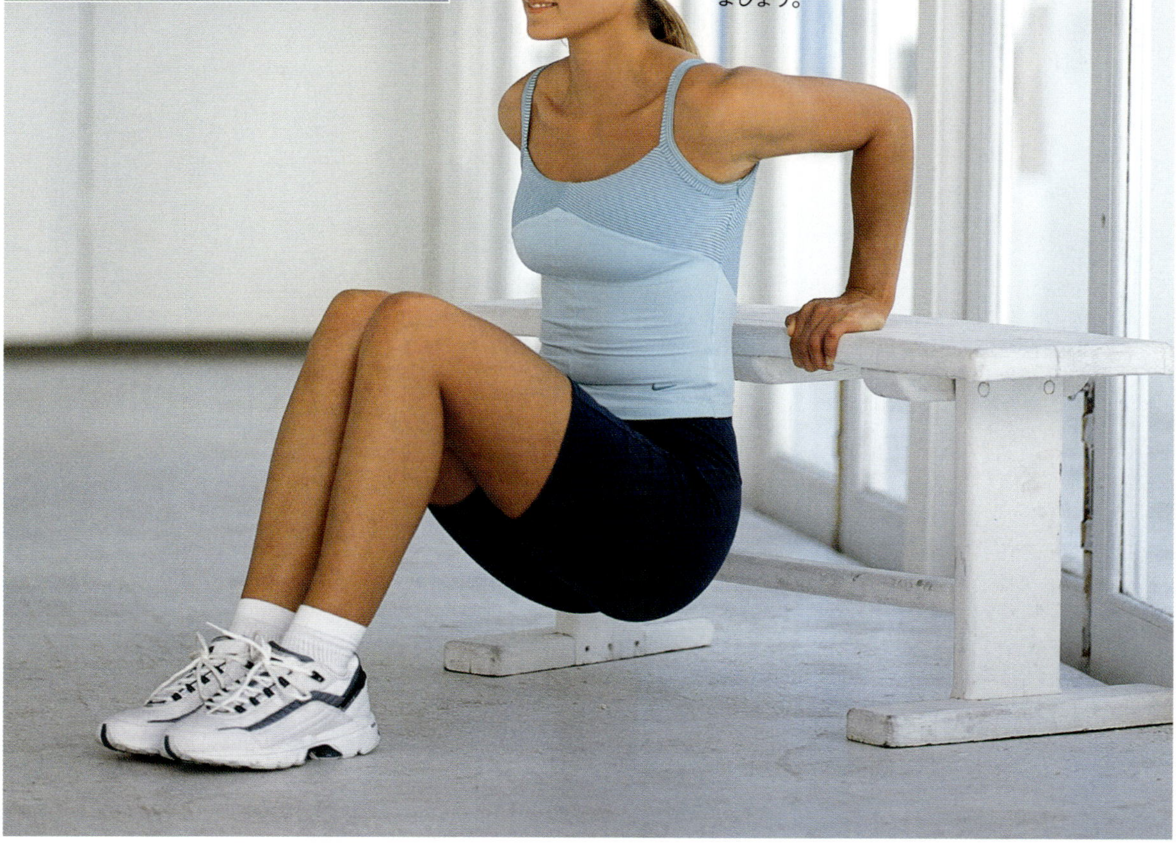

初心者向け

体力作りをするのがまったく初めてという人や、長年運動をやっていないので、一から始めたいという人向けに組み立てたプログラムです。初心者レベルの最終目標は、短距離を1.6km（1マイル）当たり15〜18分で歩ききるペースです。

パワーウォーキング開始時は、スピードよりも体力と持久力をつけることが先決です。そういう意味で、このプログラムは2つのパートに分けています。1〜6週目は、体力、柔軟性、持久力をつけることに重点を置きました。ただし、このプログラムどおりにトレーニングすれば、スピードは自然についてくるはずです。7〜12週目では、少しずつスピードを上げていきます。このプログラムは、ひとつの目安ですので、ライフスタイルに合わせて適宜変えてください。必ず毎日実行すると、自分自身に誓いを立てることが大切です。もしウォーキングを休むとしても、週に1度限りにし、ストレッチは絶対に休まないでください。少しずつ運動に慣れていくようにします。特に、体力に自信のない人の場合、無理は禁物です。P.158-159の表に記録を書き込んでいけば、進度が把握できます。右の表に書いてあるタイムを努力目標としてください。初心者向けプログラムが終わったら、最終目的に合わせて、中級者向け（P.142-143）や短距離（P.146-147）のプログラムにトライするのもよいでしょう。

1週目　0.8kmから1.6km（1/2マイルから1マイル）の距離を歩いて、どちらの距離からスタートするか決めましょう。「一定のペース」とは、自分を駆り立てることなく、その距離を歩ききることだけに集中できるペースを指します。思いがけず、仕事や家事で、すでに持久力がついているかもしれません。大切なのは、毎日決まった運動をこなしていく習慣をつけることにあり、スピードを気にする段階ではありません。ただ、どんなにゆっくりでも、最後まで一定のスピードを保つようにしてください。ウォーキングが休みの日は5〜10分ストレッチをして、柔軟性と筋力アップを図ります。

週	日曜日	月曜日
1	1.6km（1マイル）を一定のペースで	ストレッチ10分
2	休み ストレッチ10分	1.6km（1マイル）を一定のペースで
3	1.6km（1マイル）を一定のペースで（約20分）	1.6km（1マイル）を一定のペースで（約20分）
4	3.2km（2マイル）を一定のペースで（約40分）	休み ストレッチ15分
5	休み スイスボール運動15分	3.2km（2マイル）を一定のペースで（約40分）
6	3.2km（2マイル）を一定のペースで（約40分）	4.8km（3マイル）を一定のペースで（約60分）
7	4.8km（3マイル）を一定のペースで（約55分）	3.2km（2マイル）を一定のペースで（約35分）
8	3.2km（2マイル）を少し速いペースで（約35分）	3.2km（2マイル）を少し速いペースで（約35分）
9	3.2km（2マイル）を少し速いペースで（約30〜34分）	4.8km（3マイル）を一定のペースで（約51分）
10	4.8km（3マイル）を一定のペースで（約50分）	4.8km（3マイル）を少し速いペースで（約50分）
11	4.8km（3マイル）を一定のペースで（約45〜50分）	4.8km（3マイル）を一定のペースで（約45〜50分）
12	6.4km（4マイル）一定のペースで（約68分）	4.8km（3マイル）をかなり速いペースで（約45分）

2週目　ウォーキングが休みの日だけでなく、ウォーキングする日も、ウォームアップとクールダウンの体操でストレッチを実行し始めます。ウォームアップでは、10分間歩いたあとに5分間のストレッチをし、クールダウンでは、予定のウォーキングを終えたら10分かけてペースを落とし、引き続きストレッチを行います。技術の向上に目を向ける余裕が出て、身体を使うことに慣れてくる頃です。

3〜6週目　ウォーキングの回数が増え、距離も長くなりますので、ストレッチが不可欠です。4週目からは、各部位のストレッチをするときに、維持する時間を15〜20秒に延ばします。4週目からは、「その他の運動」という項目が入ってきますが、これは水泳でも、ウェイト・トレーニングでも、楽しくできるものなら何でもかまいません。そろそろルートに変化をもたせて、飽きずに楽しくウォーキングが続けられるようにしましょう。

エクササイズのページ　● ストレッチ→P.60〜67　● ウォームアップとクールダウンの体操→P.72　● スイスボール運動→P.56〜59、P.131、P.139

火曜日	水曜日	木曜日	金曜日	土曜日	合計距離 （km）
1.6km（1マイル）を 一定のペースで	休み ストレッチ10分	1.6km（1マイル）を 一定のペースで	休み ストレッチ10分	1.6km（1マイル）を 一定のペースで	6.4km （4マイル）
休み ストレッチ10分	1.6km（1マイル）を 一定のペースで	休み ストレッチ10分	1.6km（1マイル）を 一定のペースで	休み ストレッチ10分	4.8km （3マイル）
1.6km（1マイル）を 一定のペースで （約20分）	休み ストレッチ10分	1.6km（1マイル）を 一定のペースで （約20分）	1.6km（1マイル）を 一定のペースで （約20分）	1.6km（1マイル）を 一定のペースで （約20分）	9.6km （6マイル）
3.2km（2マイル）を 一定のペースで （約40分）	3.2km（2マイル）を 一定のペースで （約40分）	ストレッチ10分	その他の運動を 最低 15分	ストレッチ10分	9.6km （6マイル）
休み スイスボール運動 15分	その他の運動を 最低 30分	4.8km（3マイル）を 一定のペースで （約60分）	休み スイスボール運動 15分	3.2km（2マイル）を 一定のペースで （約40分）	11.2km （7マイル）
休み ストレッチ15分	その他の運動を 最低 30分	3.2km（2マイル）を 一定のペースで （約40分）	3.2km（2マイル）を 一定のペースで （約40分）	3.2km（2マイル）を 一定のペースで （約40分）	17.6km （11マイル）
その他の運動を 最低 30分	休み ストレッチ15分	4.8km（3マイル）を 一定のペースで （約55分）	3.2km（2マイル）を 一定のペースで （約35分）	1.6km（1マイル）を 一定のペースで （約18分）	17.6km （11マイル）
3.2km（2マイル）を 少し速いペースで （約32分）	4.8km（3マイル）を 一定のペースで （約50分）	その他の運動を 最低 15分	休み ストレッチ15分	3.2km（2マイル）を 少し速いペースで （約32分）	17.6km （11マイル）
その他の運動を 最低 30分	3.2km（2マイル）を 少し速いペースで （約30～34分）	4.8km（3マイル）を 少し速いペースで （約48分）	休み スイスボール運動 15分	3.2km（2マイル）を 少し速いペースで （約30～34分）	19.2km （12マイル）
休み ストレッチ15分	その他の運動を 最低 30分	3.2km（2マイル）を かなり速いペースで （約30分）	4.8km（3マイル）を 一定のペースで （約50分）	4.8km（3マイル）を 少し速いペースで （約50分）	22.4km （14マイル）
休み ストレッチ15分	その他の運動を 最低 30分	4.8km（3マイル）を 一定のペースで （約45～50分）	4.8km（3マイル）を 少し速いペースで （約45～50分）	4.8km（3マイル）を 少し速いペースで （約45～50分）	24km （15マイル）
その他の運動を 最低 30分	6.4km（4マイル）を 一定のペースで （約70～98分）	4.8km（3マイル）を かなり速いペースで （約45～50分）	休み ストレッチ15分	6.4km（4マイル）を かなり速いペースで （約60分）	28.8km （18マイル）

7週目　7週目からスピードを上げ始めるので、筋力とウォーキング技術の向上を図ります。スピードが出てくると、そのペースを維持するには意志が必要です。また体力的にもハードに感じると思いますが、それでも歩きながら会話ができるペースにしてください。もし自分にはきつすぎると感じたら、5週目に戻って5～6週目のプログラムをもう一度実行してください。6週目までのプログラムが楽にこなせるようになったら、7週目に移ります。

8～12週目　「かなり速いペースで」歩くためには、それまでよりも、いっそう前へ前へと身体を押し進めなければなりません。身体の声を聴き、もしこのペースがきつすぎると感じたら、1段階下のペースに落とします。8～12週目は、インターバル・トレーニングを取り入れてもよいでしょう。

参考ページ　●ボルグスケール→P.32～35　●歩幅を決める→P.36～37　●その他の運動→P.134～137　●インターバル・トレーニング→P.110～111　●ウォーキング記録→P.158～159

中級者向け

一定のペースで6.4km（4マイル）歩けるようになり、次のステップへ進みたいと思うなら、中級者向けプログラムを実行しましょう。日常的にストレッチや筋力トレーニングを行っていれば、体力がついて身体が丈夫になりますし、筋肉のしなやかさと強度が増して、ウォーキング技術が向上し、スピードが上がるでしょう。

目標を達成するために、週に3～4回ウォーキングの時間が確保できるようにします。右のプログラムを目安に、各自のライフスタイルに合うトレーニングスケジュールを立てましょう。日々のストレッチや筋力トレーニングは欠かせません。続けていると柔軟性や筋力に大きな違いが出て、早くウォーキング力がつきます。心臓が新たな運動強度に慣れるまでに4～6週間かかりますし、持久力とスピードアップという2つの要素に同時に取り組むべきではありません。トレーニングを続けていれば、その両方が自然に身につくものです。表に出ているタイムを努力目標としてください。楽なトレーニングの翌日に、ハードなトレーニングを行うように設定しています。

1～3週目　まずは一定のペースで距離を延ばしていき、体力と持久力をつけましょう。ウォームアップとクールダウンのプログラムを活用して、ウォーキング前後にストレッチを行います。ウォームアップでは、10分歩いてからストレッチを5分行い、クールダウンでは、10分かけてペースを落としたあと、10分間のストレッチで締めくくります。初日から、ストレッチと筋力トレーニングを毎日15分行います。「その他の運動」とは、水泳やサイクリングなど、楽しんでできる運動なら何でもかまいません。インターバル・トレーニングは、ウォーキングに変化をつけるよい方法ですが、肉体的にかなりきついので、翌日には、楽なウォーキングや休日をもってきます。

4～5週目　「坂道」をトレーニングに入れるかどうかは任意ですが、アップダウンのある場所をルートに入れると、体力と持久力はめざましく向上します。「体幹安定トレーニング」が4週目に初めて出てきます。12週目では、このトレーニングの継続時間が長くなっていますが、まずは30分続けてください。歩数計を使ってトレーニングの成果をチェックし、P.158-159の表を使って記録をつけていきましょう。

6～12週目　持久力、体力、ウォーキング技術がかなりアップしているはずです。この7週間でスピードアップをはかりましょう。ペースを上げたり下げたり、日によって変えてください。スピードが上がってきたので、そろそろ心拍計をつけて進歩の度合いをチェックしたり、トレーニングの目安にしたりするとよいでしょう。

週	日曜日	月曜日
1	4.8km（3マイル）（45～55分）＋ストレッチと筋トレ15分	その他の運動を最低30分
2	6.4km（4マイル）（60～68分）＋ストレッチと筋トレ15分	休み ストレッチと筋トレ15分
3	休み ストレッチと筋トレ15分	4.8km（3マイル）（45～55分）＋ストレッチと筋トレ15分
4	体幹安定トレーニング30分	9.6km（6マイル）（90～100分）＋ストレッチと筋トレ15分
5	休み ストレッチと筋トレ15分	11.2km（7マイル）（105～112分）＋ストレッチと筋トレ15分
6	12.9km（8マイル）（120～128分）＋ストレッチと筋トレ15分	休み ストレッチと筋トレ15分
7	14.4km（9マイル）（135～144分）＋ストレッチと筋トレ15分	休み ストレッチと筋トレ15分
8	休み ストレッチと筋トレ15分	8km（5マイル）（約75分）＋ストレッチと筋トレ15分
9	その他の運動を最低30分	休み ストレッチと筋トレ15分
10	16km（10マイル）（約150分）＋ストレッチと筋トレ15分	休み ストレッチと筋トレ15分
11	休み ストレッチと筋トレ15分	8km（5マイル）（70～75分）＋ストレッチと筋トレ15分
12	6.4km（4マイル）の坂道（約60分）＋ストレッチと筋トレ15分	休み ストレッチと筋トレ15分

エクササイズのページ　●ウォームアップとクールダウンの体操→P.72　●ストレッチと筋力トレーニングのプラン→P.73　●体幹安定トレーニング→P.54～59

火曜日	水曜日	木曜日	金曜日	土曜日	合計距離（km）
休み ストレッチと 筋トレ15分	4.8km（3マイル）（45〜55分）＋ ストレッチと筋トレ15分	休み ストレッチと 筋トレ15分	4.8km（3マイル）（45〜55分）＋ ストレッチと筋トレ15分	休み ストレッチと 筋トレ15分	14.4km（9マイル）
4.8km（3マイル）（45〜55分）＋ ストレッチと筋トレ 15分	休み ストレッチと 筋トレ15分	その他の運動を 最低15分	休み ストレッチと 筋トレ15分	6.4km（4マイル）（60〜68分）＋ ストレッチと筋トレ 15分	17.6km（11マイル）
4.8km（3マイル）の 坂道（45〜55分）＋ ＋ストレッチと筋トレ 15分	休み ストレッチと 筋トレ15分	その他の運動を 最低30分	8km（5マイル）（75〜80分）＋ ストレッチと筋トレ 15分	休み ストレッチと 筋トレ15分	17.6km（11マイル）
休み ストレッチ15分	8km（5マイル）（75〜80分）＋ ＋ストレッチと筋トレ15分	休み ストレッチ15分	4.8km（3マイル）（45〜50分）＋ ストレッチと筋トレ15分	その他の運動を 最低 30分	22.4km（14マイル）
休み ストレッチと筋トレ 15分	9.6km（6マイル）（90〜96分）＋ ストレッチと筋トレ 15分	休み 体幹安定 トレーニング 30分	休み ストレッチと筋トレ 15分	6.4km（4マイル）（60〜64分）＋ ストレッチと筋トレ 15分	27.2km（17マイル）
9.6km（6マイル）（約90分）＋ ストレッチと筋トレ 15分	4.8km（3マイル）の インターバル・トレーニング（45〜50分）＋ ストレッチと筋トレ15分	休み ストレッチと 筋トレ15分	その他の運動を 最低 30分	6.4km（4マイル）（約60分）＋ ストレッチと筋トレ 15分	33.7km（21マイル）
8km（5マイル）（75〜80分）＋ ストレッチと筋トレ 15分	その他の運動を 最低 30分	休み ストレッチと 筋トレ15分	4.8km（3マイル）の インターバル・トレーニング（約45分）＋ ストレッチと筋トレ15分	11.2km（7マイル）（約105分）＋ ストレッチと筋トレ 15分	38.4km（24マイル）
4.8km（3マイル）の 坂道（42〜48分）＋ ストレッチと筋トレ15分	休み ストレッチと 筋トレ15分	6.4km（4マイル）（56〜60分）＋ ストレッチと筋トレ15分	休み ストレッチと筋トレ 15分	14.4km（9マイル）（135〜140分）＋ ストレッチと筋トレ15分	33.7km（21マイル）
4.8km（3マイル）の インターバル・トレーニング（約45分）＋ ストレッチと筋トレ15分	休み ストレッチと 筋トレ15分	8km（5マイル）（70〜75分）＋ ストレッチと筋トレ 15分	6.4km（4マイル）（56〜60分）＋ ストレッチと筋トレ 15分	休み ストレッチと 筋トレ15分	19.2km（12マイル）
6.4km（4マイル）の インターバル・トレーニング（58〜60分）＋ ストレッチと筋トレ15分	6.4km（4マイル）（約60分）＋ ストレッチと 筋トレ15分	休み ストレッチと 筋トレ15分	その他の運動を 60分	11.2km（7マイル）（約98分）＋ ストレッチと 筋トレ15分	40km（25マイル）
休み ストレッチと 筋トレ15分	6.4km（4マイル）の インターバル・トレーニング（55〜60分）＋ ストレッチと筋トレ15分	休み ストレッチと 筋トレ15分	その他の運動を 60分	14.4km（9マイル）（126〜135分）＋ ストレッチと筋トレ 15分	28.8km（18マイル）
9.6km（6マイル）（84〜90分）＋ ストレッチと筋トレ 15分	体幹安定 トレーニング 60分	4.8km（3マイル）（39〜42分）＋ ストレッチと筋トレ 15分	休み ストレッチと 筋トレ15分	16km（10マイル）（140〜150分）＋ ストレッチと 筋トレ15分	36.8km（23マイル）

参考ページ　●心拍計を使う→P.32〜35　●その他の運動→P.134〜137　●坂道のウォーキング→P.112〜113　●歩数計を使う→P.36〜37　●インターバル・トレーニング→P.110〜111　●体力のつく食べ物→P.90〜91　●ウォーキングを生活に取り入れる→P.94〜95

上級者向け

このプログラムは、運動強度を高め、距離を延ばしたいと願うウォーカー向けです。このプログラムに至るまでには、3つの段階あります。第一に、持久力をつける。第二にスピードアップに集中する。第三に、持久力とスピードの両方に取り組んで、高いウォーキング力をつける。このプログラムでは、1.6km(1マイル)当たり11～12分ペースを最終目標とします。

このプログラムに取り組むなら、一定のペースで1.6km(1マイル)を15分以内、また16km(10マイル)の距離が楽に歩けるウォーキング力がなければなりません。プログラム実践中は、いつでも以前の週のトレーニングに戻ってかまいませんし、楽にこなせるようになるまで、同じ週のトレーニングを繰り返すのもいいでしょう。ここでは、歩く距離と、その距離を歩くときの理想的なスピードの両方を設定しています。表で示している1km(または1マイル)当たりのスピードが出せるようになれば、進歩は早いでしょう。ただし、ウォーキングの強度は、必ずその日の体調に合わせてください。ウォーキングのトレーニング日を30分のウェイト・トレーニングの日と入れ替えたり、トレッドミルを使ったウォーキングに変更してもかまいませんが、週に1度にしてください。心拍計を使って、心拍数をチェックし、このプログラムを自分の体力に合う運動強度に調整しましょう。心拍計をチェックしながらインターバル・トレーニングを行い、ウォーキングに飽きない工夫をします。もし限られた時間しかなければ、短距離に集中し、様々なペースでトレーニングします。もしくは、インターバル・トレーニングを行いましょう。12週間のトレーニングを完了したら、この表を目安に、必要に応じて、距離を延ばしたりスピードアップを図ります。

1～4週目　持久力と筋力をつけるために、ストレッチ、体幹安定エクササイズ、長距離ウォーキングを行います。ウォーキングのたびに、ウォームアップとクールダウンを実行してください。ストレッチと筋力トレーニングを行う理由は、スピードを上げてウォーキングする際に違いが出るからです。表に明記したタイムで歩けるようになるには、ストレッチで維持する時間を長くしたり、その他のエクササイズを行うときに繰り返す回数を多くします。インターバル・トレーニングは、ウォーキングに変化をつけるよい方法ですが、肉体的にかなりきついので、翌日には、楽なウォーキングや休日をもってきます。トレーニングが単調にならないよう、3週目から坂道のウォーキングを入れる選択もできます。坂道のウォーキングとは、上ったり、下ったりのルートを歩くということです。

5～8週　短めの距離に集中しますが、運動強度とスピードを上げていきます。起伏のある場所を避け、舗装道路だけを行くルートにしましょう。

9～12週　よりウォーキングの距離が長くなると同時に、ペースも速まります。複数のルートと変化のある地形をうまくミックスして、トレーニングに飽きない工夫をしましょう。

週	日曜日	月曜日
1	距離6.4km・ペース10分/km（距離4マイル・ペース15分/マイル）（約60分）	体幹安定トレーニング 60分
2	休み ストレッチと筋トレ30分	9.6km・8～9分（6マイル・15分）（約90分）
3	休み ストレッチと筋トレ30分	8km・10～11分（5マイル・14～15分）（約70分）＋ストレッチと筋トレ15分
4	19.2km・10分（12マイル・15分）（約180分）＋ストレッチと筋トレ20分	その他の運動を30分
5	4.8km・10分（3マイル・14分）（約42分）	6.4km・7～8分（4マイル・12～13分）インターバル・トレーニング（44～52分）
6	4.8km・9～10分（3マイル・13～14分）（39～42分）	6.4km・7～8分（4マイル・11～13分）インターバル・トレーニング（44～52分）
7	6.4km・10分（4マイル・15分）（約60分）	9.6km・8～9分（6マイル・13～14分）（78～84分）
8	3.2km・8～9分（2マイル・13～14分）（26～28分）	4.8km・10分（3マイル・15分）（約45分）
9	その他の運動を30分	6.4km（4マイル）インターバル・トレーニング（48～52分）
10	8km・9分（5マイル・14分）（約70分）＋体幹安定トレーニング20分	11.2km・8～9分（7km・12～14分）（84～98分）
11	19.2km・8～10分（12マイル・13～14分）（156～168分）＋ストレッチと筋トレ20分	体幹安定トレーニング30分
12	6.4km・10分（4マイル・15分）（約60分）	8km・7～8分（5マイル・11～13分）（55～65分）＋ストレッチと筋トレ15分

エクササイズのページ　● ウォームアップとクールダウンの体操→P.72　● 体幹安定トレーニング→P.54～59　● ストレッチと筋力トレーニングのプラン→P.73　● スイスボール運動→P.56～59、P.131、P.139

火曜日	水曜日	木曜日	金曜日	土曜日	合計距離（km）
8km・10分（5マイル・15分）（約75分）＋ストレッチと筋トレ15分	休み ストレッチと筋トレ30分	9.6km・10分（6マイル・15分）（約90分）	その他の運動を最低30分	16km・10分（10マイル・15分）（約150分）	40km（25マイル）
その他の運動を60分	11.2km・8〜9分（7マイル・15分）（約105分）	6.4km（4マイル）のインターバル・トレーニング（約56分）	8km・10分（5マイル・15分）（約75分）＋ストレッチと筋トレ20分	19.2km・10分（12マイル・15分）（約180分）	54.4km（34マイル）
11.2kmの坂道・10分（7マイル・15分）（105分）	その他の運動を60分	11.2km・9〜10分（7マイル・14〜15分）（98〜105分）＋ストレッチと筋トレ15分	8km・8〜9分（5マイル・13〜14分）（65〜70分）＋ストレッチと筋トレ20分	スイスボール運動30分	38.4km（24マイル）
8km・10分（5マイル・15分）（約75分）	11.2km・8〜9分（7マイル・13〜14分）（91〜98分）	9.6kmの坂道・10分（6マイル・15分）（約90分）	11.2km・10分（7マイル・15分）（約105分）＋ストレッチと筋トレ20分	スイスボール運動30分	59.2km（37マイル）
3.2km・10分（2マイル・15分）（約30分）	3.2km・9〜10分（2マイル・13〜14分）（26〜28分）	体幹安定トレーニング30分	6.4km・7〜8分（4マイル・11〜13分）インターバル・トレーニング（44〜52分）	8km・10分（5km・15分）（約75分）	32km（20マイル）
体幹安定トレーニング30分	9.6km・10分（6マイル・15分）（約90分）	6.4km・7〜8分（4マイル・11〜13分）（44〜52分）	8km・10分（5km・15分）（約75分）	4.8km・9〜10分（3マイル・13〜14分）（39〜42分）	40km（25マイル）
3.2km・7〜8分（2マイル・11〜13分）インターバル・トレーニング（22〜26分）	8km・10分（5km・15分）（約75分）	体幹安定トレーニング30分	6.4km・8〜9分（4マイル・13〜14分）（51〜55分）	4.8km・7〜8分（3マイル・11〜13分）（33〜39分）	38.4km（23マイル）
6.4km・7〜8分（4マイル・11〜13分）（44〜52分）	体幹安定トレーニング30分	3.2km・10分（2マイル・15分）インターバル・トレーニング（約26分）	4.8km・10分（3マイル・15分）（約45分）	6.4km・7〜8分（4マイル・11〜13分）（44〜52分）	28.8km（18マイル）
9.6km・7〜8分（6マイル・11〜13分）（66〜78分）	体幹安定トレーニング30分	4.8km・8分（3マイル・12分）（約36分）	6.4km（4マイル）の坂道（52〜60分）	16km・9〜10分（10マイル・13〜15分）（130〜150分）	43.2km（27マイル）
体幹安定トレーニング30分	その他の運動を60分	6.4km（4マイル）の坂道（48〜52分）＋ストレッチと筋トレ15分	9.6km（6マイル）インターバル・トレーニング（78〜84分）＋ストレッチと筋トレ20分	11.2km・7〜9分（7マイル・12〜14分）（84〜98分）＋ストレッチと筋トレ15分	46.4km（29マイル）
4.8km・7分（3マイル・11分）（約33分）＋ストレッチと筋トレ20分	8km・9分（5km・14分）（約70分）＋ストレッチと筋トレ15分	その他の運動を30分	9.6km・8分（6マイル・11〜13分）（66〜78分）＋ストレッチと筋トレ20分	16kmの坂道・8〜9分（10マイル・13〜14分）（130〜140分）	57.6km（36マイル）
その他の運動を60分	4.8km（3マイル）インターバル・トレーニング（33〜39分）	体幹安定トレーニング30分	8km・10分（5マイル・15分）（約75分）＋ストレッチと筋トレ15分	19.2km・7〜8分（12マイル・11〜13分）（132〜143マイル）	46.4km（29マイル）

参考ページ ●心拍計を使う→P.32〜35 ●その他の運動→P.134〜137 ●インターバル・トレーニング→P.110〜111 ●坂道のウォーキング→P.112〜113 ●ケガを防ぐ→P.126〜131 ●体力のつく食べ物→P.90〜91

短距離トレーニング

このプログラムは、1日に1時間パワーウォーキングが続けられる体力をつけるのが目的です。まずは、スピードを気にせず15分間歩き続けられるかどうか、試してみてください。もし15分間がきつければ、初心者向けのプログラム（P.140〜141）でトレーニングを積んでから、こちらにトライしましょう。

1.6km（1マイル）を15分で歩ききるのが目標ペースです。平均的な人が1時間に歩ける距離は2.4〜4.8km（2.5〜3マイル）ですが、この12週間のトレーニング終了時には、1時間で6.4km（約4マイル）を目指します。右の表は、距離ではなく歩く時間を記載しました。短距離を日常的に歩いていると、持久力とスピードが同時についていくでしょう。パワーウォーキングを週に最低4回行い、短時間で集中的なトレーニングをすれば、目標達成は保証されたも同然です。1日に最低30分のウォーキング時間を、15分ずつ1日2回に分けて行ってもかまいません。15分ずつなら、トレーニングを生活に取り入れやすいでしょう。

P.158〜159の表を使って、ルートとスピードを記録しておきましょう。感想欄には、四季を通じて、ウォーキングで経験したことをメモしておきましょう。トレーニング期間中、歩数計を使って一定の時間で歩ける距離がどれだけ長くなったか、チェックしてください。

1週目　一定のペースで歩きましょう。スピードは気にしなくて結構です。毎日のウォーキングに身体を慣れさせ、ウォーキングを始めてからの身体の感覚に注意を払います。ウォームアップでは、身体を温めたあとストレッチを5分行い、クールダウンでは、10分かけてペースを落としたあと、10分間のストレッチで締めくくります。30分以下の短いウォーキングでは、ウォームアップとクールダウンのストレッチの時間も短くてかまいません。

2週目　ウォーキングに慣れてきたら、運動強度を高めます。肉体的消耗がより強く感じられる強度にします（心拍計を使えば、運動強度がより正確に計れます）が、歩きながら会話ができる程度でなければなりません。

3週目　3週目に入ると、身体に活力が増してきたと感じるはずです。一定時間のウォーキングが楽にこなせるようになってきたら、スピードを上げましょう。

4〜12週目　4週目からは、できればスピードを上げていきます。ウォーキングに変化をつけるため、インターバル・トレーニングを取り入れます。インターバル・トレーニングは肉体的にかなりきついので、2日続けて行わないでください。

週	日曜日	月曜日
1	15分	15分
2	20分	15分
3	20分	15分
4	20分	25分
5	20分	20分
6	25分	30分
7	25分	30分
8	30分	35分
9	30分	40分
10	30分	40分
11	30分	40分
12	40分	50分

エクササイズのページ　●ウォームアップとクールダウンの体操→P.72　●ストレッチと筋力トレーニングのプラン→P.73

火曜日	水曜日	木曜日	金曜日	土曜日	合計時間（分）
15分	20分	15分	15分	15分	110分
20分	15分	15分	15分	15分	115分
20分	20分	15分	25分	20分	135分
20分	20分	25分	25分	30分	165分
25分	30分	20分	25分	30分	170分
30分	25分	30分	30分	35分	205分
40分	25分	30分	40分	40分	230分
40分	30分	35分	40分	40分	250分
40分	30分	30分	30分	50分	250分
50分	30分	40分	40分	50分	280分
50分	30分	30分	50分	60分	290分
60分	30分	40分	50分	60分	330分

参考ページ　●歩数計を使う→P.36～37　●心拍計を使う→P.32～35　●インターバル・トレーニング→P.110～111　●ウォーキングの記録→P.158～159　●姿勢と呼吸→P.40～41　●ウォーキングを生活に取り入れる→P.94～95

ハーフマラソンに向けて

このプログラムを実践するには、1.6km（1マイル）当たり、およそ18〜20分のペースで、3.2km（2マイル）を歩き通せることが条件です。まだそのレベルに至らなければ、初心者向けのプログラム（P.140〜141）でトレーニングを積みましょう。ハーフマラソンのプログラムが終わるまでに、1.6km（1マイル）当たり、14〜15分のペースを目指します。ハーフマラソンの好タイムは、2時間45分〜3時間です。

1〜2週目　一定のペースでウォーキングし、姿勢と歩き方に特に注意を払います。「一定のペース」とは、自分を駆り立てないスピードと考えてください。ウォームアップでは、10分間歩いたあとに5分間のストレッチをし、クールダウンでは、予定のウォーキングが終わったあとに10分かけてペースを落とし、そのまま続けてストレッチを行います。ウォーキングが休みの日は、本書のトレーニング・プランを活用し、最低でも10分間のストレッチと筋力トレーニングを行います。

3週目　「その他の運動」の日は、水泳、ダンス、ローラーブレードなど、心拍数を増やす運動を最低15分間続けて行いましょう。ウォーキングのスピードはかなり速くなっているでしょう。スピードが出てくると、そのペースを維持するには意志が必要です。また体力的にもハードになりますが、それでも歩きながら会話ができるペースにとどめておきます。

4〜12週目　短距離でさらにペースを上げていき、そのペースを維持します。ストレッチと筋力トレーニングだけの日は、ウォーキングを行う日と同じくらい重要です。「かなり速いペース」では、さらに努力して、身体を前へ押し進めなければなりません。ハーフマラソンに参加する日の最低2週間前までに、少なくとも16km（10マイル）のウォーキングを完了させておかなければなりません。距離に対する心構えが必要だからです。

週	日曜日	月曜日
1	3.2km（2マイル）を一定のペースで（約40分）	休み ストレッチと筋トレ 10〜15分
2	休み ストレッチと筋トレ 10〜15分	3.2km（2マイル）を一定のペースで（約36分）
3	休み ストレッチと筋トレ 10〜15分	4.8km（3マイル）を少し速いペースで（約54分）
4	休み ストレッチと筋トレ 10〜15分	4.8km（3マイル）を少し速いペースで（約54分）
5	9.6km（6マイル）を一定のペースで（約105分）	休み ストレッチと筋トレ 10〜15分
6	9.6km（6マイル）を一定のペースで（約96分）	その他の運動を 最低 30分
7	11.2km（7マイル）を一定のペースで（約115分）	休み ストレッチと筋トレ 10〜15分
8	その他の運動を 最低 30分	4.8km（3マイル）をかなり速いペースで（約42分）
9	12.9km（8マイル）をかなり速いペースで（約120分）	休み ストレッチと筋トレ 10〜15分
10	休み ストレッチと筋トレ 10〜15分	その他の運動を 最低 30分
11	16km（10マイル）をかなり速いペースで（約140分）	休み ストレッチと筋トレ 10〜15分
12	休み；ストレッチと筋トレ 10〜15分	その他の運動を 最低30分

エクササイズのページ　●ウォームアップとクールダウンの体操→P.72　●ストレッチと筋力トレーニングのプラン→P.73

火曜日	水曜日	木曜日	金曜日	土曜日	合計距離（km）
3.2km（2マイル）を一定のペースで（約40分）	休み ストレッチと筋トレ 10～15分	3.2km（2マイル）を一定のペースで（約40分）	休み ストレッチと筋トレ 10～15分	4.8km（3マイル）を一定のペースで（約60分）	14.4km（9マイル）
休み ストレッチと筋トレ 10～15分	4.8km（3マイル）を一定のペースで（約54分）	休み ストレッチと筋トレ 10～15分	休み ストレッチと筋トレ 10～15分	4.8km（3マイル）を一定のペースで（約54分）	12.8km（8マイル）
その他の運動を最低30分	6.4km（4マイル）を一定のペースで（約80分）	休み ストレッチと筋トレ 10～15分	その他の運動を最低30分	8km（5マイル）を一定のペースで（約100分）	19.2km（12マイル）
その他の運動を最低30分	4.8km（3マイル）を少し速いペースで（約50分）	休み ストレッチと筋トレ 10～15分	4.8km（3マイル）を少し速いペースで（約50分）	休み ストレッチと筋トレ 10～15分	14.4km（9マイル）
4.8km（3マイル）をかなり速いペースで（約48分）	その他の運動を最低30分	6.4km（4マイル）をかなり速いペースで（60～64分）	休み ストレッチと筋トレ 10～15分	その他の運動を最低30分	20.8km（13マイル）
6.4km（4マイル）をかなり速いペースで（約60分）	休み ストレッチと筋トレ 10～15分	6.4km（4マイル）をかなり速いペースで（約60分）	その他の運動を最低30分	休み ストレッチと筋トレ 10～15分	22.4km（14マイル）
6.4km（4マイル）をかなり速いペースで（約56分）	休み ストレッチと筋トレ 10～15分	6.4km（4マイル）をかなり速いペースで（約56分）	休み ストレッチと筋トレ 10～15分	8km（5マイル）を一定のペースで（約80分）	32km（20マイル）
その他の運動を最低30分	4.8km（3マイル）をかなり速いペースで（約42分）	その他の運動を最低30分	4.8km（3マイル）をかなり速いペースで（約42分）	休み ストレッチと筋トレ 10～15分	14.4km（9マイル）
6.4km（4マイル）をかなり速いペースで（56～60分）	休み ストレッチと筋トレ 10～15分	6.4km（4マイル）をかなり速いペースで（56～60分）	その他の運動を最低30分	12.9km（8マイル）をかなり速いペースで（約112分）	38.6km（24マイル）
6.4km（4マイル）をかなり速いペースで（約55～60分）	休み ストレッチと筋トレ 10～15分	6.4km（4マイル）をかなり速いペースで（55～60分）	その他の運動を最低30分	休み ストレッチと筋トレ 10～15分	12.8km（8マイル）
休み ストレッチと筋トレ 10～15分	4.8km（3マイル）をかなり速いペースで（40～43分）	その他の運動を最低30分	休み ストレッチと筋トレ 10～15分	4.8km（3マイル）をかなり速いペースで（40～43分）	25.6km（16マイル）
休み；ストレッチと筋トレ 10～15分	4.8km（3マイル）をかなり速いペースで（約40分）	休み；ストレッチと筋トレ 10～15分	4.8km（3マイル）をかなり速いペースで（約40分）	休み；ストレッチと筋トレ 10～15分	9.6km（6マイル）

参考ページ　●体力のつく食べ物→P.90～91　●マラソンの準備→P.106～107　●心拍計を使う→P.32～35
●その他の運動→P.134～137

マラソンに向けて

マラソンに参加する動機は、自分のベストタイムの更新からチャリティの寄付金集めまで人それぞれ違いますが、フィニッシュラインを踏みたいと願っている点はみな同じです。ここで紹介する12週間のトレーニング・プログラムを実行すれば、大会当日は、何の問題もないでしょう。約32km(20マイル)のウォーキングを12週間のうちに最低1度は実行することが大切です。マラソン(42.2km/26.25マイル)の好タイムは6時間です。1.6km当たり、12〜14分のペースで歩くのを目標にしてください。

このプログラムを実践するには、1.6km(1マイル)当たりおよそ18〜20分のペースで、4.8km(3マイル)を歩き通せることが条件です。まだそこまでの力がついてなければ、初心者向けプログラムでトレーニングを積み、上のペースで歩けるようになったら、こちらにトライしましょう。時間が取れなかったり、日が短い季節にトレッドミルを使ってトレーニングしなければならない場合は、最低でもトレーニングの50%を路上で行うようにしてください。右の表に出ているタイムを努力目標にしましょう。

1〜2週目 最初の2週間は、歩き方や姿勢に注意を払い、楽に一定のスピードを保てるペースで歩きますが、心拍数が増え、普段よりも体力を使っていると感じられる速さは必要です。ただし、ペースが速すぎたり、トレーニングの先を急ぎすぎるとケガの元ですから、スピードよりも一定のペースを保つことに注意を払いましょう。ウォームアップとクールダウンを、ウォーキングのたびに行います。ウォーキングをしない日は、ストレッチと筋力トレーニングの時間を確保しましょう。最初は1日10分程度にし、慣れるに連れ、時間を延ばしていきます。

3週目 この週は、ペースを速める必要があるため、少し体力的にハードになりますが、歩きながら会話ができるペースにしてください。「その他の運動」では、水泳、ダンス、オリエンテーリングなど、楽しんでできる運動なら、何でもかまいません。

4週目 この週からさらにペースを上げていき、週半ばにはインターバル・トレーニングを取り入れます。インターバル・トレーニングは、肉体的にたいへんきついので、ウォーキングが休みの日か楽なウォーキングの前日にもってくるようにします。

5〜11週目 「かなり速いペース」では、さらに努力し、身体を前へ押し進めます。もし時間が許せば、週半ばのウォーキングにかける時間を延長し、32km(20マイル)が必ず歩き通せるようにトレーニングします。この距離のトレーニングは不可欠であり、大会2週間前までに必ず終えておかねばなりません。

12週目 最後の2週間は、短めの距離を速く歩き、大会当日に向けて、32km(20マイル)のウォーキングから身体を回復させておきましょう。

週	日曜日	月曜日
1	4.8km(3マイル)を楽なペースで(55〜60分)	休み ストレッチと筋トレ 10〜15分
2	6.4km(4マイル)を楽なペースで(72〜80分)	休み ストレッチと筋トレ 10〜15分
3	8km(5マイル)を楽なペースで(85〜90分)	休み ストレッチと筋トレ 10〜15分
4	休み ストレッチと筋トレ 10〜15分	8km(5マイル)を楽なペースで(約85分)
5	その他の運動を最低30分	8km(5マイル)のインターバル・トレーニング(約80分)
6	休み ストレッチと筋トレ 10〜15分	その他の運動を最低30分
7	休み ストレッチと筋トレ 10〜15分	9.6km(6マイル)をかなり速いペースで(約90分)
8	22.5km(14マイル)をかなり速いペースで(約210分)	休み ストレッチと筋トレ 10〜15分
9	休み ストレッチと筋トレ 10〜15分	9.6km(6マイル)をかなり速いペースで(約78分)
10	25.7km(16マイル)をかなり速いペースで(約208分)	休み ストレッチと筋トレ 10〜15分
11	32km(20マイル)をかなり速いペースで(約260分)	休み ストレッチと筋トレ 10〜15分
12	8km(5マイル)をかなり速いペースで(約260分)	休み ストレッチと筋トレ 10〜15分

エクササイズのページ ●ウォームアップとクールダウンの体操→P.72 ●ストレッチと筋力トレーニングのプラン→P.73

火曜日	水曜日	木曜日	金曜日	土曜日	合計距離（km）
4.8km（3マイル）を楽なペースで（55～60分）	休み ストレッチと筋トレ 10～15分	4.8km（3マイル）を楽なペースで（55～60分）	休み ストレッチと筋トレ 10～15分	休み ストレッチと筋トレ 10～15分	14.4km（9マイル）
6.4km（4マイル）を楽なペースで（72～80分）	休み ストレッチと筋トレ 10～15分	6.4km（4マイル）を楽なペースで（72～75分）	休み ストレッチと筋トレ 10～15分	休み ストレッチと筋トレ 10～15分	19.2km（12マイル）
6.4km（4マイル）のインターバル・トレーニング（約68分）	その他の運動を最低30分	6.4km（4マイル）を楽なペースで（約68分）	休み ストレッチと筋トレ 10～15分	9.6km（6マイル）を楽なペースで（約102分）	30.4km（19マイル）
その他の運動を最低30分	8km（5マイル）のインターバル・トレーニング（約85分）	その他の運動を最低30分	休み ストレッチと筋トレ 10～15分	12.9km（8マイル）を楽なペースで（約136分）	28.9km（18マイル）
休み ストレッチと筋トレ 10～15分	8km（5マイル）を少し速いペースで（75～80分）	その他の運動を最低30分	休み ストレッチと筋トレ 10～15分	16km（10マイル）を少し速いペースで（約160分）	32km（20マイル）
6.4km（4マイル）を少し速いペースで（60～64分）	その他の運動を最低30分	9.6km（6マイル）のインターバル・トレーニング（約90分）	休み ストレッチと筋トレ 10～15分	19.2km（12マイル）を少し速いペースで（180～192分）	35.2km（22マイル）
その他の運動を最低30分	休み ストレッチと筋トレ 10～15分	9.6km（6マイル）のインターバル・トレーニング（約90分）	その他の運動を最低30分	休み ストレッチと筋トレ 10～15分	19.2km（12マイル）
9.6km（6マイル）のインターバル・トレーニング（90～95分）	休み ストレッチと筋トレ 10～15分	9.6km（6マイル）を少し速いペースで（約90分）	休み ストレッチと筋トレ 10～15分	25.7km（16マイル）を少し速いペースで（約240分）	67.4km（42マイル）
その他の運動を最低30分	11.2km（7マイル）のインターバル・トレーニング（約98分）	その他の運動を最低30分	9.6km（6マイル）をかなり速いペースで（78～84分）	休み ストレッチと筋トレ 10～15分	30.4km（19マイル）
その他の運動を最低30分	11.2km（7マイル）のインターバル・トレーニング（90～100分）	休み ストレッチと筋トレ 10～15分	11.2km（7マイル）をかなり速いペースで（約90分）	休み ストレッチと筋トレ 10～15分	48km（30マイル）
休み ストレッチと筋トレ 10～15分	8km（5マイル）をかなり速いペースで（約60分）	休み ストレッチと筋トレ 10～15分	8km（5マイル）をかなり速いペースで（約60分）	その他の運動を最低30分	48km（30マイル）
4.8km（3マイル）をかなり速いペースで 10～15分	休み ストレッチと筋トレ 10～15分	4.8km（3マイル）をかなり速いペースで（約36分）	休み ストレッチと筋トレ 10～15分	休み ストレッチと筋トレ 10～15分	17.6km（11マイル）

参考ページ　●体力のつく食べ物→P.90～91　●マラソンの準備→P.106～107　●その他の運動→P.134～137　●インターバル・トレーニング→P.110～111　●歩数計を使う→P.36～37　●心拍計を使う→P.32～35　●その他の運動→P.134～137　●目標達成に取り組む→P.80～81

減量のために

カロリーを消費して体重を減らすためには、1回45分のきびきびとしたウォーキングを、週に最低でも4回行わなければなりません。消費するカロリーの量は、次の要素で決まります。年齢、体重、体力のレベル、一定時間内に歩いた距離と、そのスピードです。15〜17分で1.6km(1マイル)を歩ききるペースを目標にしてください。

このプログラムは、ひとつの目安ですので、各自のライフスタイルに合わせて適宜変更してください。体重と体力を考慮して、どの週のプログラムからスタートするか決めましょう。このプログラムでの最終目標は、かなりペースを速め、そのペースを1時間維持することです。トレーニングを積んでいるうちに、同じ時間で歩ける距離が長くなります。普段歩いているときよりも少し速いくらいのペースから始め、余裕が出てきたら、少しずつスピードを上げて距離を延ばしていきます。運動し慣れていない人は、歩くたびに前へ前へと身体を押し気味にしなければならないでしょうが、がんばって続けてください。もしトレーニングを休むとしても、必ず週に1度までにしてください。
ウォーキングは減量に役立ちますが、健康的な食生活を心がけてこそ、減量効果が上がり、リバウンドが防げます。もし日頃あまり身体を動かしておらず、健康面や体力面で不安があれば、プログラムに取り組む前に、必ず医師に相談してください。燃焼カロリーを表示する機能のある歩数計を購入し、記録をつけましょう。進歩が目に見えれば、やる気が持続します。

1〜2週目　「一定のペース」とは、激しく身体を押し進める必要がないスピードと考えてください。20分/1.6km(1マイル)のペースを目指します。毎回、ウォームアップとクールダウンを忘れずに。ストレッチと筋力トレーニングの時間も用意します。まずは10分程度から始め、じょじょに時間を延ばします。最初は身体が硬いかもしれませんが、ストレッチを続けていれば、すぐに柔軟になったと実感するでしょう。

3〜8週目　一定の時間内に歩く距離を延ばし始めます。「少し速いペース」にするには、がんばりが必要です。きつさを感じつつも、歩きながら会話ができる程度の運動強度にしてください。水泳やダンスなど、その他の運動をトレーニングに取り入れましょう。3週目には、お好みで「坂道」のトレーニングを行ってもよいでしょう。坂の上り下りをルートに入れるという意味です。坂道のウォーキングは運動強度が強く、より多くのカロリーを燃焼させられます。

9〜12週目　「かなり速いペースで」ウォーキングするためには、さらに努力して身体を前に押し進めなければなりません。様々な地形を通るルートを設定し、自分自身に挑戦しましょう。すでにペースは、14〜16分/1.6km(1マイル)まで上がっているはずです。

週	日曜日	月曜日
1	一定のペースで 10分	一定のペースで 10分
2	一定のペースで 15分	一定のペースで 10分
3	少し速いペースで 20分	少し速いペースで 15分
4	少し速いペースで 25分	少し速いペースで 15分
5	少し速いペースで 30分	少し速いペースで 20分
6	少し速いペースで 25分	少し速いペースで 30分＋その他の運動を 30分
7	少し速いペースで 35分	少し速いペースで 20分
8	少し速いペースで 40分	少し速いペースで 30分
9	かなり速いペースで 40分	かなり速いペースで 45分
10	かなり速いペースで 45分	かなり速いペースで 35分
11	かなり速いペースで 35分	かなり速いペースで 50分＋その他の運動を 30分
12	かなり速いペースで 40分	かなり速いペースで 45分

エクササイズのページ　●ウォームアップとクールダウンの体操→P.72　●ストレッチと筋力トレーニングのプラン→P.73

火曜日	水曜日	木曜日	金曜日	土曜日	合計距離（km）
一定のペースで 10分	一定のペースで 10分	一定のペースで 10分	一定のペースで 15分	一定のペースで 10分	75分
一定のペースで 15分＋その他の運動を30分	一定のペースで 10分	一定のペースで 15分	一定のペースで 10分	一定のペースで 15分	90分
少し速いペースで 15分	少し速いペースで 20分	少し速いペースで 15分	少し速いペースで 15分	少し速いペースで 20分	120分
少し速いペースで 20分	少し速いペースで 25分	少し速いペースで1 15分＋その他の運動を20分	少し速いペースで 20分	少し速いペースで 20分	140分
少し速いペースで 30分	少し速いペースで 30分	少し速いペースで 30分	少し速いペースで 25分＋その他の運動を 15〜30分	少し速いペースで 30分	160分
少し速いペースで 20分	少し速いペースで 30分	少し速いペースで 20分	少し速いペースで 20分	少し速いペースで 30分	175分
少し速いペースで 35分	少し速いペースで 20分＋その他の運動を 30分	少し速いペースで 35分	坂道を 少し速いペースで20分	少し速いペースで 35分	200分
少し速いペースで 20分	少し速いペースで 40分	30 mins at a 30分	少し速いペースで 20分	少し速いペースで 20分＋その他の運動を 30分	200分
かなり速いペースで 30分＋その他の運動を 30分	かなり速いペースで 45分	かなり速いペースで 30分	かなり速いペースで 45分	かなり速いペースで 30分	265分
かなり速いペースで 45分	かなり速いペースで 35分	かなり速いペースで 45分＋その他の運動を 30分	かなり速いペースで 35分	かなり速いペースで 45分	285分
かなり速いペースで 35分	かなり速いペースで 35分	かなり速いペースで 35分	かなり速いペースで 45分	かなり速いペースで 50分	300分
かなり速いペースで 50分	かなり速いペースで 45分	かなり速いペースで 50分	かなり速いペースで 45分＋その他の運動を 30分	かなり速いペースで 60分	295分

参考ページ　●ウォーキングでやせる→P.98〜99　●歩数計を使う→P.36〜37　●心拍計を使う→P.32〜35　●坂道のウォーキング→P.112〜113　●その他の運動→P.134〜137　●プラス思考→P.78〜79　●姿勢と呼吸→P.40〜41　●体力のつく食べ物→P.90〜91

索引

USEFUL RESOURCES

General Chiropractic Council
344-354 Grays Inn Road
London WC1X 8BP
Tel: 0207 713 5155
Internet: www.gcc-uk.org

The Institute of Chiropodists and Podiatrists
27 Wright Street
Southport
Merseyside PR9 0TL
Tel: 01704 546141
Email: secretary@inst-chiropodist.org.uk

Sissel UK Limited
10 Moderna Business Park
Mytholmroyd, Halifax
West Yorkshire HX7 5RH
Tel: 01422 885433, Fax: 01422 882143
E mail: info@sisseluk.com

Advanced Safety Products Limited
23 Orchard Road, Beeston
Bedfordshire SG19 1PJ
Tel: 01767 682825
Email: enquiries@advancedsafetyproducts.co.uk
Reflective safety products.
Polar UK
Leisure Systems International Ltd
Northfield Road, Southam
Warwickshire CV47 0RD
Tel: 01926 816166
www.polar-uk.com
Email: polarsd@lsi.co.uk

Walk the Walk Worldwide
Mayfair House, 4 Christchurch Way
Woking, Surrey GU21 4JU
Tel: 01483 741430
Email: info@walkthewalk.org
www.walkthewalk.org

Race Walking Association
Hufflers, Heards Lane
Sheffield, Brentwood
Essex CM15 OSF
www.racewalkingassociation.btinternet.co.uk

The Ramblers' Association
2nd Floor, Camelford House
87–90 Albert Embankment
London SE1 7TW
Tel: 020 7339 8500
www.ramblers.org.uk

www.go4awalk.com
This website is excellent for walking and hiking information, and for providing maps of all areas within the UK.

Walkingworld Ltd
c/o DVA, 7 Campbell Court
Bramley, Tadley
Hampshire RG26 5EG
Tel: 01256 882032
www.walkingworld.com
For information on walking routes.

British Orienteering Federation
"Riversdale", Dale Road North
Darley Dale, Matlock
Derbyshire DE4 2HX
Tel: 01629 734042
www.cix.co.uk/~bof
For a good explanation of orienteering, advice on clubs and associations, and national competitions.

Walking to school
The following websites provide information and guidance for children and parents.
www.walkingbus.com
www.saferoutetoschools.org.uk
www.iwalktoschool.org
www.walktoschool.org.uk

British Association of Nutritional Therapists
27 Old Gloucester Street
London WC1N 3XX
Tel: 0870 606 1284
www.bant.org.uk
To be connected to a nutritionist in your area and other information.

The Soil Association
Bristol House
40-56 Victoria Street
Bristol BS1 6BY
Tel: 0117 929 0661
Email: info@soilassociation.org
www.soilassociation.org
For information on organic food

謝辞

著者より

本書は、たいへん素晴らしい方々のご協力と支援によって完成いたしました。次の方々に感謝いたします。私のパートナーであるGuyは、彼自身のウォーキング技術を活かしてモデルを努めてくれただけでなく、いつも笑顔で私を根気強く支えてくれました。彼にはいくら感謝しても、したりません。それから、いつも私を信じてくれる家族に。カイロプラクティクの技術と知識でサポートしてくれたSonia Dohertyに。食に対して素晴らしい姿勢をもつJane Senに。足治療のテーマに協力してくれたNigel Fisherに。ピラティスのCathy Orpinに。私をアドバイスし、励ましてくれたClare Maxwell-Hudsonに。

DKの編集チームにもお礼を申し上げます。特に本書の編集担当であるJennifer Lane とJenny Jonesの限りない忍耐と気遣いに。たいへんお世話になりました。Mary-Clare Jerramはパワーウォーキングの本を出版する意義を、私に強く認識させてくれました。そして最後に、いつも見守ってくれる素敵な友人たちに！

本書の印税収入の1%を乳ガン研究とガンのホリスティック・ケアに役立てていただくため、「ウォーク・ザ・ウォーク・ワールドワイド」に寄付いたします。

出版社より

Dorling Kindersley社は、本書の製作にご協力いただきました、次の方々に感謝いたします。フォトグラファーのRussell Sadurとアシスタントのnina Duncan。モデルのGuy Aubertin、Heidi Baillargeon、Lisa Rachel Bautista、Nikol Johnson、Chrie Greer、Amy Sobieraj、Jennifer Lane。マイアミでの撮影コーディネーターSharon Weems、スタイリストのLiz Hancock、ヘアメイクのNaomi@Code、索引作成Peter Rea。また、Reebok UK（www.reebok..co.uk）のJo Lee、撮影用のシューズを提供してくださったCakeのLensey Mailerと、ウエアを提供してくださったUSA Pro（www.usapro.co.uk）のLeanne、心拍計を提供してくださったwww.heartratemonitor.co.ukに。

写真・イラスト

出版者は、写真の複製を快諾してくださった次の方々に感謝いたします。102: Masterfile UK/Ariel Skelley; 103: James Abelson; 104&105: Guy Aubertin; 106: Empics Ltd. イラスト: Phil Wilson　その他の写真:© DK Images

---

著者の紹介

ニーナ・バロウは、心と身体の結びつきと、そのバランスに興味を抱き続けてきました。幼いころからベジタリアンで、マッサージとレイキを学んだ経験があります。彼女は、パワーウォーキングが心と身体のバランスを取る素晴らしい方法だと感じ、健康増進と体力作りというテーマに、変わらぬ情熱を傾けています。以前はファッションのスタイリングと製作を行う会社を経営し、成功を収めていました。

1996年、人生の転機が訪れます。彼女は特別にデザインしたブラトップ姿でニューヨーク・シティ・マラソンにパワーウォーキングで参加し、乳ガン研究施設への寄付を集めるアイデアを思いつきました。このアイデアは実現し、「チャリティ・ウォーク・ザ・ウォーク」誕生へと発展していきます。

そのわずか数ヶ月後に、ニーナ自身も乳ガンと診断され、健康維持に対する彼女のホリスティックな姿勢が、自身の治療と回復過程で重要な役割を果たしました。「ウォーク・ザ・ウォーク・ワールドワイド」は、ニーナの方針にならい、乳ガンの研究とホリスティックな患者ケアに役立てる寄付を集めると同時に、自分の健康に対する責任をひとりひとりが持つよう、世間に呼びかけています。

ニーナは、今も世界中のマラソンやウォーキング大会に複数のパワーウォーカー・グループを率いて参加し、すでに数百万ポンドの寄付金を集めています。

ウォーキング記録表

パワーウォーキングを始めると、肉体的、精神的、情緒的に、様々な効果がすぐに現れてくるでしょう。ウォーキングを行うたびに、何かしら新しい発見があります。歩行距離やペースに関してはもちろん、ウォーキングで感じたことからも多くが学べるでしょう。記録表の感想欄には、トレーニング中に心から楽しいと思ったことやつらかったこと、肉体的な消耗感、ストレッチで痛みを感じたかどうか、などを書き込みましょう。天候、季節の変化、家庭生活、そして景色すらその日のウォーキングに対する姿勢、気分、達成度に影響を与えます。この見開きをコピーして、1ヶ月分のトレーニング進度を記録してください。

年　　　月

日付	距離	タイム	消費カロリー／心拍数	ルート	感想

日付	距離	タイム	消費カロリー／心拍数	ルート	感想

産調出版の本

アシュタンガ・ヨーガ

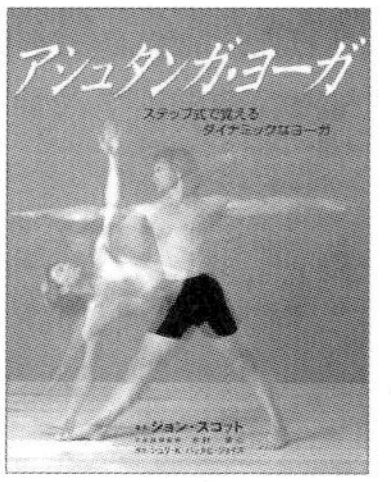

身体を引き締める
アクティブなヨーガ

ジョン・スコット 著
木村慧心 日本語版監修

本体価格2,600円

柔軟性を高め、心と体を鍛え、集中力を高めるアクティブなヨーガ。ステップごとに豊富な写真を添えダイナミックでバランスのとれた動きと呼吸法を解説。

水を活かす

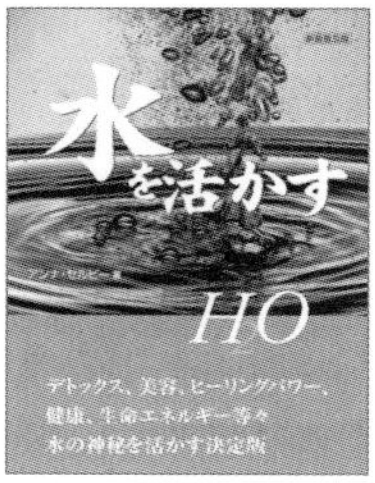

人・心・体・癒し・魅力と魔力
水のすべてを語り尽くした
決定版

アンナ・セルビー 著

本体価格1,900円

正しい水分補給の方法、水を利用して美しくなる方法、スパでリラックスする方法等、水のすべてを紹介。エクササイズと食事を組み合わせた水分補給プログラムは、すぐ実践できる。

体の毒素を取り除く

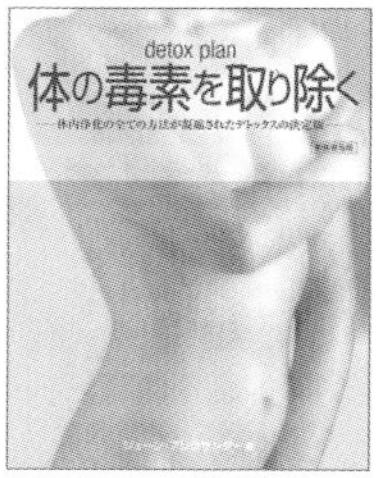

体内の有害物質を追い出して
ナチュラルな体を取り戻す

ジェーン・アレクサンダー 著

本体価格2,400円

日常の暮らしに潜む有害物質を体から取り除く方法。体の不調やマイナスの感情からあなたを守るための、週末または30日でできるデトックス(解毒)・プログラムを紹介。

腰と背中をしっかり守るストレッチ法

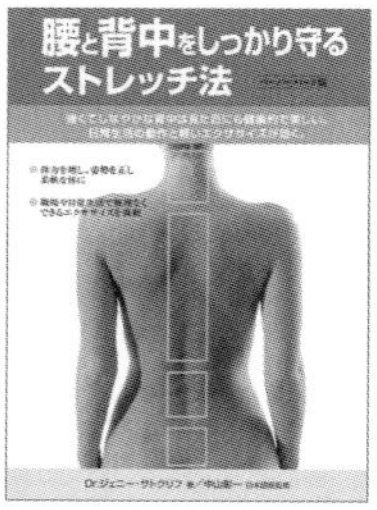

自分でつくる
しなやかな腰と背中:
ストレッチエクササイズ

ジェニー・サトクリフ 著

本体価格1,400円

腰痛や背中痛に根本的に向きあう必要を説く。注射や薬に頼ることなく、もともとの骨を強くするには？　自分の腰を傷害健康に保つ為のエクササイズを豊富なカラー写真と共に紹介。

Walking for fitness
〝歩く〟運動療法

発　　行　2008年 4 月15日
本体価格　1,900円
発 行 者　平野　陽三
発 行 元　ガイアブックス
発 売 元　産調出版株式会社
〒169-0074 東京都新宿区北新宿3-14-8
TEL.03(3363)9221　FAX.03(3366)3503
http://www.gaiajapan.co.jp

ISBN978-4-88282-664-4 C0075

著　　者：ニーナ・バロウ(Nina Barough)
著者の紹介はp.157参照。

翻 訳 者：今井 由美子(いまい ゆみこ)
広島女学院大学英米文学科卒業。訳書に『アロマセラピー活用百科』『いきいきエネルギーアップ』『キッズのストレッチ体操』(いずれも産調出版)など。

Printed in Portugal